国家自然科学基金项目（71904123）作品

上海市卫生健康委员会基金项目（201640176）作品

患者安全

从理论到实践

主编　吴映晖　邹新春

PATIENT SAFETY FROM THEORY TO PRACTICE

科学技术文献出版社
SCIENTIFIC AND TECHNICAL DOCUMENTATION PRESS

·北京·

图书在版编目（CIP）数据

患者安全：从理论到实践 / 吴映晖，邹新春主编. —北京：科学技术文献出版社，2021.12
ISBN 978-7-5189-8721-4

Ⅰ.①患… Ⅱ.①吴… ②邹… Ⅲ.①病人—安全管理 Ⅳ.① R197.323.2

中国版本图书馆 CIP 数据核字（2021）第 254641 号

患者安全：从理论到实践

策划编辑：李 丹　　　责任编辑：李 丹　　　责任校对：文 浩　　　责任出版：张志平

出　版　者　科学技术文献出版社
地　　　址　北京市复兴路15号　邮编 100038
编　务　部　（010）58882938，58882087（传真）
发　行　部　（010）58882868，58882870（传真）
邮　购　部　（010）58882873
官 方 网 址　www.stdp.com.cn
发　行　者　科学技术文献出版社发行　全国各地新华书店经销
印　刷　者　北京虎彩文化传播有限公司
版　　　次　2021 年 12 月第 1 版　2021 年 12 月第 1 次印刷
开　　　本　787 × 1092　1/16
字　　　数　398千
印　　　张　24.75
书　　　号　ISBN 978-7-5189-8721-4
定　　　价　88.00元

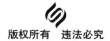

编 委 会

主　　编　吴映晖　邹新春

副 主 编　陆群峰　李　蕊　丁辉蓉　王　琳

编　　者（按姓氏笔画排序）

丁辉蓉　上海交通大学医学院附属新华医院

于　宏　广州市第一人民医院

丰　玲　上海交通大学医学院附属同仁医院

王　岳　北京大学医学人文学院

王　琳　上海交通大学医学院

王蓓旎　上海交通大学附属儿童医院

仇永贵　南通大学附属医院

方　丹　上海交通大学医学院附属同仁医院

方　旭　云南省第一人民医院

叶　燕　上海交通大学医学院附属同仁医院

乐美妮　上海交通大学医学院附属同仁医院

冯铁男　上海交通大学医学院

朱　华　上海交通大学医学院附属同仁医院

朱　圆　上海交通大学医学院附属瑞金医院

朱　黎　上海交通大学医学院附属同仁医院

刘　莹　上海交通大学医学院附属国际和平妇幼保健院

李　丹　上海交通大学附属儿童医院

李　红　上海交通大学医学院附属国际和平妇幼保健院

李　蕊　上海交通大学医学院附属同仁医院

李妮娜　上海交通大学医学院附属瑞金医院

吴映晖　上海交通大学医学院

吴焱斌　北京大学医学人文学院

邹　敏　上海交通大学医学院附属新华医院

邹新春　昆明医科大学附属口腔医院

宋　婷　上海交通大学医学院

张　勇　医法汇医事法律团队

张　娟　上海交通大学医学院附属国际和平妇幼保健院

张　磊　云南省第一人民医院

张蕴洁　上海交通大学医学院附属瑞金医院

陆群峰　上海交通大学附属儿童医院

陈　琳　上海交通大学医学院附属瑞金医院

陈丽萍　上海交通大学医学院附属同仁医院

邵珍珍　上海交通大学附属儿童医院

周　华　上海交通大学医学院附属同仁医院

荣　岚　上海交通大学医学院附属瑞金医院

胡褘静　上海交通大学附属儿童医院

饶　琳　上海交通大学医学院附属国际和平妇幼保健院

顾　　颖　上海交通大学医学院附属瑞金医院

徐佳奕　上海交通大学医学院附属瑞金医院

高　　伟　上海交通大学医学院附属国际和平妇幼保健院

唐文娟　上海交通大学附属儿童医院

曹蓓华　上海交通大学医学院附属同仁医院

樊　　荣　清华大学附属北京清华长庚医院

魏　　珏　上海交通大学医学院附属同仁医院

秘　　书

杨智清　上海交通大学医学院

尚彦林　上海交通大学医学院

钱庆文教授赠序

　　喜闻《患者安全：从理论到实践》一书即将出版，这本书是吴映晖老师和新春的作品，选题很好，思路清晰，尤其是针对"患者安全"这一医院管理热点话题，非常必要和及时。世界卫生组织网站数据显示，仅 2020 年就有 260 万人遭遇不安全的医疗照护，100 万人遭遇手术并发症，截至目前，因新型冠状病毒感染的肺炎导致的死亡人数达到了 500 余万，数据还在持续增长，而且死于新冠肺炎的患者中有很大一部分是院内感染相关。建立有效的患者安全体系刻不容缓。

　　2019 年，我和新春合著《医疗质量与患者安全》，这本书目前已经成为很多医院管理者的案头书，给不少管理者带来了有价值的参考，该书从《医疗质量管理办法》发布之后就开始策划，经过几年的积累才成书，但该书主要偏向理论提炼，实践案例相对少。对于如何具体做医疗质量管理和患者安全管理，还需要进一步提供案例参考，从身边实际案例入手，前车之鉴，就是非常好的学习方法。美国曾有一本 CASE STUDIES IN PATIENT SAFETY，国内学者翻译为《患者安全案例研究》，美国版的患者安全案例，对中国医院管理者有很好的学习借鉴作用，但我认为，我们更需要学习国内实际案例，更符合国情和管理实践。目前看到吴映晖老师和新春的新书，颇感欣慰。《患者安全：从理论到实践》进一步深化了患者安全的理论，让更多医院管理者在做患者安全管理工作的时候，能够知其然并知其所以然。同时结合的等级医院评审的重点关注环节，收集整理了各环节典型案例若干，对每个案例进行了深入规范的解读和剖析，尤其是在其中贯彻落实了质量管理工具，让读者在学习患者安全管理的同时，不断熟悉管理工具的使用。通过身边案例的学习，能够更好地找到问题所在，为管理者提供有价值的参考。

　　中国已转向高质量发展阶段，"十四五"时期经济社会发展要以推动高质量发展为主题，医疗行业的高质量发展势在必行。2021 年，国务院发布了《关于推动公立医院高质量发展的意见》，发展方式要从规模扩张转向提质增效，运行模式要从粗放管理转向精细化管理，资源配置要从注重物质要素转向更加关注人才技术要素，并明确了重点任务，高质量发展要落地，需要系统地推行建立高质量组织。高质量发展是医院未来发展的核心和根本。目前的等级医院评审、全国医院绩效考核、重点专科建设、（区域）医学中心建设都把高质量作为关键指标，患者安全是医疗质量的具体表现，患者安全水平的提升需要管理者投入更多精力，需要全方位、全过程、全员参与。本书的出版，对于医院管理者是很好的参考。

新型冠状病毒肺炎发生以来，大众更加关注自身的健康，对医疗质量和患者安全的要求也有了进一步提高，这也给每位医院管理者提出了更高的要求，需要我们更多地关注患者需求，在日常医疗活动和管理活动中高度关注患者安全问题，尤其是新冠肺炎的院内感染问题，患者安全是基础，那院内感染就是底线，我们首先要提升医院管理者职业化水平，以期通过科学管理提升管理水平，逐步实现医院高质量发展的目标。

祝贺吴映晖老师和新春的新书出版，希望在未来有更多的成果，与大家分享有更多的想法。

钱庆文

2021 年 12 月 8 日于清华大学

肖明朝教授赠序

近日收到上海交通大学医学院吴映晖老师和昆明医科大学附属口腔医院邹新春老师的新书《患者安全：从理论到实践》，邀请我为之作序，认真拜读了新作，看到有更多专业人士关注患者安全，我颇感欣慰。

21世纪以来，患者安全在全球范围内越来越受到重视，"First do no harm"理念已经成为共识并被医务人员所尊崇。我从2002年留学法国时，开始关注患者安全这个医院管理问题，回国之后，面对日益严峻的医患矛盾，我想也应该审视我们在医疗保健中是否把患者安全放到重要的位置。2008年成立了患者安全小组，持续关注、研究、教育和促进患者安全文化。2014年，为了介绍国内外患者安全现状、问题与挑战，我创办了"患者安全"公众号，在国内逐渐形成了一定的影响力。本书的主编之一，新春老师也运营着"漫谈医管"公众号，关注更广泛的医院管理问题。

患者安全任重而道远，我曾参与和主持中国医院协会患者安全目标的研究、编制与解读，开设患者安全课程，大力倡导患者安全文化，积极推动中国患者安全的实践，深知在我国开展患者安全改善行动之难度。目前患者安全隐患较多、患者安全意识较低、患者安全研究较少、患者安全教材较少、患者安全工作推进参差不齐，亟须更多专业人士深入关注患者安全。

2017年，我和团队一起翻译了国外一本畅销书——《患者安全案例研究》，收到很好的反响。作者通过患者与家属的视角讲述了世界各地真实发生的24个医疗案例，描述了本可避免的各种医疗差错让患者及其家属遭受的巨大痛苦和损失。映晖老师和新春老师的新书，和这本书产生了一个很好的对比，书中案例都是来自我国医院的真实案例，更贴近我们的管理实际，也更有指导意义。

　　这本新书，可以作为一本医学生患者安全教育的教材，也可以作为一本医务人员患者安全学习教材，更是一本医院管理者患者安全学习的案头书。本书认真梳理了患者安全的理论体系，并与临床实际案例的深度剖析相结合，非常具有可读性。案例部分选用的是我们身边的真实案例，使用根本原因分析等质量管理工具进行系统回顾，找出真因，为医院管理者指出了问题的症结所在，让读者能够很容易地发现问题的关键点。同时结合专业点评和法律点评，提醒读者注意案例中的专业漏洞和法律风险，之后的"能力提升之路"部分也明确地给出了改进建议。通过阅读本书，可以潜移默化地改善医务工作者的患者安全意识，提升患者安全管理的核心能力，从案例中分析经验、得出教训，总结实用的可行性措施，以期不让悲剧重演。这些案例提醒医务工作者重新思考应如何从"以医生为中心"向"以患者为中心"的卫生保健体系进行转换。

　　祝贺映晖老师和新春老师的新书出版，希望在未来有机会合作，共同推动患者安全工作，也希望看到更多关于患者安全的实践、研究、专著和文章，提高患者安全意识，推动患者安全项目，改善患者安全目标，让更多医务工作者关注患者安全，践行患者安全，降低患者安全风险，提高医院质量安全水平。

肖明朝

2021 年 12 月 14 日于重庆医科大学第一附属医院

主编简介

吴映晖，留日医学博士，主攻患者安全方向。 回国后任教于上海交通大学医学院，主要围绕"患者安全"开展组织文化、患者参与、健康 IT 安全、人文护理等医院管理的跨国研究。近 5 年来，主持国家自然科学基金、局级和校级等 6 项科研课题，发表 CSCD 和 SCI 收录论文 10 余篇（影响因子：21.592）。自 2018 年起，为提高医学生患者安全意识，在校开设《患者安全》本科选修课程，实践科研助力教学、教学反哺科研的教研融合模式，同期指导学生获得优秀毕业论文和优秀毕业生等荣誉。

邹新春，工商管理硕士，现任昆明医科大学附属口腔医院感染控制管理办公室主任，兼任中国医师协会健康传播工作委员会委员、云南省预防医学会医院感染控制分会第二届常务委员等。 系统掌握医院管理知识，自 2012 年起，承担《医院管理学》课程，专注于医院高质量发展，推广品管圈等质量管理工具，曾获全国品管圈大赛一等奖。以第一作者发表论文 9 篇、SCI 论文 1 篇。主编《医疗质量与患者安全》，参编专著 4 部。运营个人公众号"漫谈医管"，致力于推动医院管理职业化。

前　言

  患者安全是医疗质量的基石，更是医疗服务最基本的出发点和终极目标。西方"医学之父"希波克拉底在 2000 多年前发出"First do no harm"的呼声，作为医者，首先是不要给患者带来伤害。然而，包括美国、日本、英国、法国、挪威等医疗体系较为发达国家在内的诸多国家都面临严峻的患者安全问题。美国医学研究所 (Institute of Medicine, IOM) 发布的报告称：每年美国医院因可预防性医疗错误致 44 000 ～ 98 000 人死亡，其人数远超过每年死于交通事故、乳腺癌或艾滋病的总人数，是排名第三的死亡原因。我国相关的医疗差错数据尚缺乏权威的统计，但我国医疗管理水平参差不齐，地区差异大，患者安全问题不容乐观。

  如何降低或预防由医疗行为所致损伤已成为全球关注的焦点，患者安全教育已成为 21 世纪世界卫生组织（World Health Organization, WHO）在全球的重要策略之一。医学生作为医疗服务的主要储备力量，必须为实践患者安全的卫生保健做好准备。美国、德国、澳大利亚、日本等国家已将患者安全教育课程纳入医学本科教育、研究生教育和继续教育。美国患者安全运动基金会 (Patient Safety Movement Foundation, PSMF) 制定了核心课程，从新生入学到住院医生实习的整个过程中持续教授患者安全相关知识。我国也在不断探索患者安全教育内容和教学方法，但在传统的高等医学教育课程体系和临床实践课程中，还是比较注重疾病的诊断、治疗、护理和随访等临床技术，而对于医务人员之间的团队合作、医疗护理质量的提高、医疗风险管理和医院安全文化建设等内容并没有给予足够的重视，更遑论充分实施。

  新春曾是我的学生，现在也是一位勤奋的医院管理者，在繁忙的管理工作之余，常把自己的思考，见缝插针地在其公众号"漫谈医管"上与广大同道分享，集腋成裘，积沙成塔，产生了不少真知灼见，他的思考对我的《患者安全》课程教学有颇多启发。目前《患者安全》课程开设和教材编写相对滞后，我的课题组与新春自 2018 年起，在国内外学习和前期科研成果的基础上，开设上海交通大学医学院《患者安全》选修课程，同时为该课程编写教材。我们致力于探索一条科研助力教学、教学反哺科研的教研融合模式，旨在培养医学生患者安全意识，形成发现问题、分析问题与解决问题的临床思维模式，提高医学生感知患者安全水平的能力。

非常幸运的是，我们从开始构思筹备编写本书就得到了领导和同事的支持与鼓励，于 2020 年获上海交通大学医学院教材建设立项资助，同时我们汇聚了北京、上海、广州、南通和昆明等地高校与医疗系统的患者安全专家、医院管理者与一线医务工作者的智慧。本书以我国公立医院高质量发展为指导思想，以等级医院评审中患者安全管理要点为主线，结合患者安全目标、公立医院绩效考核指标，编写了患者安全的理论知识，深入剖析了大量我国医院的典型真实案例，提出了患者安全提升之路，并给出专业视角、法律视角解读。发生在身边的真实案例最有说服力，也最能够让我们发现现实中存在的问题。希望通过理论和案例的学习，为医学生和医务工作者在提高医院患者安全意识和管理方面提供参考。

时逢中国共产党百年华诞，作为一名共产党员和医学专业教师，我为本书能够在本年付梓出版，与学生和广大读者见面而满怀激动和喜悦之情。回首在完成本书过程中度过的许许多多不眠之夜，有很多需要感谢的人，与新春的通力合作，师长同人的真知灼见，编者们的严谨细致，家人的温情相伴，女儿瑞秋稚嫩的鼓励，还有学校和领导为我提供的成长土壤，正是因为这些支持和鼓励，让我克服种种困难完成本书的编写工作，在此向为本书的编写与出版过程中提供帮助的大家，致以诚挚的谢意！本书汇集了编者的智慧，但不可避免地存在不足和缺陷，欢迎读者提出意见与建议，以期再版时改进。

吴映晖

2021 年 11 月 30 日于上海交通大学医学院

目 录

理论部分

案例部分

理论部分

第一章　患者安全的发展

　　患者安全已成为全球公共卫生挑战，更是医院管理的重要内容。美国是实施患者安全管理最早的国家之一，患者安全管理较为完善，有严格的制度和管理程序，由具有专业证书的风险管理者参与风险管理。2004 年世界卫生组织（World Health Organization，WHO）正式成立"全球患者安全联盟"，呼吁各成员国关注并解决患者安全问题。中国改革开放 40 余年来，不断制定和完善了各种法律法规并开展各项活动，对保障医疗质量和医疗安全、促进患者安全发挥了重要作用。本章梳理患者安全的发展，以便更好地把握患者安全的脉络。

第一节 患者安全的发展

一、患者安全，跨越千年

全球医疗卫生领域正在发生变化，新冠肺炎全球肆虐，卫生系统运作环境日益复杂。虽然新的治疗方法、技术和护理模式具有治疗潜力，但也可能对医疗安全构成新威胁。治疗中发生疏忽失误，其影响不容易监测到，患者安全问题现在被视为一个日趋严重的全球公共卫生挑战，患者安全的重要地位不言而喻。患者安全包含对患者的伤害、可能导致伤害的事件、会增加伤害可能性的经历或过程、当风险升级时组织专业医务人员帮助患者免受伤害或快速恢复。全世界每年有成千上万的患者受到安全威胁，越来越多的人认识到患者安全和生命质量是全民健康的关键方面。

患者安全本身并不是新的医疗质量议题，两千多年前，希波克拉底就认识到了治病者的善意行为造成伤害的可能。公元前4世纪，希腊的医生们起草了希波克拉底宣言，发誓"余愿尽余之能力与判断力之所及，遵守为病家谋福之信条，并检束一切堕落及害人之败行，余必不得将危害药品给予他人"。自此，"首要不要伤害患者"之训诫变成了医学的戒律。

[唐]孙思邈的《大医精诚》，被誉为是"东方的希波克拉底誓言"。"学者必须博极医源，精勤不倦，不得道听途说，而言医道已了。深自误哉! 凡大医治病，必当安神定志，无欲无求，先发大慈恻隐之心，誓愿普救含灵之苦……夫大医之体，欲得澄神内视，望之俨然，宽裕汪汪，不皎不昧。省病诊疾，至意深心；详察形候，纤毫勿失，处判针药，无得参差。"医者需谨慎，患者才安全，纤毫之间，也许就是生死一线。

哲学家萨米尔·格洛维兹和阿拉斯戴尔·麦金太尔曾写过关于人类谬误本质的短文，哲学家回答了我们为什么会在实践过程中遭遇失败，将导致我们犯错的原因称为"必然的谬误"，我们所做的事情超出了能力范围，人类并非全知全能，即使得到了科技的支持，我们的能力也是有限的。

人类的错误可以分为两大类：第一类是"无知之错"，我们犯错是因为没有掌握相关的知识；第二类是"无能之错"，我们犯错并非是因为没有掌握相关的知识，而是没有正确地使用这些知识。之前我们有很多的未知领域，我们甚至不知道高血压该如何治疗，心脏病如何急救，那时我们是无知的。如今，随着科学的发展，我们积累了大量的知识，我们不再仅仅是应对无知之错，还要更多地关注无能之错。其实一些不幸的事情是完全可以避免的，如拔错正常的恒牙、手术开错了部位、手术器械辅料等遗留在患者体内，这些都是不应该发生的。诊疗过程中，我们可能忘了那些该做的诊疗、该问的病史。

无知之错可以原谅，无能之错不应该原谅。如果解决某类问题的最佳方法还没有找到，那么只要尽力了，无论结果如何，我们都能够接受。但是如果人们明明知道该怎么做，却没有做到，那么这类错误就值得深思，如使用致死剂量给药、手术没有严格无菌操作导致的严重感染。我们现在面临的错误更多的是"无能之错"，也就是如何正确地运用我们所掌握的知识。研究发现，至少有 30% 的中风患者，45% 的哮喘患者和 60% 的肺炎患者没有得到妥善的治疗。现代医学面临的困境和压力主要就是现代医学及科学的复杂性和我们在运用复杂知识时所面临的紧张和压力。在很多技术领域，对失败的正确处理方法不是惩罚，而是鼓励从业人员积极积累更多经验和接受更多培训，医生只看教科书是不够的。

美国医学研究所给患者安全下的定义是：免予由于医疗照护或医疗差错引起的意外伤害。在公众看来患者安全的定义更宽。严重失误是服务结果被认为明显低于可接受的标准。英国国家患者安全局（National Patient Safety Agency，NPSA）给患者安全下的定义是：医疗机构让患者照护更安全的过程。这包含风险评估、报告、事件分析、实施解决方案的能力，以减少复发的风险。WHO 将不安全的患者护理定义为过错或疏忽行为导致危险的医疗环境和（或）意外伤害患者。2009 年 WHO 发布患者安全的常用术语，包括不良事件（可预防的不良事件、不可预防的不良事件）和未遂事件等。

患者安全由来已久，但直到 20 世纪的最后 10 年，人们才开始真正重视患者安全，越来越多的研究发现，患者安全不良事件给大众带来的伤害很大。患者安全不能只是一场运动，患者安全要成为根植于医院文化精髓的内核，要成为医院质量安全的驱动力。只有患者安全了，才有高质量的医疗服务，也才是患者期盼的。患者安全理念日渐深入人心，尤其是最近这些年，患者安全更是被提上了重要的议事日程，被高度重视。但距离形成文化内核、成为人们自觉主动的行为，还有很大差距。这也正是患者安全未来的发展方向。

二、患者安全，麻醉先行

在医院，麻醉学科直抵生命底线，即便在医学水平高度发达的今天，也无法保证所有手术患者的生命安全，国际上的大型临床研究显示，仍然有高达 3% ~ 4% 的患者在手术后短期内死亡。 在大众的心目中，麻醉医生是一个神秘的群体，整个手术期间，他们始终掌控和调理患者的中枢神经系统、心血管系统、呼吸系统等重要功能，确保患者安全，并提供术中无痛、降低应激反应、耐受出血等，同时还要为手术医生创造最佳操作条件。 外科医生的主要治疗发生在手术室，而麻醉医生把握着手术患者的生命安全，让整个外科体系的安全更有保障。 另外，麻醉医生擅长急慢性疼痛的控制和对意识的掌控。随着学科的发展和技术的进步，我们所掌握的技术、手段和药物更加精细可控。 正是麻醉安全性和有效性的大幅度提升，才推动了麻醉医生走出手术室，进而提供更广泛的舒适化服务。 麻醉医生能让患者"安然入睡"，更重要的是让患者"安全醒来"。 现代医学在患者安全方面对麻醉医生提出了很高的要求。

1982 年 4 月，美国广播公司 20/20 新闻杂志栏目题为"The Deep Sleep"的电视节目的播出，震惊了美国公众和医学领域的麻醉学专业。 在描述麻醉事故缘由的时候，节目制作人宣称，每年有 6000 名美国人死于或遭受与这些差错有关的脑损伤。

1983 年，英国皇家医学会与哈佛医学院联合主办了一次麻醉死亡与损伤方面的研讨会，并最后达成了一份旨在共用统计资料和开展研究的协定。

1984 年，美国麻醉师协会（American Society of Anesthesiologists, ASA）建立了麻醉患者安全基金会（Anesthesia Patient Safety Foundation, APSF）。APSF 率先在专业性审核组织的名称之中用到了术语"患者安全"。 尽管麻醉师仅占美国医师总数的 5%，麻醉学却成为率先着手解决患者安全问题的医学专业。 这个包括医生、护士、保险公司、麻醉器械和药品制造商等多个行业的基金会，专门研究如何避免可预防的临床错误。

1989 年，澳大利亚患者安全基金会成立，旨在减少麻醉差错。

随着医疗差错的危害被更多人认可，这两个组织也迅速得到了发展。

1991 年，美国医疗卫生促进组织（Institute for Healthcare Improvement, IHI）成立。

1997 年，美国国家患者安全基金会（National Patient Safety Foundation，NPSF）成立。

IHI 和 NPSF 合并后的新机构为 IHI/NPSF（2017 年）。

三、患者安全实践

（一）世界卫生组织的患者安全实践

2002 年 WHO 首次把医疗质量和患者安全全球需求提交给世界卫生大会（World Health Assembly，WHA）。WHA 55.18 号决议"保健质量：患者安全"敦促会员国对患者安全问题给予最密切关注。自 2002 年以来，区域委员会各项决议要求改善患者安全工作，WHO 在多方面发挥了重要作用，包括制定全球患者安全议程、提供领导、确定优先事项、召集专家、促进合作、建立网络、发布指导、促进变革、建设能力和监测趋势等。

WHO 关于患者安全的工作始于 2004 年世界患者安全联盟的启动，该项目随着时间推移而不断发展，并与该组织不断变化的任务和重点保持一致。WHO 改善会员国医疗卫生安全的具体方法之一是利用全球患者安全挑战的概念。患者安全挑战的确定关系到会带来重大风险的患者安全负担。2004 年 WHO 发起全球患者安全联盟，让全球范围内的医务人员学习分享安全方面研究成果（http：//www.who.int/patientsafety/en）。过去 10 余年因政策关注、科技进步，在患者安全方面的研究大幅增加。

第一项 WHO 全球患者安全挑战——"清洁卫生更安全"于 2005 年启动，旨在通过改善手部卫生来减少医源性感染，并将每年的 5 月 5 日定为全球手卫生日。WHO 注意到全世界每年开展 2 亿多台手术，故而决心实现减少发生危险性手术错误的宏伟目标。2008 年启动了第二项 WHO 全球患者安全挑战——"安全手术拯救生命"，WHO 推出《手术安全核查表》，旨在采取措施降低手术相关风险；安全手术、拯救生命全球挑战组织汇集了来自世界各地的专家和患者，以确定外科手术关注的核心问题，该组织决定将重点放在手术部位感染、安全麻醉、安全手术团队和外科服务量化方面。WHO 和哈佛大学公共卫生学院的医学博士、患者安全专家阿图·葛文德领导的团队共同制定了手术安全核查表，该核查表有 19 个语言版本，提醒医生确认患者姓名、手术过程和切口位置等关键信息。2009 年，发表在《新英格兰医学杂志》上的一项研究报告称，在实施核查表后，手术患者的死亡率下降了近一半。2017 年 WHO 总干事发起了第三项 WHO 全球患者安全挑战——"避免用药伤害"，旨在 5 年内在全球将可避免的严重用药伤害水平降低 50%。

自 2016 年以来，德国和英国政府与 WHO 合作，共同领导召开了每年度的全球患者安全部长级峰会，寻求政治承诺和领导力，以便在全球范围内把患者安全作为重点问题，该峰会旨在促进各成员之间的对话，从错误中不断学习，并为全球特别是中低收入国家和地区提供帮助。该网络拥有一个资源库，包括低成本的患者安全干预策略、最佳实践。目前，已有超过 125 个国家和主要的国际组织加入了该网络。各国卫生部长、高级别代表、专家和国际组织代表在政治领导层面推进患者安全议程，每年在一个国家举办一次峰会，2017 年会议主题是"患者安全前排就座"；2018 年峰会在日本举行，会议发布了《患者安全东京宣言》；2019 年峰会在沙特阿拉伯举行，会议发布了《吉达患者安全宣言》。

WHO 和英国政府共同努力落实了一项新的战略合作举措，于 2018 年建立了全球患者安全协作机制，其主要目标是确保和扩大全球患者安全行动，并与低收入和中等收入国家密切合作，努力降低可避免的患者伤害风险，提高国家卫生保健系统的安全性。全球患者安全协作机制的范围涵盖三个战略领域：提供领导以注重患者安全，促进患者安全文化并动员患者及其家属参与；开展教育和培训，就患者安全问题进行跨职业教育和培训，建设合格、熟练和富有同情心的卫生人才队伍；开展研究，包括研究能力建设，以促进患者安全方面的循证决策程序。

2019 年 5 月在瑞士举行的第 72 届世界卫生大会通过决议，将每年的 9 月 17 日设立为世界患者安全日，以传播患者安全理念，推动全球协同合作，共同增进患者安全。2019 年患者安全日的活动口号确定为"人人参与患者安全"，目的是动员医院各个岗位的工作人员、患者及其家属、社会各界共同关注患者安全，人人参与患者安全，由点到面、形成合力，共同编织一个紧密的安全网，提升医院安全水平，保障患者健康权益。

2019 年 5 月 20 日，第 72 届世界卫生大会在瑞士日内瓦开幕。会议的主题是"全民健康覆盖：不让任何人掉队"。甲委员会在（Committee A）第八次和第九次会议上，讨论审议 WHO 总干事谭德塞博士的《全球患者安全行动报告》和《全球患者安全行动决议》。

WHO 一直与主要国际合作伙伴合作，并与若干国家合作推动改善患者安全。建立了全球患者安全网络，把行动者与利益攸关方联系起来。目前，逾125个国家和主要国际组织参加该网络。我国始终支持WHO建立的患者安全网络，以促进患者及其家属的参与。

WHO出版了《跨专业患者安全课程指南》，以协助口腔科学、医学、助产、护理和药剂等学科领域的大学、学院和专业机构进行患者安全教育。WHO推出的《安全的初级卫生保健技术系列丛书》是一套与患者、卫生工作者、护理流程、工具及技术等有关的九本专著，探讨初级卫生保健中患者安全危害的程度和性质，并提供可能的解决方案和实际步骤，以提高初级保健的安全性。WHO发表了《安全分娩核对表》以降低分娩相关风险，还发表了《手术安全核查表》以降低手术相关风险。WHO开发了最小的患者安全信息模型和用户指南，以促进从不良事件中收集、分析信息，并进行全面学习。WHO发布了患者安全解决方案，以作为标准化工具和安全临床实践的5S高标准操作程序。为了加强患者安全的科学基础，WHO积极促进研究工作，并确立了患者安全研究的全球优先事项，对全球不安全医疗负担进行了估算，并设立了研究资助计划。

（二）美国患者安全运动

在美国，医疗保健领域当中各种差错的数量和影响一直并未得到认识，直到20世纪90年代，几份报告才引起了人们对这一问题的关注。早在1991年，哈佛大学医学实践研究记录了惊人的医疗错误发生率，发现3%～4%与住院有关的不良事件。公众真正认识患者安全的重要性始于1999年美国国家科学院国立医学研究院（Institute of Medicine，IOM）发布的一份报告，题为"To Err is Human：Building a Safer Health System"（人非圣贤，孰能无过：构建更加安全的卫生体制）。这是医疗保健体系的分水岭。该报告估计医疗引起的不良事件是导致美国公民死亡的第三位原因，揭露了美国死于医疗差错的患者多于交通事故，强调患者安全的重要性。其他研究验证了哈佛的结论，这使患者安全成为焦点。

IOM呼吁广泛开展一项全国性的工作，包括建立一个患者安全中心，扩大对于不良事件的报告，在医疗保健组织内建立安全计划，以及获得管理者、医疗保健服务购买方和专业协会的关注。然而，媒体的大多数注意力侧重的是那些惊人的统计数字：每年因为医疗差错造成了44 000～98 000人的可预防性死亡，且其中7000例的可预防性死亡仅仅与用药差错有关。在该报告发布后的两个星期之内，美国国会召开了若干的听证会，美国总统克林顿还下令对实施该报告建议的可行性进行一次政府级的研究。对 IOM 在估计数位当中所采用的方法学提出批评意见，侧重于那些把试点研究工作之中所得到的较小的事故数量扩大到整个人群的统计方法。不过，后续的报告则强调了医疗差错惊人的发生率和所带来的后果。《跨越质量鸿沟：二十一世纪崭新的卫生体系》和《卫生保健人员教育：通往质量之桥》（2003 年）都是非常重要的患者安全著作。

2001 年 IOM 报告中提出的卫生保健质量的六个方面与当前的全球环境密切相关，包括：安全性、有效性、以患者为中心、及时性、效率性和公平性。

2003 年 IOM 提出的卫生保健人员的 5 项核心能力包括：

①尊重患者的个体性、价值观、爱好及个人需求；

②合作、协调、沟通能力及运用多学科知识体系为患者服务的能力；

③了解并期望获得循证医学实践知识；

④在护理过程中促进质量和安全的能力；

⑤在医疗保健中重视并运用信息的能力、减少差错、知识信息管理能力及决策能力。

2004 年 7 月，一家主要的医疗保健服务等级评定组织 Health grades 公布了一项研究"Patient Safety in American Hospitals"（美国医院之中的患者安全）的情况。该研究认为，2000—2002 年发生了超过 100 万个与医疗活动相关联的不良事件，从而造成在美国医院中每年出现多达 195 000 例意外死亡。

2004 年，致力于改善患者照护的非营利性组织 IHI 发起了由 Donald Berwick 博士领导的拯救"10 万人生命"的运动，目标是在 18 个月内大幅度减少可预防的死亡。该运动鼓励医院和医疗服务提供者采取六个关键步骤来减少患者伤害，包括在患者出现病情恶化的最初迹象时部署快速反应小组。根据 IHI 的数据，整个运动将可预防的死亡人数减少了 122 000 人。2006 年，IHI 牵头发起了一项更加重要的倡议：为期两年的拯救"500万人生命"运动。这项工作纳入了 4000 多所医院，并提供了额外的建议，如使用循证指南预防压力性损伤。在这项运动的成功案例中，有 65 所医院在一年或更长的时间里没有出现一例呼吸机相关性肺炎——这是一种一旦发生，致死率接近一半的疾病。

追踪方法学（tracer methodology，TM）是 2004 年美国医疗机构评审联合委员会全新增加的现场调查方法之一。从 2006 年开始，该方法被广泛应用于美国医疗机构评审国际联合委员会（Joint Commission International, JCI）医院评审过程中。2011 年 9 月我国卫生部发布了《医院评审暂行办法》，陆续出台了《等级医院评审标准》，并在评审工作中尝试引入追踪方法学作为评价方法之一。

2005 年 7 月 29 日美国国会通过《患者安全与质量改进法案（2005 年版）》，建立联邦医疗差错报告数据库，成立患者安全组织（patient safety organizations, PSO），共同致力于医疗风险的管理，保护和促进患者安全信息的报告、收集、分析与共享。

2008 年 11 月 21 日，美国卫生部发布 "Patient Safety Regulations of 2009"，即《患者安全法规（2009 年版）》，建立医院、医生与其他卫生机构向 PSO 自愿报告，美国医疗保健研究与质量局（The Agency for Healthcare Research and Quality, AHRQ）开始纳入 PSO，发布 "Patient Safety and Quality Improvement final rule"，简称为 "Patient Safety Rule"，即《患者安全条例》，于 2009 年 1 月 19 日生效。

2008 年，美国医学院协会（American Association of Medical Colleges, AAMC）发起了 "整合质量倡议"，帮助成员医学院和教学医院实现更安全、质量更高和价值更高的照护，以持续的质量改进为基础，并通过跨专业教育和实践来实施。为了实现这一目标，AAMC 率先开展了一项认证计划，从提高教学质量和患者安全角度来培训临床师资。此外，AAMC 也颁发奖项，表扬及支持教学医院在加强临床照护安全方面的工作。

（三）英国患者安全实践

2000 年英国首席医疗官呼吁要更加关注患者安全。

2004 年英国国家卫生服务系统（National Health Service, NHS）修订的《七个步骤来构建患者安全体系》至今仍然有很好的借鉴意义，要求 NHS 组织应采取改善患者安全的措施。该体系方法提供了一个简单的清单步骤帮助拟计划在患者安全方面应采取的活动和措施。

步骤 1. 建立安全文化；

步骤 2. 领导及支持您的员工；

步骤 3. 整合风险管理活动；

步骤 4. 推动事件报告系统；

步骤 5. 参与并与患者和公众沟通；

步骤 6. 学习与分享安全经验；

步骤 7. 实施伤害防御方案。

2016 年 3 月，医疗服务专家、研究人员和政策制定者共同参加了在伦敦举办的"2016 年患者安全全球行动峰会"，英国国家医疗研究组织伦敦帝国理工学院患者安全转化研究中心发布了《国家报告和学习系统的研究与发展》和《患者安全 2030》两份报告。"如果我们的目的是拯救更多的生命，明显减少患者的伤害，那么我们就需要建立一种整体性的、系统性的方法，且这种方法要能够跨越专业、文化、技术和程序上的界限。"两份报告基于共同建立一些改进患者安全现状的方法，以及一些真正促进和支持全球患者安全运动的理论基础，将注意力集中于未来 15 年的患者安全事业。

英国发布的《患者安全 2030》认为保障患者的安全本身就应该是医疗行为中最基本的部分。"First do no harm"是医学领域的基本原则，同时也是高质量医疗服务的基础。然而，仅仅在英国，平均每 35 秒就报告一起患者伤害事件。世界各国的医疗机构已将不良事件报告的改进和患者安全改进的实施纳入到重要事项的议程之中了。然而，如同英国报告的情况一样，一些统计数据清楚地表明，实现患者安全还须付出更多努力。

（四）我国患者安全实践

国家卫生健康委历来高度重视医疗质量与患者安全，近年来出台多项政策性文件，建立并完善医疗质量管理的长效机制，不断完善临床诊疗相关规范和标准体系，明确在诊疗活动中医疗机构和医务人员应当遵守的一系列制度，对保障医疗质量和患者安全发挥了重要的作用。医疗质量管理办法、十八项医疗核心制度、十项感控基本制度、2021 年国家医疗质量安全改进目标等将患者安全管理融入现代医院管理的各个环节，通过完善顶层设计更好地保障患者安全。从 2005 年开始，国家卫生健康委先后在全国范围内组织开展了医院管理年、医疗质量万里行、大型医院巡查及改善医疗服务行动等活动，通过改善医疗服务流程、加强单病种质控、构建医院感染防控体系、提升临床用血保障水平、加强抗菌药物合理使用管理、开展优质护理等服务。不断加强医疗规范化管理，提升质量、完善服务、保障安全。2018 年，卫健委印发了《关于进一步加强患者安全管理工作的通知》，专门就患者安全工作做出部署，明确提出五项主要任务和十项工作措施。在政府主导、行业推动，特别是医疗机构和医务人员的不懈努力下，我国医疗质量和安全水平显著提升。住院患者死亡率、压疮发生率、输血反应率等患者安全类指标持续下降，患者在医院期间的获得感、幸福感和安全感显著提升。

中国医院协会是我国医院的行业组织，多年来在国家卫生健康委医政医管局的指导下，秉承服务会员、服务行业、服务政府、服务社会的宗旨，积极致力于我国医院患者的安全体系建设工作。具体工作如下。

一是连续发布七版《患者安全目标》。从 2006 年起，中国医院协会按照国际惯例每 2～3 年定期发布一版《患者安全目标》。最新版《患者安全目标》于 2019 年 5 月底在中国医院质量大会上正式发布，该版《患者安全目标》是结合当前我国医院质量与安全管理工作实际，遵循"实用性、可行性、可操作性、可测量性、可实现性、国际可比性"的基本原则制定。在实践层面，《患者安全目标》在国内引入并首倡了"手卫生""临床危急值管理"等理念和方法，在医院得以较好的落实和执行，为保障患者安全发挥了积极的作用。在创新层面，结合目前我国医院管理新需求和新特点，《患者安全目标》新增了"电子病历系统安全管理""围手术期安全管理""管路（导管和通路）安全""医学装备安全与信息系统安全管理"等内容，进一步引导医院重视相关领域的质量安全管控工作。为切实推动工作迈上新台阶，下一步中国医院协会将围绕《患者安全目标》开展基于循证的、量化的指标性监测和反馈，并将编写出版《患者安全目标实践指南》。

二是以医院为核心组建患者安全协作网。教育与研究是推动患者安全工作的基石。中国医院协会积极为行业搭建患者安全交流平台，在国家卫健委医政医管局的指导下，于 2014 年 9 月牵头组织成立了患者安全教育与研究协作网，成员涵盖全国 14 个省的 100 余所医院，定期组织开展患者安全案例分享和系统改进分析。2012 年，中国医院协会获世界卫生组织授权，编译出版《患者安全教程指南：多学科综合版》中文版。现在基本形成了较为系统完整、分门别类的患者安全培训体系，累计培训超过 1 万名业务骨干。中国医院协会还联合相关医院积极开展患者安全重点专项研究工作。从 2016 年起开展患者安全目标实践典型案例的征集工作，基于循证开展患者安全系统分析和改进，现在入库案例有 1000 多例。2019 年 5 月，协会配合国家卫生健康委医政医管局开展了《患者安全简报》的定期发布工作。中国医院协会还联合北京大学第一医院开展建立全院患者安全文化模式研究，联合《健康报》开展了患者安全专题组稿，在《中国医院》《中国卫生质量管理》等学术期刊上，开办设立了患者安全专栏。2018 年，中国医院协会首发了《医疗安全不良事件管理标准》和《住院患者静脉血栓栓塞症防治标准》，建立了基于标准体系的质量安全资源库，在患者安全标准化建设方面取得新的突破。构筑一个优质、安全、高效的患者安全体系是协会会员的共同责任，需要持之以恒、坚持不懈，目标是在医疗行业推动建立医患和谐的患者安全文化，这也印证了以往患者安全日的主题 —— 人人参与患者安全。

第二节　精益管理中的患者安全

精益医疗是以日本丰田汽车制造系统为出发点的一种管理方式，其经营重点是基于为顾客创造最高价值，强调减少浪费，提升效率，以需求拉升为基础的一种服务模式。将此精神和方法借用在医疗服务上的管理称为精益医疗管理，又称精实医疗管理。

首倡精益管理的日本丰田公司定义了八种浪费：①缺陷浪费；②产品过剩浪费；③运输浪费；④等待浪费；⑤库存浪费；⑥行动浪费；⑦流程过剩浪费；⑧人才浪费。精益管理就是要彻底消除这些浪费。在八种浪费中，缺陷浪费排在第一位。

对于医院来说，缺陷可能会造成患者不必要的严重伤害，乃至危及患者生命。这里的缺陷指任何源头上就出现错误的活动。操作失误、书写潦草、给药错误等给患者造成的任何不良影响的缺陷都是应该避免的。患者的死亡通常是由一系列如沟通不良、医疗过失等缺陷叠加，而不是某个人或某一点的失误造成的。而从见诸媒体的严重伤医事件上看，我们的医疗流程或多或少是存在瑕疵的，或者说我们的医疗流程是不完善的，我们可以去认真地检索那些被曝光的事件。

在精益管理里面有一个重要的系统，叫安灯系统，可以有效地杜绝不良品流入生产线的下游。在丰田车间每个工人都有权叫停生产线。当有任何可能影响质量安全的问题出现、被任何人发现时，他可以马上把红灯亮起，关掉生产线，迅速从这个端口上去解决问题，安灯系统只要一亮起来，在生产线上，甚至在他们设计制造的部门里面都会有人跑出来。如果这个端口不能解决，他就要将这辆汽车从生产线上挪移，之后他会让全员去了解，为什么这辆汽车在生产的时候出现这个问题，然后在第二天，同样一条生产线开始开启的时候，这个问题就已经解决了。所以丰田汽车公司对解决在生产线上产生的问题，很多时候是靠着他们的安灯系统。

弗吉尼亚梅森医疗中心在学习精益管理的理念之后，在医院里面建立了梅森患者安全报警（patient safety alerts，PSAs），梅森医疗中心的高层要求所有人承诺：无论您当时在做什么，一旦接到叫停请求，都要立即停下手头的事来响应和处理叫停请求。当发生潜在或实质性差错时，就应当启动 PSA。他们把所有涉及患者安全或福祉的事件均视为一个 PSA，根据事件严重程度，将其分为红色、橙色和黄色 PSAs。医院高层高度重视叫停系统，在医院内排除各种阻碍因素，有效地落地了 PSA，在医院内部形成真正以安全为主导的文化。

2004 年，一位叫玛丽·麦克林顿的患者就快挺不过去了，然而没有任何人知道病因。医疗团队在想尽办法抢救的时候，也在寻找原因。在大家深入细致地梳理了治疗的每一个环节之后，发现了唯一可能的原因，在手术中，不小心给患者体内注射了腐蚀性的药物。在手术台上有三个不锈钢碗，分别装着外观完全相同的对比剂（显影用）、生理盐水、氯己定（皮肤消毒，有腐蚀性），在操作的过程中发生了严重的失误，把本该抽取的对比剂错误地抽成了氯己定，并在所有人都毫无知觉的情况下注入患者体内，19 天后患者死亡。这是一个系统的失误，失误的原因在于所有人都忽视一些关键问题。他们殚精竭虑地保护患者，让他们远离疾病的危害，怎么就没有意识到手术台上三碗澄清的液体摆在一起容易混淆，存在如此低级而又严重的安全隐患。梅森的 PSA 系统没有能够挽救玛丽·麦克林顿的生命，但团队决定要确保这种事情永远不再发生，开始开展系列改进，制作氯己定棉签，重新安排手术台的器械摆放，制作手术物品展板，做到任何一个人都能够把准备工作做得准确无误。

叫停系统是一个非常重要的概念，当任何一个人看到安全隐患的时候，都要大声说出来，启动 PSA，让 PSA 真正地发挥作用。梅森医疗中心的工作者逐渐信任和践行 PSA 系统，因为看到系统是为解决问题而设置的。梅森医疗中心 100% 的员工知晓 PSA，有 2/3 的员工启动过 PSA，使用 PSA 后职业责任保险费大幅下降，自 2002 年以来，共有

15 000多例报警个案，不难看出这些案例意味着多少改善和提高，间接保障和挽救了无数患者的健康和生命。人们经常对隐患熟视无睹，导致隐患最后变成了灾难。在梅森医疗中心安全文化意识培养方面，每年最重要的事件之一就是玛丽·麦克林顿患者安全奖，奖励医院里在患者安全方面做出杰出贡献的科室。

第三节　患者安全目标

一、国际患者安全目标

国际医疗卫生机构认证联合委员会（JCI）是对美国以外的医疗机构进行认证的附属机构。这个机构在1997年设计并且开始推行的一套医疗认证体系，目前在国际上很受推崇。这套认证代表了医院的服务和管理的最高水平，由这个机构的组成专家进行认证评审，这些专家来自世界各地。除了国内三级医院评审体系外，该体系是国际上目前被普遍认可的评审标准，因此除了公立医院外，很多民营医院也热衷于申请这项认证。该认证体系非常关注患者安全，把医疗质量和患者安全作为核心条例来看待，其中明确提出了患者安全目标。

目标1：正确识别患者

混淆患者的错误几乎出现在诊断和治疗的各个环节。医院应制定并实施相应的流程，以提高患者识别的准确性。该目标具有双重含义：首先，可靠地识别出需要接受服务或治疗的患者；其次，为患者提供相应的服务或治疗。医院至少需要采用两种方式来确认某位患者。在任何涉及患者干预的情况下，需要使用两种不同的患者标识。可衡量要素：对患者通过两种标识进行识别，但不包括使用患者的病房号或地点、在提供治疗和操作前识别患者、在任何诊断治疗前识别患者。

目标2：增进有效沟通

医院制定并实施相应的流程，以增进医护人员间口头和（或）电话沟通的效果，包括报告诊断检查的危急值结果。及时、准确、完整、清楚且易于理解的高效沟通可减少错误，改善患者安全。沟通可通过电子、口头或书面形式进行。最容易出错的沟通是以口头和电话方式传达医嘱（假如地方法律法规允许）。诊断检查危急结果的报告同样属于患者安全问题。仅在紧急情况下（如直接书写或电子沟通不可行时）使用口头方式传达处方或医嘱。制定在紧急情况下请求和接受检查结果的指南、危急检查及危急值的确认及定义、明确危急值报告的报告者和接收者、监测是否达标。可衡量要素：①接收者记录并回读完整的口头医嘱，并经医嘱传达者确认；接收者记录并复述完整的电话医嘱，并经医嘱传达者确认；接收者记录并复述完整的检查结果，并经结果传达者确认。②医院已为每类诊断性检查明确危急值；医院已确认诊断性检查危急值报告的报告者及接收者；医院已确认患者病历中应记录哪些信息。③医疗交接过程中，医务人员之间进行标准化的重要内容沟通；标准化表格、工具和方法为实现持续、完整的交接过程提供支持；交接沟通中的数据有追踪，并被用于改进安全交接沟通的方法。

目标 3：改善高警讯药品的安全性

医院应制定和实施相应的程序，以改善高警讯药品的安全性，管理高浓度电解质的安全使用。当患者治疗计划包含药物治疗时，对药品的妥善管理是确保患者安全的关键事项。即使是非处方药，如果使用不当，也可能对人体造成损害。高警讯药品包括：出现错误和（或）涉及警讯事件频率较高的药品，如胰岛素、肝素或化学药物；名称、包装和标签或临床使用相似和（或）发音相似的药品，如阿普唑仑和甲胺呋硫，或肼屈嗪和羟嗪。许多药品的名称都存在发音或外观雷同的情况。混淆药品名称是全世界用药差错的常见原因之一。医院应创建一份药品清单，列出与医院内药品使用相关的不良和危险事件的医院数据及其他有关信息、可能对患者带来重大风险的所有药品。可衡量要素：①医院拥有一份包含所有高警讯药品的清单，包括根据特定医院数据确定的发音或外观雷同的药品；医院实施策略以改善高警讯药品的安全性，这些策略可能包括特定的储存、开处方、准备、管理或监控过程；整个医院应就高警讯药品（包括发音或外观雷同的药品）的存放位置、标签和储存保持一致。②医院应具备相应的程序，防止高浓度电解质的管理出现疏忽。若非临床需要，高浓度电解质溶液不能存放在患者治疗设施内；存放在患者治疗设施内的高浓度电解质溶液必须拥有清楚明了的标签，且采取能够保证安全使用的方式存放。

目标 4：确保正确的手术部位、操作和患者

医院应制定和实施相应的流程，以确保正确的手术部位、操作和患者。医院应为手

术室中的术前暂停制定和实施相应的流程，以确保正确的手术部位、操作和患者。手术部位错误、操作错误和患者错误的现象在医院中具有惊人的普遍性。手术和有创性操作包括所有在诊治过程中以切割、去除、更换或者植入方式对人体疾病或功能失调进行检查和（或）治疗的程序。流程应包括标记手术部位；术前查证程序；手术开始前进行暂停准备。可衡量要素：①医院应使用一目了然的标记，以确认手术和有创性操作部位，且标记方法在整间医院内保持一致；手术和有创性操作部位标记应由实施手术的人员进行，标记过程需要患者的参与；医院应使用核对清单或其他程序，以在手术前核实手术具有适当的知情同意；确认正确的手术部位、操作和患者；并核实所需的所有文件和医疗技术均已就绪、正确且可用。②整个手术小组应在即将开始手术或有创性操作之前，在进行手术或有创性操作的场所执行并记录暂停程序；暂停工作的内容包括确认正确的患者，确定正确的手术部位和场所，就即将开展的手术达成一致，以及确认查证程序已完成；进行手术时（包括在手术室以外进行的内科和牙科操作），医院应使用统一的程序来确保正确的手术部位、操作和患者。

目标 5：降低医疗相关感染的风险

医院应采取和实施循证手部卫生指南，以降低医疗相关感染的风险。感染预防及控制是多数医疗机构面临的一项严峻挑战，医疗相关感染率的上升是患者和医疗从业人员最为关注的问题之一。医院应采取和实施当前发布的循证手部卫生指南。可衡量要素：医院已采取当前发布的循证手部卫生指南；医院全面实施了有效的手部卫生项目；医院全体根据手部卫生指南使用洗手和手部消毒程序。

目标 6：降低患者因跌倒受到伤害的风险

医院制定并实施流程，以降低患者由于跌倒受到伤害的风险。住院患者和门诊患者在医院受到的许多伤害都是跌倒造成的。跌倒风险与患者、情境和（或）所处的位置有关。与患者有关的风险可能包括患者以往跌倒的历史、用药、饮酒、步态或平衡障碍、视觉损伤、精神状态改变等。医院应根据相应的政策和（或）程序，制定降低跌倒风险的方案。可衡量要素：医院应实施相应的流程，对所有住院患者及病情、诊断、情境或位置提示面临高跌倒风险的门诊患者进行评估；医院应实施相应的流程，对根据已记录的标准被确定为面临跌倒风险的住院患者和门诊患者进行初次评估、持续评估、重新评估和干预；对于经评估存在风险的患者、情境和位置，应采取相应的措施，以降低跌倒风险。

二、我国患者安全目标

（一）我国现行患者安全目标

2019年中国医院质量大会发布了《中国医院协会患者安全目标（2019版）》。2019版中国医院协会患者安全目标较之前版本更加精炼，更具有实践指导意义。

目标1：正确识别患者身份

严格执行查对制度，确保对正确的患者实施正确的操作和治疗。识别时应至少使用两种标识确认患者身份，如姓名、病案号、出生日期等，但不包括患者的床号或病房号。在实施输血等关键治疗时，应采用双人独立核对识别患者身份。对术中患者、精神疾病、意识障碍、语言障碍等特殊患者，应有身份识别标识（如腕带、指纹等）。鼓励应用条码扫描、人脸识别等身份信息识别技术，但仍需口头查对。加强新生儿身份识别管理。

目标2：确保用药与用血安全

规范药品管理流程，对高警示药品、易混淆（听似、看似）药品有严格的贮存、识别及使用要求。严格执行麻醉药品、精神药品、医疗用毒性药品、放射性药品等特殊药品，以及药品类易制毒化学品、抗肿瘤药物的使用与管理规范。规范临床用药医嘱的开具、审核、查对、执行、点评制度及流程。制定并执行药物重整制度及流程。建立和实施抗菌药物管理的诊疗体系和技术规范。制定并严格执行静脉用药调配中心操作规范、审核、查对、安全配送制度与流程。建立并严格执行储血、配血、发血、输血制度和流程，落实输血前指征评估和输血后效果评价，实行输血信息系统全流程管理。

目标3：强化围手术期安全管理

制定并实施择期手术（包括日间手术）必要的术前检查与评估，加强围手术期相关学科协作，强化术前、麻醉前病情评估及术后访视等制度的规范落实。制定并实施统一的手术及有创操作的部位标识流程，由实施手术的医生标记手术部位，标记时应在患者清醒和知晓的情况下进行，并将其纳入术前核对流程予以执行。建立手术安全核查及手术风险评估制度和流程，落实世界卫生组织手术安全核对表，并提供必需的保障与有效的监管措施。 预防性抗菌药物选择与使用应符合相关规范。 加强围手术期疼痛管理。 加强孕产妇安全分娩管理，落实世界卫生组织安全分娩核查表实践指南。 建立完整的标本采集、标识、运输、交接和报告制度，实现标本全流程可追溯管理。

目标 4：预防和减少健康保健相关感染

建立健全医院感染管理组织体系与制度，落实医院感染监控指标并持续改进。 提高医务人员手卫生依从性，为执行手卫生提供必需的设施和有效的监管。 使用合格的无菌医疗用品，遵循无菌操作要求。 确保安全注射。 安全处理医疗废物。 建立抗菌药物管理和监测机制，制定多重耐药管理制度。 落实呼吸机相关肺炎、血管导管相关感染、导尿管相关尿路感染等器械相关感染的防控措施，加强相应感染监测与反馈。 开展手术部位感染目标性监控，落实相应预防措施。

目标 5：加强医务人员之间的有效沟通

建立医务人员间有效沟通机制，规范信息交接流程，保障相关医疗照护措施落实到位。 加强跨专业协作，倡导多学科诊疗模式，为医务人员提供多种沟通方式和渠道，提升团队合作能力。 建立健全临床"危急值"报告制度，规范并落实操作流程。 建立不良事件自愿报告及强制性报告的制度和流程，倡导从错误中学习，构建公正的患者安全文化。 合理配置人力资源，关注医务人员的劳动强度对患者安全的影响。 防范医院暴力，确保"安全的人员"在"安全的环境"中执行"安全的医疗照护"。

目标 6：防范与减少意外伤害

加强高风险意外伤害人群管理，制定相关风险防范应急预案。 落实跌倒、坠床、压力性损伤、走失等意外事件的风险评估。 识别具有自我攻击风险的患者，评估自我伤害、拒绝饮食、自杀倾向等行为，制定相应防范措施和应急处置预案。 完善意外伤害的报告及处置流程，有效降低伤害程度，改进相关风险防范能力。 加强对患者及其家属意外伤害防范的教育。

目标 7：提升管路安全

建立管路安全的管理制度和风险评估流程。 建立管路事件的监测流程，及时处置管路事件，减少对患者的伤害。 建立管路事件的报告流程并鼓励主动上报，对管路事件的发生原因及时进行分析和改进，有效减少管路事件的发生。 落实非计划拔管风险防范措施，建立相应防范和处置预案，并进行有效演练。加强对医务人员管路安全的培训，鼓励和教育患者及其家属主动参与管路安全管理。

目标 8：鼓励患者及其家属参与患者安全

提高医务人员对患者参与医疗照护过程重要性的认识，及时有效地与患者及其家属进行信息沟通。为患者提供多种方式与途径参与医疗照护过程，协助其正确理解与选择诊疗方案。鼓励患者及其家属主动参与患者身份识别、手术操作部位确认、输液输血、药物使用、患者转运等诊疗过程。引导患者就诊时提供真实病情和相关信息，注重保护患者隐私。为患者提供多种形式的患者安全教育培训，帮助和指导患者建立更好的健康意识，提升健康素养。

目标 9：加强医学装备安全与警报管理

建立医学装备安全使用与管理制度。确保急救和生命支持类设备的及时性、可用性和安全性。建立医学装备安全使用的培训计划，加强对相关医务人员的培训和考核。加强对医疗设备警报的管理，提升警报管理意识，制定警报设置制度和规范及警报响应和处置流程。鼓励监测并上报医学装备相关不良事件，鼓励评价医学装备的安全性和有效性。

目标 10：加强电子病历系统安全管理

加强医院电子病历系统的安全等级管理。加强对电子病历系统的培训，有效避免电子病历系统的使用错误。加强电子病历系统的登录和使用者权限管理，强化患者隐私保护。确保录入内容的标准、完整及准确，避免由于复制、粘贴所致的错误。推行电子病历用药医嘱的闭环管理，建立电子病历用药医嘱知识库。有效应用电子病历信息进行医嘱合理用药规范化审核。

（二）我国患者安全目标的变化

我国从 2007 年开始发布患者安全目标，15 年来，患者安全目标发布了 7 次，从最初的 8 条，到之后每次根据当下患者安全热点问题精选 10 条。2019 年安全目标变化较大，在 2017 年的基础上，删除 3 条，新增 3 条，完善 5 条，原样保留的仅有 2 条。说明我们的患者安全环境在变化，内涵、要求也都在变化，对患者安全也提出了更高的要求，患者安全管理是医院发展的基石，也需要与时俱进。

以下，将用一张表呈现 2007—2019 年患者安全目标的变化趋势和规律（表 1-3-1）。

表1-3-1　中国医院协会患者安全目标（演变及变化）

变化趋势	2019版	2017版	2014—2015年	2011—2012年	2009—2010年	2008年	2007年
原样沿用	一、正确识别患者身份	一、正确识别患者身份	一、严格执行查对制度，正确识别患者身份	一、执行查对制度，正确识别患者的身份	一、执行查对制度，正确识别患者的身份	一、严格执行查对制度，提高医务人员对患者身份识别的准确性	一、提高医务人员对患者识别的准确性，严格执行三查八对制度
2019年删除		二、强化手术安全核查	二、强化手术安全核查，防止手术患者、手术部位及术式发生错误	五、执行手术安全核查，防止手术患者、手术部位及术式发生错误	五、执行手术安全核查，防止手术患者、手术部位及术式发生错误	五、严格防止手术患者、手术部位及术式发生错误	五、严格防止手术患者、手术部位及术式错误的发生
增加用血安全	二、确保用药和用血安全	三、确保用药安全	五、提高用药安全	二、提高用药的安全性	二、提高用药的安全性	二、提高用药安全	二、提高病房与门诊用药的安全性
内涵扩大	四、预防和减少健康保健相关感染	四、减少医院相关性感染	四、减少医院感染的风险	六、执行手卫生规范，减少相关感染的风险	六、执行手卫生规范，减少相关感染的风险	六、严格执行手卫生规范，符合医院感染控制的基本要求	六、严格遵循手部卫生与手术后废弃物管理规范
2019年删除		五、落实临床"危急值"管理制度	六、强化临床"危急值"报告制度	四、临床"危急值"报告制度	四、临床"危急值"报告制度	四、建立临床实验室"危急值"报告制度	四、建立临床实验室"危急值"报告制度
再次强调沟通的重要性	五、加强医务人员之间有效沟通	六、加强医务人员有效沟通	三、加强医务人员有效沟通，完善医疗环节交接制度，正确及时传递关键信息	三、执行在特殊情况下医务人员之间有效沟通的程序，正确执行医嘱	三、执行在特殊情况下医务人员之间有效沟通的程序，正确执行医嘱	三、建立与完善在特殊情况下医务人员之间有效沟通的程序，做到正确执行医嘱	三、建立与完善在特殊情况下医务人员之间有效沟通，做到正确执行医嘱
原样沿用	六、防范与减少意外伤害	七、防范与减少意外伤害	七、防范与减少患者跌倒、坠床等意外伤害	七、防范与减少患者因跌倒、坠床等意外事件的危害	七、防范与减少患者因跌倒、坠床等风险的危害	七、防范与减少患者跌倒事件发生	七、防范与减少患者跌倒事件的发生

续表

变化趋势	2019 版	2017 版	2014—2015 年	2011—2012 年	2009—2010 年	2008 年	2007 年
2019 年删除		九、主动报告患者安全事件	九、鼓励主动报告医疗安全（不良）事件，构建患者安全文化	九、报告医疗安全（不良）事件	九、报告医疗安全（不良）事件	九、主动报告医疗安全（不良）事件	八、鼓励主动报告医疗不良事件
2014 版曾删除，2017 版补上，重要	八、鼓励患者及其家属参与患者安全	八、鼓励患者参与患者安全		十、患者参与医疗安全	十、患者参与医疗安全	十、鼓励患者参与医疗安全	
2017 年新增	九、加强医学装备安全与警报管理	十、加强医学装备及信息系统安全管理					
2014 年删除				八、防范与减少患者压疮发生	八、防范与减少患者压疮发生	八、防范与减少患者压疮发生	
2017 年删除			八、加强医院全员急救能力培训，保障安全救治				
2017 年删除			十、建立医务人员劳动强度评估制度，关注工作负荷对患者安全的影响				
2019 年新增	三、强化围手术期安全管理						
2019 年新增	七、提升管路安全						
2019 年新增	十、加强电子病历系统安全管理						

参考文献

[1] https：//www.who.int/about/governance/world-health-assembly/seventy-second-world-health-assembly.

[2] LEATHERMAN S, SUTHERLAND K.The quest for quality in the NHS[M]// LEATHERMANS, SUTHERLAND K.A chartbook on quality of care in the UK.London：The Nuffield Trust, 2005.

[3] Australian Council for Safety and Quality in Healthcare (ACSQHC) .Charting the safety and quality of health care in Australia[M].Canberra：ACSQHC, 2004.

[4] Institute of Medicine.To err is human：building a safer health system[M].Washington DC：The National Academies Press, 2000.

[5] National Patient Safety Agency (NPSA) .Seven steps to patient safety：a guide for NHS staff[R].London：NPSA, 2003.

[6] WALTON M.Patient safety curriculum guide multi-professional edition[R].Malta：World Health Organisation, 2011.

[7] World Health Organisation.Conceptual framework for the international classification for patient safety[R].Geneva：World Health Organisation, 2009.

[8] http：//www.who.int/features/factfiles/patient_safety/en/.

[9] World Alliance for Patient Safety, World Health Organization.WHO guidelines for safesurgery：2009：safe surgery saves lives[R].Geneva：World Health Organization, 2009.

[10] DELLINGER E P, HERBOSA T, REZNICK R K, et al.A surgical safety checklist to reduce morbidity and mortality in a global population[J].The New England journal of medicine, 2009, 360(5)：491-499.

[11] World Alliance for Patient Safety, World Health Organization.Patient Safety：Making health care safer[R].Geneva：World Health Organization, 2017.

[12] BRENNAN T, LEAPE L, LAIRD N, et al.Incidence of adverse events and negligence in hospitalized patients：results of the Harvard Medical Practice Study Ⅰ[J].N Engl J Med, 1991, 324(6)：370-376.

[13] KOHN L T, CORRIGAN J M, DONALDSON M S.To err is human：building a safer health system[M].Washington DC：National Academy Press, Institute of Medicine, 1999.

[14] https：//news.aamc.org/patient-care/article/20-years-of-patient-safety/.

[15] Department of Health.An organisation with a memory：report of an expert group on learning from adverse events in the NHS [M].London：Stationery Office, 2000.

[16] CHAMBERLAIN W J.Seven steps to patient safety[J].Prof Nurse, 2004,20(3)：10-14.

[17] KENNEY C.医改传奇：从经典到精益：讲述美国弗吉尼亚梅森医院追求完美患者体验的精彩故事[M].北京：人民军医出版社, 2014.

[18] ONG M S, COIERA E.A systematic review of failures in handoff communication during intra hospital transfers[J].Jt Comm J Qual Patient Saf, 2011, 37(6)：274-284.

[19] RABØL L I, ANDERSEN M L, ØSTERGAARD D, et al.Descriptions of verbal communication errors between staff.An analysis of 84 root cause analysis-reports from Danish hospitals[J].BMJ Qual Saf, 2011, 20(3)：268-274.

[20]CRAIG R, MOXEY L, YOUNG D, et al.Strengthening handover communication in pediatric

cardiac intensive care[J].Paediatr Anaesth, 2012, 22(4) : 393-399.

[21] KHOO A L, TENG M, LIM B P, et al.A multicenter, multidisciplinary, high-alert medication collaborative to improve patient safety: the Singapore experience[J].Jt Comm J Qual Patient Saf, 2013, 39(5) : 205-212.

[22] DRACHSLER H, KICKEN W, VAN DER KLINK M, et al.The Handover Toolbox: A knowledge exchange and training platform for improving patient care[J].BMJ Qual Saf, 2012 , 21(Suppl 1) : i114-i120.

[23] DYKES P C, CARROLL D L, HURLEY A, et al.Fall prevention in acute care hospitals: A randomized trial[J].JAMA, 2010, 304(17) : 1912-1918.

[24] JOHNSON M, GEORGE A, TRAN D T.Analysis of falls incidents: nurse and patient preventive behaviors[J].Int J Nurs Pract, 2011, 17(1) : 60-66.

[25] MIAKE-LYE I M, HEMPEL S, GANZ D A, et al.Inpatient fall prevention programs as a patient safety strategy: a systematic review[J].Ann Intern Med, 2013, 158(5 Pt 2) : 390-396.

第二章　等级医院评审中的患者安全

　　等级医院评审是推动医院不断加强内涵建设、促进高质量发展的重要抓手，我国高度重视相关工作。目前，由政府主导的等级医院评审是我国医疗服务质量提升的主要抓手之一，也是政府履行行业监管职能、推动医疗质量提升的重要手段。经过 30 多年的发展，已经形成了较为完整的工作体系，通过等级医院评审逐步构建起了完善的三级医疗卫生服务网络，在保障人民群众健康权益方面发挥了重要作用。《三级医院评审标准（2020年版）》将成为未来较长一段时间等级医院评审的方向。2000 年开始，ISO 9000 系列、美国医疗机构评审联合委员会国际部、英国保柏集团、德国透明质量管理认证委员会、挪威船级社、澳大利亚医疗服务标准委员会、德国莱茵 SQS 国际服务品质认证等医疗服务质量认证体系先后进入我国。在所有的认证或评审体系中，患者安全都是核心条款或关键指标。

第一节　国外的医院评审

一、美国医院评审概况

医院评审的由来有很多种说法，通常认为其发源地在美国。早在 1910 年，美国外科医生柯德曼就在其著名的文章 "The Minimal Requirement of a Hospital" 中首次公布了医院评审的构想，提出了"医院最终结果的标准（end-result system of hospital standardization）"。柯德曼医生的主张在 1913 年被美国外科医师学会（American College of Surgeon，ACS）采用，作为 ACS 的主张。1917 年，ACS 正式提出"医院最低标准"（minimal standard for hospitals），作为审查医院质量的参考。比较正式的医院现场评审始于 1918 年，那时通过评审的医院仅有 89 家（参加评审的医院共 692 家）。到 2018 年，医院评审刚好 100 年。

1920 年至 1950 年，等级医院评审的概念受到美国经济大萧条和两次世界大战的影响并没有太多新的主张。1951 年，美国医师学会（American College of Physicians，ACP）、美国医院协会（the American Hospital Association，AHA）、美国医疗协会（The American Medical Association，AMA）、加拿大医疗协会（the Canadian Medical Association，CMA）和美国外科医师学会才共同组成了美国医院评审联合会（The Joint Commission on Accreditation of Hospitals，JCAH）。JCAH 是一个独立的非营利性机构，主要任务是对自愿接受评审的医院进行评审。

JCAH 的评审真正获得美国医院的重视，是美国国会于 1965 年通过了《社会保障修订案》，强制要求：医院要想接收老人医疗保险（medicare）和贫民医疗保险（medicaid）的患者，必须首先要通过 JCAH 的评审。只有获得美国医院评审联合委员会（the Joint Commission，TJC）认证的医院才有资格从联邦政府或州政府得到相应的医疗保险和医疗救助补偿。1972 年，这项制度正式用于想要接收 medicare 和 medicaid 患者的长期照护机构，JCAH 在美国医疗界的重要性至此才真正确立（医疗保险和医疗质量相结合）。医保支付制度改革将医院评审推上了一个真正的高台，把自愿评审变成了强制评审，因为不参加评审或没有通过评审，医保不会支付保险费用，在美国很少有患者会到医保不支付的医院就诊。医疗质量如果存在严重的问题，也会被医保部门处罚，医保支付也从这个层面控制医院的医疗质量。

到了 20 世纪 80 年代，医疗机构越来越大，也越来越多元化，原来的评审标准已经不再适用。为了能服务更多元化的医疗机构，JCAH 于 1987 年正式更名为 JCAHO（The Joint Commission on Accreditation of Healthcare Organizations），同时其评审的医疗机构也从医院和长期照护机构扩展到其他机构。2000 年以后，随着时代进步和社会需求的发展，等级医院评审开始重视医疗机构是否有内部控制的制度和医院是否按照内部控制的制度行事，同时还加上了患者安全等要求。2003 年，JCAHO 改名为联合委员会 TJC（The Joint Commission，随后的国际版的医院评审叫作 JCI，其中 I 是 International，也是更名的缘故），开始应用新的医疗机构评审方式，主持美国医院评审工作。TJC 目前每 3 年对特定医院进行一次评审，评审结果分为"通过""有条件通过"和"未通过"三种，有时也会划分医院的"级别"。所以，医院评审在美国其实也具有一定的强制性。20 世纪 50 年代，加拿大脱离了美国的 JCAHO，开展了与美国同一模式的全国性医院标准化管理和医院评审。

二、澳大利亚医院评审概况

澳大利亚的医院认证工作开展有近 50 年的历史，虽然比美国的历史短很多，但在国际上的认可程度并不输美国。澳大利亚的医院评价工作由 1974 年成立的澳大利亚医疗服务标准委员会（the Australian Council on Healthcare Standards，ACHS）负责。澳大利亚医疗服务标准委员会是国际公认的医疗服务认证机构，旨在持续评价医疗机构服务的表现，促进和提升服务质量与安全，从 1974 年成立至今，已为全球超过 1450 家医疗服务机构提供了优秀的管理和服务模式。

与 TJC 一样，ACHS 也是一家独立的非营利性组织，旨在规范医疗服务，提高医疗质量。ACHS 要求全国医院必须实行正规的质量保证方案，并对医院进行持续评价。评审分为三个阶段，第一阶段是医疗机构为评审做准备，第二阶段是委员会派出调查组进行现场评审，第三阶段是把评审结果提交委员会由委员投票表决，并将认证结果通知医疗机构。评审结果分为五级：差（仅有制度或规定），一般（开发并实施系统管理），中等（有评估系统），良好（有战略计划、基准研究和良好结果），出众（同级机构的领先者）。

三、英国医院评审概况

英国医院评审于 2001 年正式启动，由 NHS 管理，并由其内部成立的健康促进委员会（Commission for Health Improvement，CHI）具体负责。评审内容主要涉及医疗服务提供、医疗事故、患者满意度和工作人员表现等方面，评审结果以星级表示，分为三星级医院、二星级医院、一星级医院及最差的医院，并由有关部门对公众发布评审结果。

NHS 制定了 21 项指标，包括预约住院患者数量少、门诊等待时间减少等九项关键指标，按照达标、未达标和明显未达标，对医院进行打分。九项全部达标者，为三星级医院；有一项或二项未达标者，为二星级医院；再有一项显著未达标者，为一星级医院或最差医院。无星级医院不仅要受到政府卫生部门的严密监督，医院的首席执行官还有可能被解除职务，因而被视作英国评审模式。对于评审不合格的医院，可能会出台勒令医院董事会制定出改进方案、撤换首席执行官等措施。从 2002 年起，NHS 要求所有公立医院都要参加评审，评审周期（目前仍为暂定）为 4 年一次。

四、德国 KTQ 医院评审

1997 年，H.D.Scheinert 博士和 F.W.Kolkmamn 教授在德国卫生部资助下，启动了第一个医院评审项目。2001 年，KTQ 责任有限公司以"德国医院评审透明及合作组织"的名义正式实施医院评审。2002 年 6 月颁发了第一份 KTQ 证书。2004 年，经过前期测试阶段后，由德国医院协会、德国医师协会、德国护理协会、全德医学会和联邦健康保险公司、德国医疗保险公司等所有德国重要医疗保险公司正式联合成立了德国医疗透明管理制度与标准委员会（Kooperation for Transparency und Quality in Gesundheitswesen，KTQ），旨在为医院制定最为科学合理的透明制度和质量保证。2005 年起，KTQ 认证又向康复医院、专科医院推广。到 2008 年，德国、奥地利已有超过 600 所医院通过评审，超过 200 所医院通过二次评审。KTQ 是德国一个非政府、非营利性的机构，由德国政府委托的第三方医院评审机构进行评审认证，目前已是德国最权威、已获得普遍认可的医疗卫生评审认证专业机构。

KTQ 标准的核心是以患者为导向和公开透明，评审标准主要从以患者为导向、以员工为导向、安全、沟通与信息管理、医院领导、质量管理 6 大认证理念指导医院进一步完善质量与安全体系建设。6 大目录共有 25 个子目录和 63 条标准，总分为 1413 分。首次评审能达到总分的 55% 要求，即 777.15 分，即被认为通过 KTQ 首次认证。为了明确分数的分配情况，必须对标准要求说明的达到水平和渗透水平进行检查。达到水平反映了对标准的执行质量，渗透水平则反映了机构各部门对标准的处理程度。KTQ 标准强调每一条标准都要按照 PDCA（计划、执行、检查、实施）的步骤来严格执行。PDCA 循环是 KTQ 标准运行的基本模式，也是其评估系统的基础。PDCA 循环每一步骤的得分与其达到水平和渗透水平相关。KTQ 倡导以患者为核心的透明医疗制度，其标准不断更新，一般会每 2 年更新一次，引导医院发展方向。

五、日本医院评审概况

日本于 1997 年正式开始医院评审工作。评审的具体工作由日本医疗机构质量委员会（Japan Council for Quality Health Care，JCQHC）负责。该机构是日本卫生部和医师会主持成立的事业单位，为相对独立的"第三方"机构。其评审宗旨是"从学术的、中立的立场对医疗机构的功能进行评价"。主要由医院理念和组织基础、对区域医疗需求的反应、以患者为中心确保高质量的医疗服务、提供适宜的护理服务、提高患者满意度、医院运营管理的合理性等 6 个方面 89 个条款构成。日本的医院评审重点在于评价医院的基本功能，注重原始数据的分析和自评结果。评审结束后，当事医院需要对评审中发现的问题进行分析并提出解决对策。对通过评审评价的医院及时发放认证书，每 5 年复审一次，用星号表示评审次数，星号越多代表通过评审的次数越多。认证书公示在门诊、病房等显眼位置，便于公众了解。在评审之初，日本的医院评审不是强制性的。但在 2001 年，日本修订了《医学事业法》，强制要求所有的医疗机构都必须提供 JCQHC 的审查合格证或国际标准审定组织（International Organization for Standardization，ISO）下发的证书。日本的医院评审也由此变为强制性要求。

六、泰国医院评审概况

泰国的医院评审工作始于 1997 年。起初由泰国公共卫生部所属的卫生系统研究所（Health System Research Institute，HSRI）实施，之后在此基础上成立了医院质量改进与认证研究所（Hospital Quality Improvement and Accreditation Institute，HA）。HA 接受泰国公共卫生部的监督。参与医院评审的专家由 HA 雇佣，成员为泰国医疗质量领域内的专家。泰国的评审周期性根据医院的规模略有不同，大医院为 3 年一次，规模较小的为 2 年一次。其评审结果只有合格或不合格之分。虽然泰国政府也没有采取行政命令强制医院参加评审，但泰国的各类社会医疗保险计划会对通过了评审认证的医院提供一定数额的医保补偿，或者对通过评审认证的医院直接给予一定的经济奖励。这些经济手段保证了泰国医院参加医院评审的积极性。

七、印度医院评审概况

印度的医院评审工作起步于 1997 年前后，由国家医院及医疗保健机构认证委员会（National Accreditation Board for Hospitals and Healthcare Providers，NABH）负责实施。NABH 在评审过程中拥有完全自主权。印度医院的评审结果仅设有通过和不通过两种。在评审中通过的医院，会获得 NABH 颁发的认证证书，该证书有效期为 3 年。在印度，通过评审的医院能获得社会各界的信任。因此，评审结果可以让医院及其员工受益，故印度的医院大都能积极参与医院评审。

第二节　中国等级医院评审发展概述

一、第一轮等级医院评审

中国对医疗机构实施等级评审和管理始于 1989 年。1989 年 11 月，国家卫生部颁布了《医院分级管理办法（试行草案）》，中国医院分级管理与评审工作正式启动。1994 年发布的《医疗机构管理条例》明确规定"国家实行医疗机构评审制度"，在法规层面将医院评审工作制度固定下来。1995 年，卫生部发布《医疗机构评审办法》，确定了医疗机构评审的基本原则、方法和程序，开展医疗机构评审工作。1989—1998 年，是中国"等级医院评审的第一周期"。至 1998 年，全国医院参与评审的共有三级医院 558 所、二级医院 3100 所、一级医院 14 050 所。全国共有 17 708 所医院参加评审，占当时中国医院总数的 26.4%，为当时世界上医院评审数量最多的国家。

国家卫生部希望可以借助等级医院评审制度来建构我国的三级诊疗制度，促进医院现代化、标准化、科技化管理的发展，使我国医院可以跟上世界的潮流。等级医院评审确实在促进医院建设、医疗质量和管理水平提升、医德医风建设、三级医疗网建设等方面得到了多方人员的肯定。但其中也存在浮夸、弄虚作假、形式主义、盲目购买设备、评审后工作水平下降等负面影响。部分医院存在的"弄虚造假""重硬件而轻软件"等现象使这一周期工作结果的可信度有限！当时并没有有效的监管机制，所以这一周期的等级医院评审结果距离当初想达到的目标还有很长的距离，但还是对部分医院的基本建设、医疗质量和服务水平提升形成了鼓励机制。中国医院等级评审活动一直走走停停。1998 年 8 月，国家卫生部发布了《关于医院评审工作的通知》，决定暂停这一周期医院评审工作，以便"实事求是地认真总结经验，肯定成绩，切实纠正错误"，至此，全面的医院评审工作在我国告一段落。此后局部的医院评审工作虽未完全停止，但全国范围的医院评审工作却停顿了相当长的一段时间。这导致我国的医院管理没有了有力的抓手，缺乏公认的质量标准。

二、第二轮等级医院评审

随着医药卫生体制改革的不断深化，公立医院面临很多体制内的挑战。为提高医院评审工作的科学性、时代性、精准性，健全医院评审评价体系势必在行。2008 年，卫生部相继出台了《医院评审暂行办法》《医院评审专家库管理办法（试行）》的医院评审标准及实施细则等相关文件。2009 年 1 月，中国医院协会受卫生部医管司的委托，在总结第一周期医院等级评审及医院管理年活动的基础上，借鉴美国、日本等国和中国香港、中国台湾等的医院评审经验，经过广泛调研、深入研讨，起草了《综合医院评审标准》与《综合医院评价标准实施细则（征求意见稿）》并对外发布，广泛征求意见。中国医院协会还召集了有关专家和社会各界进行讨论。最终，《三级综合医院评审标准（2011 年版）》完成。2011 年，国家卫生部正式印发《三级综合医院评审标准（2011 年版）》《医院评审暂行办法》《三级综合医院评审标准实施细则（2011 年版）》作为各地开展三级医院评审工作的主要依据。

随着 2011 年等级评审的重启，各地医院掀起争当"三甲"的热潮。调查显示，2011年 1 月—2012 年 6 月，我国共有 240 多所二级医院晋升三级医院，其中多数是直接升为三级甲等医院，有的地区甚至策划每 10 万人口就设立一所三级甲等医院。这样大范围争创三级医院，是非常危险的，这是新一轮医院等级评审工作面临的严峻挑战。为了遏制这一现象，卫生部在 2012 年 6 月下发了《关于规范医院评审工作的通知》，要求 2011 年 1 月 1 日以后新增的三级医院"推倒重来"，重新评审。只有符合区域医疗机构设置规划的二级医院，卫生部才认可其升为三级医院。

新标准转向对医院内涵建设的评价。在评价方法上，新标准采用现场跟踪检查、书面评价、数据分析与社会评价相结合的方法，在评审思路方面强调 PDCA 循环与安全质量的持续改进。这一轮医院评审标准非常强调"以患者为中心"的理念，每个条款都贯彻 PDCA 的精神，通过对质量、服务、安全、管理、绩效五个主题的持续性质量改善（continuous quality improvement，CQI），建立具有中国特色的科学化等级医院评审体系。第二周期的等级医院评审标准从总体上设计更加全面，更加科学，更加完善，更加符合我国医院的实际，医院必须扎扎实实地做出一番努力才能达到标准并通过评审。

这一周期的等级医院评审标准里有四个评价重点：书面评价、医疗信息统计评价、现场评价和社会评价。同时，评审方法从"周期性评审"扩展到"不定期重点检查"，使医院评审更为务实、公正。新的等级医院评审制度加上追踪方法学的使用，让我国的医院评审越来越和国际接轨，从理念到技巧都更加接近国际医院评审的思路与做法。

三、等级医院评审备案制改革

2011 年，国家卫生部颁布实施的《医院评审暂行办法》《三级综合医院评审标准（2011 年版）》等评审工作文件明确指出，由各省级卫生行政部门负责本辖区的医院评审工作；2012 年，国家卫生部发布《卫生部办公厅关于规范医院评审工作的通知》，要求各地三级甲等医院及规划新增三级医院的评审结果，必须报卫生部核准后方可公示。据不完全统计，在 2012—2016 年，全国一共评审、复评、评价了 3210 所医院，不少地区的医疗质量有了大幅改善。2017 年 9 月 29 日，国务院颁布了《关于取消一批行政许可事项的决

定》（国发〔2017〕46 号，下称《决定》），决定取消 40 项国务院部门实施的行政许可事项和
12 项中央指定地方实施的行政许可事项。2017 年 12 月 1 日，国家卫计委发布《国家卫生
计生委办公厅关于取消三级医院评审结果复核与评价行政许可事项有关工作的通知》（国卫
办医发〔2017〕36 号，下称《通知》），明确三级医院评审结论改为备案管理。各省级卫生
计生行政部门将三级医院评审结论在辖区内公布后，将评审医院名单、医疗机构设置规划、
评审标准、评审组织方式、结果及认定程序等，向国家卫计委备案。2011 年发布的评审标
准有综合医院版本，同时也针对专科医院单列了评审标准，评审条目按照 PDCA 来评价。
最新的评审标准将进一步规范，进一步统一标准，各级医院只有一个统一的标准。

四、等级医院评审的最新发展

2020 年 12 月 28 日医政医管局发布了《国家卫生健康委关于印发三级医院评审标准
（2020 年版）的通知》（国卫医发〔2020〕26 号）。对医院来说，这是所有医院管理者和
医务人员需要高度重视和学习的内容，这关系到医院的切身利益。等级医院评审，已经
成为现代医院管理的重要抓手，通过等级医院评审也大大地促进了医院科学管理的水平，
提高了医疗质量安全。我国的等级医院评审经历了几轮改革和发展，目前已经比较成熟。
每一版评审标准都有较大的提升和改进，2011 版的标准颁布实施以来，在指导各地加强
评审标准管理、规范评审行为、强化医院主体责任和保障医疗质量安全等方面发挥了重要
作用。随着医药卫生体制改革的深入，该标准已不能满足医疗服务管理需要，迫切需要
进行修订。从 2017 年就开始做调整，到 2020 年尘埃落定。

2020 版等级医院评审标准共 3 个部分 101 节，设置 448 条标准和监测指标。在标
准的构成中，也有重大变化（图 2-2-1）：以等级医院评审标准为指引，引导医疗机构
重视日常质量管理和绩效，减少突击迎检行为；尽量减少主观偏倚，增强评审结果的客
观性。指导各地由以现场检查、主观定性、集中检查为主的评审形式转向以日常监测、
客观指标、现场检查、定性与定量相结合的评审工作模式。增加了分级诊疗体系建设、
现代医院管理制度等改革要求，增加了新型冠状病毒肺炎疫情防控相关要求。《标准》
是各地开展三级医院等级评审工作的主要依据。各省级卫生健康行政部门要根据当前
医疗卫生工作重点，结合本地特点，遵循"标准只升不降，内容只增不减"的原则，对

《标准》进行适当补充后报卫健委备案。卫健委为指导各地充分理解和掌握《标准》，运用《标准》做好医院评审工作，指导医院利用《标准》加强日常管理，于 2021 年 10 月组织制定了《三级医院评审标准（2020 年版）实施细则》（以下简称《细则》）。各省的细则会在着细则下进行完善，各三级医院可以参照此实施细则进行准备。

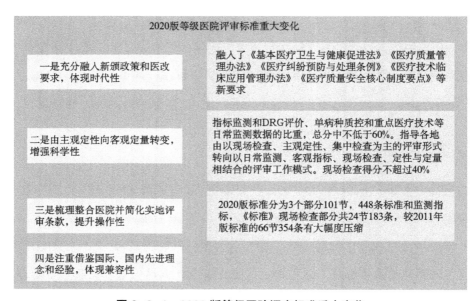

图 2-2-1　2020 版等级医院评审标准重大变化

回顾过去百余年的发展历史，医院评审从比较没有系统的评价指标，就去评审"结果"，到从结构、过程与结果考核一所医院的医疗服务质量，再到现在的系统追踪原因，是一种巨大的进步。在评审的执行上，评审机构逐步由参阅资料到进入现场调研，最后利用信息技术进行大数据分析，对一所医院切实地做出完整而有计划的考核。医院评审结果的公布将会带给社会团体、大众和专业人士公平的参考意见，树立评审机构的公信力。加上政策引导，等级医院评审成为世界先进国家不可缺少的制度。

近年来，中国、英国、德国、澳大利亚、日本等国家都先后推出了自己的等级医院评审制度。自 2004 年起，美国 TJC 开始大力推广国际医院评审制度（JCI 评审），使等级医院评审不再是一个封闭式的评价制度，而是一个可以互相参考与改进的开放式系统。世界各国逐渐发现，等级医院评审不需要政府直接介入，第三方评审也由此逐渐成为等级医院评审的主流。结合过去等级医院评审的发展历程能够预测未来等级医院评审的发展趋势。对医院来说，无论是哪种评审手段，最终都是为了更好地保障医疗质量和患者安全。

等级医院评审的重点在改变：由过去对医疗机构的结构评审，逐渐转变为对医疗机构提供服务的过程及结果的评审，再发展到现在的原因追踪；最初是对文件及制度完整性的评价，后来开始注重医疗机构按照制度执行各项服务的力度。对大部分专家来说，追踪方法学的提出对等级医院评审的公信力有很大的助益。在这种方法学之下，过去常被人诟病的造假得到了压制，错误大幅减少。因此，未来医院评审将会越来越重视结果的公布，这样才能够确保医院评审的公信力。

等级医院评审越来越重视"结果"产生的原因。近年来，科技进步使医疗大数据分析变成可能，评审机构在评价过程中，利用医疗大数据很容易就能获知医院的核心能力。因此，医院日常运营数据与等级医院评审要求的结合，就成了未来等级医院评审努力的方向。医疗服务的供应越来越多元化，等级医院评审适用的范围也越来越广。评审机构开始做非全院性照护计划的评审，这样的改变对除医院之外的其他医疗机构产生了相当大的冲击。对跨院或跨专业的工作进行评价，成了未来整体医院评审的新挑战。

等级医院评审还有一个重大的变化就是评审标准逐渐趋同，在第二轮等级医院评审中，综合医院和各种专科医院，是用的不同的等级医院评审标准。同样都是三甲医院，三甲综合医院和三甲专科医院在相同层面上可比性不同，没有做到同质化，专科医院确实有其专科特色，但整体来说，医院管理层面上，是一样的。因此现在逐渐开始使用一个标准来评价，用一把尺子来比较，使机构之间的可比性更大。用同一个标准来评价，对专科医院来说，难度比较大，需要朝着大的综合医院来开展各项工作，这对专科医院提出更高的要求。

第三节　等级医院评审中的患者安全

一、等级医院评审对患者安全的要求

我国最初进行等级医院评审工作时专注于对医院结构（规模）做评价，许多医院为了得到更好的结果，迅速扩张医院规模，硬件达到了最高级，但软件没有受到应有的重视。这样的现象和美国最初实施等级医院评审时的情况相似。但医院终究不是工厂，不是"大"就可以获得较高的医疗质量、较好的患者安全和较好的经济效益。

等级医院评审中，患者安全历来都是最核心的指标之一。其目的是要全院职工树立安全意识，营造安全文化，以减少不良事件的发生，从而使医疗质量进一步提高。标准中的患者安全不仅是医疗安全，还包含环境安全、设备设施安全、消防安全、水电气安全、营养食品安全、易燃易爆危险品安全管理、医疗废弃物安全处理等，这些安全均与患者安全密切相关，更涉及医务人员与医院安全，并影响社会安全。

《三级综合医院评审标准实施细则（2011 年版）》适用于三级综合性公立医院，其余各级各类医院可参照使用。各专科医院也都发布了相应的专科标准。综合医院的细则共设置 7 章 73 节 378 条标准与监测指标。第一章至第六章共 67 节 342 条 636 款标准，用于对三级综合医院实地评审并作为医院自我评价与改进；核心条款共 48 项。第七章共 6 节 36 条监测指标，用于对三级综合医院的医院运行、医疗质量与安全指标的监测与追踪评价。其中"安全"一词先后出现了 665 次，可见质量安全已经贯穿在了医院日常管理的所有环节，"患者安全"出现 35 次。

《三级医院评审标准（2020 年版）》适用于各级各类医院，包括专科医院。2020 版标准分为 3 个部分 101 节，448 条标准和监测指标，该标准现场检查部分共 24 节 183 条，较 2011 年版标准的 66 节 354 条有大幅度压缩。新标准的修订围绕"医疗质量安全"这条主线，秉承"继承、发展、创新，兼顾普遍适用与专科特点"的原则，精简合并条款，推动医院评审由以现场检查、主观定性、集中检查为主的评审形式转向以日常监测、客观指标、现场检查、定量与定性评价相结合的工作思路和工作方向，符合当前医院管理工作需要，对于进一步促进医院践行"三个转变、三个提高"，以及努力实现公立医院高质量发展具有重要意义。

第一部分为前置要求部分。共设 3 节 25 条评审前置条款。医院在评审周期内发生一项及以上情形的，延期 1 年评审。前置条款大多和患者安全有密切联系。

第二部分为医疗服务能力与质量安全监测数据部分。共设 74 节 240 条监测指标。内容包括医院资源配置、质量、安全、服务、绩效等指标监测，DRG 评价，单病种和重点医疗技术质控等日常监测数据，数据统计周期为全评审周期。本部分在评审综合得分中的权重不低于 60%。这也是新版评审标准比较大的改变，数据化的指标更容易对比，绝大多数监测指标也都和患者安全密切相关。

第三部分为现场检查部分。共设 24 节 183 条。用于对三级医院实地评审、医院自我管理和持续改进。本部分在评审综合得分中的权重不高于 40%。在现场检查部分，医疗质量和患者安全也是最为核心的、涉及检查指标最多的部分。由此可见在新版标准中，医疗质量和患者安全是能否通过评审的核心指标。

2021 年 10 月 21 日，国家卫生健康委办公厅关于印发《三级医院评审标准（2020 年版）实施细则》的通知（国卫办医发〔2021〕19 号），进一步明确了评审的标准和具体实施细则，为新一轮的医院评审工作指明了方向和具体道路，各地在此基础上对该文件进行调整，报卫健委备案后实施。

二、在新一轮等级医院评审中提升患者安全水平

高度关注患者安全可以说是当下等级医院评审标准的亮点，并不是说过去的等级医院评审不重视患者安全，而是新周期的等级医院评审标准对患者安全做出了更完整、更系统的要求。 患者身份识别、医患沟通、手术安全核查、手卫生、特殊药物及用药安全、危急值报告、患者防跌倒及压疮、院内感染控制、不良事件报告等都是等级医院评审中的要点。 这些要点都要求实现闭环的 PDCA，特别是患者安全不良事件的防范、对应措施的实施及患者隐私的保护等，都是过去等级医院评审中没有的部分。

在医疗技术的管理方面，标准要求医院实施手术分级分类管理、医务人员资格审查、手术授权管理；对新技术的规范引入、风险管控、对高风险高科技的授权制度、抗菌药物的使用与管理等相关规定，以及对特殊药物使用的严密性及规范性，提出大量的制度要求；尤其是在医院感染预防、输血、病理、影像、放射治疗等重大项目上，均要求医院提出相关的管理制度和持续性质量改善的证据。 这些工作将筑牢患者安全的基础。

护理服务的水准是影响患者安全和医疗服务质量持续改进的关键。 因此这一周期的等级医院评审标准分别对护理管理的体系、护理人力资源的培养与运用、临床护理质量管理的监督与改善、护理人员与患者安全的管理、特殊护理单元质量管理与监测提出了系统的指标。 护理服务中要实践"以患者为中心"的观念、完善护理记录、观察患者病情、识别患者身份、完善交班制度，还要求护理服务更加专业化。 评审标准对特殊护理单元的质量管理与监测有明确的规范要求，对护理人员在手术室、ICU 病房、新生儿护理单位和消毒供应中心的工作均提出了相应的要求。 在手术安全核查制度中，病患交接、过敏与血型的确认、安全用药的规定、手术材料与器械的清点、标本证据的管理及消毒灭菌物品的回收等均要求护理人员有完整的记录与病例分析。

强化医院管理的意识、提升患者安全水平，对依法执业、医院的决策机制和管理职

责、战略规划、人力资源、信息系统与图书管理、医德医风的建设、财务与价格的管理、后勤保障、医学设备、院务公开和社会评价等都提出了评审要求。新的评审标准还特别要求医院管理符合国家医疗卫生法律法规的相关规定，在诊疗上要有规范程序等。评审标准还要求医院设立"问责制度"，明确管理职责及信息管理监测系统。这些也都是医院管理要注意的重点。此外，和过去的等级医院评审标准最不一样的地方在于对医院信息系统的引进及运用情况的规范化要求。

等级医院评审鼓励了很多医院提升过去从未思考到的领域的医疗服务质量。除了将抽象的名词具体化，评审标准还用很多细节刺激医院主动改善质量，注意患者安全。标准要求医院使用管理工具，提高医疗质量；使用追踪方法，对医疗质量和安全进行追踪调查。尤其是数据的使用，世界各国的等级医院评审标准中都有特别要求医院加强数据的使用。这可以为未来的等级医院评审追求更有效率的医疗服务和医疗支付制度改革后的"论质计酬"做准备。DRGs支付制度改革就是论质计酬的典型。

评审不是利用评审区分高低，而是希望利用评审让医疗机构自我反省以达到提升医疗质量的要求。评审是一个反馈提升的机制，通过评审规范工作，发现问题，持续改进问题，不断进步，才是评审的更大价值。同时医院形成一种全员关注质量安全的文化，在行动中践行这种自觉、自愿、主动的文化，评审就得到了更好的效果。

三、等级医院评审中患者安全的关键环节

（一）确立查对制度，识别患者身份

1. 对就诊患者身份施行唯一标识（医保卡、新型农村合作医疗卡编号、身份证号码、病历号等）管理。

2. 在诊疗活动中，严格执行"查对制度"，至少同时使用姓名、年龄两项核对患者身份，确保对正确的患者实施正确的操作。

3. 完善关键流程（急诊、病房、手术室、ICU、产房、新生儿室之间）的患者识别措施，健全转科交接登记制度。

4. 使用"腕带"作为识别患者身份的标识。

（二）确立特殊情况下医务人员之间有效沟通的程序、步骤

1. 在住院患者的常规诊疗活动中，以书面方式下达医嘱。

2.在实施紧急抢救的情况下，必要时可口头下达临时医嘱；护理人员应对口头临时医嘱完整重述确认。在执行时双人核查，事后及时补记。

（三）确立手术安全核查制度，防止手术患者、手术部位及术式发生错误

1.有手术部位识别标示制度与工作流程。

2.有手术安全核查的管理制度与流程。

（四）执行手卫生规范，落实医院感染控制的基本要求

1.按照《医务人员手卫生规范》，正确配置有效、便捷的手卫生设备和设施，为执行手卫生提供必需的保障与有效的监管措施。

2.医务人员在临床诊疗活动中遵循《医务人员手卫生规范》有关要求。

（五）高警示药物的管理，提高用药安全

1.对高警示药物有严格的贮存要求，确保药品发放和使用安全。

2.处方或用药医嘱在转抄和执行时有严格的核对程序，并由转抄（录）和执行者签名确认。

（六）临床"危急值"管理

1.根据医院实际情况确定"危急值"项目，建立"危急值"管理制度与工作流程。

2.严格执行"危急值"报告制度与流程。

（七）防范与减少患者跌倒、坠床等意外事件发生

1.对患者进行跌倒、坠床等风险评估，并采取措施防止意外事件的发生。

2.有患者跌倒、坠床等意外事件报告制度、处理预案与工作流程。

（八）防范与减少患者压疮发生

1.有压疮风险评估与报告制度，有压疮诊疗及护理规范。

2.实施预防压疮的有效措施。

（九）医院安全（不良）事件管理

1.有主动报告医院安全（不良）事件的制度、激励机制及非惩罚制度与流程。

2.与医院实际情况相结合，从医院管理体系、运行机制与规章制度上进行有针对性的持续改进，对重大安全（不良）事件要有根本原因分析。

（十）患者参与医疗安全

主动邀请患者参与医疗安全活动，如身份识别、手术部位确认、药物使用等。

参考文献

[1] DERVISHAJ O, WRIGHT K E, SABER A A, et al.Ernest Amory Codman and the End-result System[J].Am Surg, 2015, 81(1)：12－15.

[2] About The Joint Commission/Joint Commission, https：//www.jointcommission.org/about_us/about_the_joint_commission_main.aspx.

[3] Centers for Medicare &Medicaid Services (CMS), HHS.Medicare and Medicaid programs；approval of the Joint Commission for continued deeming authority for hospices.Final notice[J].Fed Regist, 2009, 74(58)：13439－13441.

[4] 阎小妍，孟虹，汤明新 . 美国医院质量评价体系及评价方法[J]. 中华医院管理杂志，2006，22(4)：285－288.

[5] KUMAR S S, HIRSCH N P.A prophet to modern medicine：Ernest Amory Codman's crucial contribution to the safety of anaesthetic practice[J].BMJ, 2014, 348；g 335.

[6] Joint Commission on Accreditation of Heahh Organization.A journey through the history of the Joint Commissions.www JCAHO.org, 2003.

[7] 何超，朱君亚，罗启莱 . 美国医院质量管理概况与借鉴[J]. 中华医院管理杂志，2005，21(1)：12－13.

[8] 张文燕 . 第三方执掌美澳医院评审[J]. 中国医院院长，2010(22)：64－65.

[9] Department of Health.NHS Finance, Performance&Operation Directorate.The NHS Performance Framework：Implementation guidance 2011.http：//www.dh.gov.uk/en/Publication sandstatistics/Pubbcations / Publications Policy And Guidance/DH_126030.

[10] 兰天，孙纽云 . 英国卫生系统绩效评价的循证研究及对我国的启示[J]. 中国循证医学杂志，2012，12(5)：499－503.

[11] 冉利梅，王华，高欢，等 . 德国医院透明管理制度与标准解读[J]. 中国医院管理，2013，33(4)：14－16.

[12] 郑山海，单文卫，刘智，等 . 国外医院评审对我国医院评审工作的启示[J]. 中华医院管理杂志，2014，30(2)：101－103.

[13] 杨玉丽，魏海英，王涛，等 . 日本医疗机构评审概述及启示[J]. 中国卫生质量管理，2018，25(5)：131－133.

[14] 马丽平，梁铭会，吴奇飞 . 泰国医院评审对我国医院评审的启示[J]. 中国医院管理，2010，30(10)：27－29.

[15] GIRDHAR J G.Leveraging accreditation program for patients wellbeing[EB / OL].[2009－04－13].http：//assocham.Org/events/recent/event－29O/NABH-Ranjini.pdf.

[16] 中华医院管理学会医院评审课题研究组 .《我国医院评审工作评估》研究报告[J]. 中国医院，2000，4(3)：149－151.

[17] 王明晓 . 我国医院评审的历史与现状及展望[J]. 中华医院管理杂志，2012，28(12)：881－885.

[18] 郑山海，单文卫，刘智，等 . 国外医院评审对我国医院评审工作的启示[J]. 中华医院管理杂志，2014，30(2)：101－103.

[19] 高欢，王华，冉利梅 . 国外医院评审评价发展历程[J]. 中国医院，2013，1(1)：34－35.

第三章　医疗质量与患者安全

　　保证患者安全，是提高医疗质量的关键。患者安全问题已经引起全球范围的高度重视，确保患者安全已成为世界卫生组织和医务界的共识。医疗质量安全与患者安全相辅相成，医疗质量安全涉及面广于患者安全，两者各有侧重。为提高医疗质量与患者安全可采用相应的质量管理工具，如全面质量管理（total quality management，TQM）、PDCA 循环、品管圈（quality control circles，QCC）、根本原因分析法（root cause analysis，RCA）、失效模式与效应分析（failure mode and effects analysis，FMEA）等。熟练使用各种质量工具，形成科学的管理工作程序，才能保证患者安全，提高医疗质量。

第一节　医疗质量与患者安全的辩证关系

一、医疗质量概述

医疗质量是医院核心竞争力的体现。客观、公正地评价医院医疗质量，对医院管理者提高医疗质量具有重要的现实意义。狭义方面，医疗质量是指医疗服务的及时性、有效性和安全性，也称诊疗质量。它包括诊断是否正确、迅速、全面；治疗是否及时、有效、彻底；住院时间是长是短；有无由医疗而给患者增加痛苦、损害等四个方面。广义方面，医疗不仅涵盖诊疗质量的内容，还强调患者的满意度、医疗工作效率（平均住院日、等待手术天数等）、医疗经济效果（投入产出、人均费用、药占比、抗生素使用比例等）和服务、教学、科研等医疗范畴。医院质量监测系统（hospital quality monitoring system，HQMS）是国家卫生健康委员会医政医管局指导下建立的一个全国性医疗服务信息监测网络，在全国范围内自动采集出院患者病案首页数据和医院评审评价相关指标。医疗质量安全往往与医疗差错、产品缺陷等医疗服务能力缺陷相关，强调通过加强管理改进能力缺陷。2016 年 7 月国家卫计委出台的《医疗质量管理办法》明确了查对制度、病历管理制度、信息安全管理制度等 18 项医疗质量安全核心制度，使医疗服务实践中的质量管理有据可循。

二、患者安全概述

医疗质量与患者安全息息相关，被称为"夺命医院"的斯特福德郡总医院因为过分强调成本控制、消极诊治患者，导致成百上千的病患无辜死亡，2013 年 2 月 6 日，时任英国首相的卡梅伦也曾就此事公开道歉。患者安全问题已经引起全球范围的高度重视，确保患者安全已成为世界卫生组织和医学界的共识。目前，并没有完全统一的患者安全概念。美国医学研究所（Institute of Medicine，IOM）认为，患者安全就是避免患者的意外伤害。确保患者安全要求医疗机构通过建立规范的程序和制度，最大限度地防止医疗差错的发生。美国医疗机构评审 JCI 将患者安全定义为在医疗服务过程中采取必要措施来避免或预防患者的不良结果或伤害，包括预防错误、偏差及意外。WHO 将患者安全定义为将卫生保健相关的不必要伤害风险降低到可接受的最低程度。我国患者安全的概念更接近 JCI 的定义，2007 年《中国医疗质量与患者安全》报告中将患者安全阐述为患者在住院期间或者在医院驻留期间，免除由于在医疗过程中和医院环境中发生医疗或非医疗的不可容许的风险，不使患者的机体、精神受损害，乃至生命危险的状态，现阶段主要体现在避免和预防患者在接受医疗服务过程中受到任何损害。总体来说，患者安全都是通过防止医疗系统中不安全的规程、操作从而使患者避免医疗过程中不必要的伤害，将与之相关的不必要伤害风险降低至可以接受的最低水平。

三、辩证关系

患者安全和医疗质量安全两者都旨在保障患者就医的安全和高质量的医疗服务。但是患者安全强调"以患者为中心"的理念，即医疗机构和医务人员的一切活动应紧紧围绕患者安全这个核心，而医疗质量安全侧重于医疗机构运行安全和医护人员的行医安全。两者侧重点不同。

患者安全是权利导向思路，医疗质量安全是责任导向思路。患者安全理念尊重患者行使权利的自由，重视保障患者权利，包括保障患者的生命健康、知情同意及隐私等权利。医疗质量安全更强调责任，通过追责促进医疗服务的安全。这也使医疗质量安全的实施本质上是对义务的强调，无论是对质量问题的事先预防还是事后惩戒，都是对医疗机构履行安全保障职责的强制性要求。患者安全包含对患者身心伦理的考量、对医学伦理的遵循；医疗质量安全更注重避免医疗技术风险。过度医疗中医疗机构或医务人员违背临床医学伦理准则，不能为患者真正提高诊治价值，只是徒增医疗资源耗费，被视为患者安全的典型问题。患者安全强调对患者病情和心理全方位的关心，包括在医患沟通中对患者意见的倾听和尊重，也包括实施诊疗措施时的心理抚慰和关怀，更包括在处理医疗差错事件中不要加重患者及其家属的痛苦等。而医疗质量安全的重点在医疗质量风险的控制，强调对技术风险的预防和避免。患者安全要求全社会协同关注医疗风险治理，而医疗质量安全多着眼于医疗管理本身。患者安全的提升来自多方推力，包括政府、社会、医疗机构及患者自身。政府应通过立法和制定相关政策改善患者安全，社会应通过协助提供保障患者安全的各种途径，医疗机构要实行院务公开，患者应主动将诊断、治疗所需要的信息提供给医务人员，并通过必要参与为自身安全提供助力。由此可见，患者安全的内涵包括以权利保障和公共安全的视角看待医疗安全，而非将其孤立或隔绝为医疗机构内部问题。这也符合医疗服务是公共服务的本质属性。

当然，如此进行比较并不意味着否定医疗质量安全的价值，从降低医疗风险的意义上，两者各有其功能和优势，甚至无可否认，两者有大量重合的内容。需要澄清或强调的是，患者安全在现代医疗风险治理中的内涵、作用及价值可能与传统的医疗质量安全有一定区别，只有正确认识其所带来的观念革新，以及对与之配套的政策进行优化，才能更全面、更有效、更切实地降低医疗风险。

2006 年，中国医院协会首次颁布了《患者安全目标（2017 版）》，以后不定期修订。《患者安全目标（2017 版）》与之前相比，增加了患者参与患者安全、信息系统安全管理等新内容，患者安全的目标日益成熟。2016 年《医疗质量管理办法》还把满意度管理纳入医疗质量管理范畴。2018 年 4 月 12 日国家卫生健康委员会发布《关于进一步加强患者安全管理工作的通知》（国卫办医发〔2018〕5 号），将患者安全放在十分突出的位置。以上观念和制度的演进说明我国患者安全问题被日益关注，相关制度建设进步飞速。

第二节 完善工作流程的 PDCA 循环

一、PDCA 循环概述

PDCA（plan-do-check-act，PDCA）循环又称为戴明循环，是开展全面质量管理活动的一种基本方式、一种科学的工作程序，反映了开展管理活动的一般规律性。它的概念最早起源于 20 世纪 60 年代早期，由于社会进步及科技的发展、行为科学理论等管理理论的出现、国际市场竞争加剧等一些历史背景和经济发展的客观要求，美国通用汽车公司质量总经理菲根堡姆博士和著名的质量管理专家 J.M.Juran、戴明等在 20 世纪 60 年代先后提出了"全面质量管理"的概念。全面质量管理（Total Quality Management，TQM）是指一个组织的全体人员综合运用科学技术和管理技术，对影响产品质量的全过程和各种因素进行全面、系统的管理，以确保产品质量的持续提高，达到消费者满意的一种质量管理方法。它的特点为"三全"性，即全面、全员、全程的质量管理。在全面质量管理领域，戴明被称为质量管理运动之父，戴明博士最主要的贡献是 PDCA 循环和十四项管理要点，尤其以 PDCA 循环为精髓。在吸收这一观念方面，日本是做得最成功的。日本不仅认真学习美国的全面质量管理思想和方法，还结合自己的国情创造出了"全公司质量管理"的理论和方法，取得了极大的成功，他们的做法引起了世界各国的广泛重视，在 20 世纪 80 年代掀起了一股学习日本质量管理热潮，相关的管理活动也是在那个时代从日本引入中国并推行的。

二、PDCA 主要内容及步骤

PDCA 循环主要内容是四个阶段八个步骤：四个阶段为计划（plan）、执行（do）、检查（check）、处理（act）；八个步骤为分析现状找出问题、分析各种影响因素、找出主要因素、采取措施和制定计划、执行制定的措施计划、检查结果、标准化、遗留下来的问题转入下一个 PDCA 循环。其特点如下：首先，PDCA 是一个工作循环，而且是一个前进的循环；其次，PDCA 循环在每一级工作中都存在，各级 PDCA 形成大环套，一层一层解决问题并相互推进，从而使整个组织的 PDCA 循环转动起来；再次，每通过一次 PDCA 循环，都要进行总结，提出新的目标，再进行下一次的 PDCA 循环，使质量管理的车轮不断前进；最后，在运行过程中充分体现"三全"，即全面、全员、全程的质量管理。PDCA 循环的四个阶段并非是截然分开的，而是紧密衔接连成一体，各阶段之间会存在着一定的交叉现象。在实际工作中，往往是边计划边实施边检查，边检查边总结边调整计划，也就是说，不能机械地去转动 PDCA 循环。

PDCA 循环法反映了质量管理活动的规律，是全面质量管理最基本的工作程序和活动方法，是全面质量管理的四个阶段。PDCA 循环作为全面质量管理体系运转的基本方法，其实施过程需要搜集大量数据资料，并需结合运用各种管理技术和管理方法。全面质量管理活动的全部过程，其实就是质量计划的制定和组织实现的全部过程，这个过程就是按照 PDCA 循环法，不停顿地周而复始地运转实施的过程。

三、PDCA 循环使用案例

国外在 20 世纪 80 年代末就开始运用 PDCA 循环进行医疗质量管理，至今已较为成熟，取得了较好的成绩，如美国迈阿密州的 Mount Sinai 医疗中心采用 PDCA 循环来解决如何提高患者和员工满意度等一系列临床问题，并详细介绍了逐步应用的过程；除了护理操作、急诊等相关临床护理，PDCA 循环还被运用于护理教育、社区护理等多个领域。近几年来，我国一些大医院的护理专家开始尝试在护理质量管理中运用 PDCA 循环，结果表明，能有效提高患者满意度，在护理质量的各个方面如病历书写、技术操作中均取得了较好的成效。对于护理专业来说，质量管理是护理管理的核心，护理质量的概念应从满足服务对象的健康需求去定义，护理质量管理的目的就是使护理人员通过专业行为最大限度地提高服务对象的满意度。

PDCA 是上一轮等级医院评审的重要工具，所有评审条款，都要求要按照 PDCA 的要求来逐条提升。完整的实现 PDCA 循环，评审条款采用 A、B、C、D、E 五档表述方式（即 A- 优秀，B- 良好，C- 合格，D- 不合格，E- 不适用），是指卫生行政部门根据医院功能任务未批准的项目，或同意不设置的项目。如医院没有住院医生规范化培训任务，即可在此项打 E；又如有些医院的功能任务与通用标准不相适用的条款即可打 E。判定原则是要达到"B- 良好"档者，必须先符合"C- 合格"档的要求，要到"A- 优秀"，必须先符合"B- 良好"档的要求。在医疗活动中，PDCA 循环应用范围广泛，医、药、护、技、行政等工种的医务人员均可应用此工具。

四、启示

如 PDCA 循环在护理工作中的运用，使护理人员观念发生了很大的转变，极大地促进了护士对患者的换位思考，在工作流程上护士自觉考虑患者的需求。PDCA 形成复合循环体系在实施过程中对护士实行定责循环管理；质控组对护士实施定科循环管理；质量改进领导小组对质控组实行定项循环管理，形成大环套小环、一环套一环的复合循环体系，从而形成上一级 PDCA 循环是下一级的根据，下一级 PDCA 循环是上一级的依据，通过循环达到彼此协同、持续改进的目的。阶梯式不断循环上升，四个阶段周而复始的转动，而每一次转动都有新的内容和目标，因而也意味着前进了一步。在护理质量改进上，经过了一次循环，也就解决了一些问题，护理质量水平也就有了新的提高，如此循环往复，使护理质量不断提高。通过导入 PDCA 循环，护理管理者转变了观念，在要求工作的标准化和规范化的过程中学会使用各种科学的工具如 Delphi（德尔菲法）、因果分析图等吸纳广大护士的意见，注重了人性化及全员性管理；在 PDCA 循环运用过程中，逐渐改变了以往重结果、轻过程的管理模式，在质控中既重视护士工作完成如何，也重视护士如何完成工作，只有将可行性高的管理制度与有形的框架和无形的群体质量意识相结合，才能形成提升护理质量最有效的合力，逐渐形成查与不查一个样，轻形式、重实效性管理文化。才能较快提高我国护理内涵质量，从而达到提升医院医疗质量，减少医患冲突，构建和谐社会的目的。

第三节　一劳永逸的 RCA 根本原因分析

一、RCA 根本原因分析概述

根本原因分析法（root cause analysis，RCA）的理论基础来自于 1990 年 J.Reason 提出的瑞士乳酪理论，即系统可以看成是一个多层的瑞士乳酪，每一层乳酪代表一个环节，也就是一道防线，上面散布着大小不一的洞，表示该环节的漏洞（潜在失误）。光线能够穿过多层乳酪上的洞，意味着在一系列潜在失误的共同作用下，最后导致不良事件的发生。Reason 指出，防线上的空洞可根据原因区分为前端诱发性失误和后端潜在性失误。前端诱发性失误主要发生于工作人员的不安全行为、仪器设备失常等状态，其错误容易被发现。后端潜在性失误归因于流程设计不当、管理错误、不正确的操作、组织问题等。潜在性失误相对于诱发性失误更容易造成安全上的威胁。因此，发现并修复潜在状态失误，减少其存在于系统内的时间，更能有效地建立一个安全的环境，从而避免类似事件再次发生。因此 RCA 的核心理念为：分析整个系统及过程而非个人执行上的过错与责任，找出预防措施，制定可执行的计划，避免类似事件再次发生，从而在医院内营造一种良好的安全文化。

RCA 是指为识别导致问题发生的根本原因而制定解决对策的一种结构性调查方法，主要逻辑是"只有识别根本原因并根据根本原因来制定对策，相同的失误才不会重复发生"。RCA 于 20 世纪 70 年代末起源于美国海军核部门。经过 40 多年的发展，RCA 已广泛应用在医疗、石油、化工、煤矿、电力、制造等行业，是非常实用且有效的事故分析方法。

根本原因分析法属回溯性失误分析工具，同时是一种质量结构的探索程序，此种分析方法是通过对已发生的不良事件实施统计分析，从错误中寻找出系统内存在的弱点，并给出相应的解决方案。此种分析法重点在于整个系统过程中的改善及提高，不是对个人责任的追究。现阶段，根本原因分析法已成为医疗系统中分析异常医疗事件的重要方法。

二、RCA 实施过程

在所有质量管理工具中，RCA 是几乎所有医疗专业和行政管理人员都可以接受的质量管理工具，目前集中运用于医疗失误发生后的补救。主要原因是这种工具的分析对事不对人，不易反弹，更何况大部分时候 RCA 关心的对象是临近失误事件，在没有人会受到处分的情况下，RCA 可以得到更客观的结果。RCA 的实施步骤如图 3-3-1 所示。

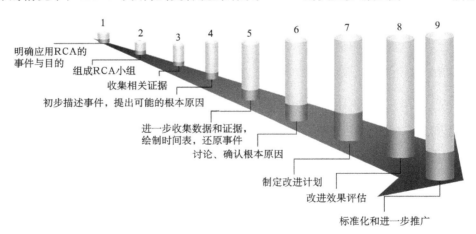

图 3-3-1　RCA 的实施步骤

第一步，明确应用 RCA 的事件与目的

在医疗失误事件发生后，首先必须将失误事件予以厘清，通常需要厘清是失误还是临近失误，两者很相似。医疗失误事件的发生概率可以用严重度评估来分析，确认其严重程度、急迫程度。厘清后，应用 RCA 的范围才能缩小。要不然，范围太大或是范围不清会对 RCA 的应用造成问题分析的困扰。

定义一个事件可以从分析"5W1H"开始。"5W"指的是人（who）、事（what）、时（when）、地（where）、物（which），而 H（how）则是怎么发生的。以下分别说明 5W 和 1H 的重要性。

what（什么事）：究竟发生了什么事是 RCA 实施最精华的部分。解释清楚到底发生了什么事有时候并不容易。如一名装置心脏起搏器的患者因为接受 MRI 检查而受到了伤害，这并不是问题的根本，如何制止这种事情再次发生才是问题的根本所在。再举个例子，护士在给儿科的住院患者发药时，发现药剂过量。如何防范这类事件再次发生，才是医院必须重视的问题。所以，在 RCA 的实施过程中，首先要找出本质问题是什么，而不是将事件孤立，再谈事件发生的本质。事件的判断必须借助 RCA 小组组长丰富的经验。这也是第二个步骤——成立一个有能力的 RCA 小组的用意。

when（何时）：时间在 RCA 分析中有特殊的意义。许多 RCA 要分析的事件原本就是一连串错误的结果。这一连串错误发生在不同的时间里，导致的结果就是失误或是临近失误。因此记录时间时一定要注意发生的时间及先后顺序，有时候必须能够精确到"分钟"。将事情发生的关键处用时间顺序予以记录，形成列表，这个记录即"时序表"。RCA 结案时，时序表是非常重要的一个参考依据。

where（何地）：事件的发生地点也是非常重要的参考因素。如果一个事件没有记录发生地，这个事件就有可能是假的。而事件的发生地最好有具体的"地理位置"。目前智能手机定位非常方便，如果有必要可以用智能手机将发生事故的现场予以定位。这样提供的地点会更有意义。

who（何人）：人是事件中最重要的因素。通常在医院的不良事件里有四类人：患者及其家属、医护人员、旁观者和第三方或政府工作人员。在分析的时候，人的身份特别重要，必须要先指出他（她）属于哪一种人，分析才有意义。并不是所有事件发生的当事人都有能力代表自己来陈述问题。

which（何物）：物指的是事件发生时，所有可能与事件有联系的物品。所以，物品包括现场的所有设备设施以及医疗服务使用到的材料等。因此，物的定义非常丰富，要看到物品独立或相依的本质。有些时候，事件涉及的物品是其他物品的一部分。因此，跟物品有关的数据必须要尽量翔实，各项物品的登记和整理非常重要。点检（查）表法是一个经常用于收集物品的方法。

how（如何）：事件如何发生是 RCA 实施最重要的一个环节。日本电影《罗生门》最精华的部分就是同一事件由不同的人说出来的结果是不一样的！尤其是事件的发生可能涉及奖惩，事情的真相就更难弄清楚了。所以，分析问题的时候一定要客观，避免个人的主观陈述使事件变得模糊不清。最好是在事件发生之后的最短时间内，趁事件相关的每一个人都还有记忆的时候，进行梳理。这样可以避免后期增加许多无谓的细节，让事件的分析更为模糊。事件发生的原因通常都是近端原因。近端原因相对应的就是根本原因，这也是 RCA 实施的中心思想。

第二步，组成 RCA 小组

这个小组最重要的特征有两个。首先，组长必须是一个有经验同时又比较客观的管理者，这个管理者一定要能得到全院的信任，这样 RCA 的实施会比较成功。其次，RCA 小组的成员不可以太多或太复杂。成员太复杂，会在分析事件时重视太多细节，忽略应关注的焦点。通常 RCA 小组的成员是 8 ~ 10 人，其中最重要的两个人是组长和记录员。这两人必须对 RCA 的实施过程很熟悉（最好经过训练和两次以上实际操作），这样才可以在最短的时间完成所有的分析。

第三步，收集相关证据

一所非常重视记录的医院，无论发生任何事，几乎都可以找到事情发生的确切细节。尤其是目前信息技术大量运用在医院管理上，理论上各种数据的记录应该不成问题。视频监控技术目前正蓬勃发展，医院的许多角落都可以看到摄像头。文字、图像或影像记录的文件都可以算作证据。但是在判别一个事物是否为证据之前，必须要确认"因果关系"。在收集、整理、分析整合证据后，可以产生一定的情报，情报才是有关的证据。而各式各样的统计工具，可以在这时发挥最大的功效。

第四步，初步描述事件，提出可能的根本原因

第一次小组会议初步将事件发生涉及的各项信息整理出一个草案，以还原事件发生的真相。要特别注意的是，这只是对事件的初步描述，并不是最终的调查结果。小组在描述事件形成的过程中要尽可能和一线员工直接接触，获取最真实的一手资料。如果可以针对事件，做出类似鱼骨图的分析，可能是最理想的。鱼骨图对事情发生的原因和事

件本身的因果关系特别重视。实施小组先将人（man）、机（machine or equipment）、料（material）、法（method）、环（management/environment）分别列出，再进行鱼骨图分析，可获得更好的效果。在这个阶段，实施小组必须抽丝剥茧，厘清因果关系，不要只依赖头脑风暴，要不断地问为什么以发现可能导致事件发生的所有原因。

第五步，进一步收集数据和证据，绘制时间表，还原事件

在这一步，实施小组必须将各项事件按照发生的先后顺序列出来。前一步要求到现场走访，也是为了能够最大限度地真实再现事件，让时序表更真实可靠。这一步就相当于一个再确认的过程（此时小组长和记录员就成了关键）。在再确认的过程中，事件发生的原因究竟属于个人因素还是系统因素，都必须详细说明并提出证据，有时甚至要做实验并将实验结果加以公布。这一步是不可以轻易放过的。团队要将所有信息进行收集汇总，并对事件有全盘掌握。

系统因素指的是医院管理系统的特定功能出了问题。以药物使用系统为例，在用追踪方法学追踪系统运作过程时，发现整个系统存在若干的机制问题，其中采购的药品不具有循证的特质。所以，药品管理经常会发生互相干扰的情况。个人因素是指执行某项工作的人由于个人无知或犯错，对工作结果造成影响。进一步收集数据和证据的时候，尽可能回顾过往的文献，尤其是高质量、有循证价值的文献，以便在最终做出更有说服力的改进计划。

第六步，讨论、确认根本原因

第二次小组正式会议上，RCA 小组会对根本原因做最后确认。在这一步，小组会将前面所有的数据、资料、记录进行整合分析后，得到真正的原因，也就是根本原因。此时几乎所有的原因都能够真相大白了。如果相关人员必须进行惩处，这个时候也能够得到一些更客观的依据。但这一步并不意味着 RCA 真正结束，RCA 的真正目的是从根本上解决问题，而不是在分析事件后确定惩处责任。

第七步，制定改进计划

RCA 的真正目的是透过分析的过程，厘清各种可能产生事件的真正原因。所以在分析结束后，医院管理者应该迅速制定改善行动方案，通过实行改善行动方案，不让事件再次发生或造成新的伤害。

第八步，改进效果评估

制定改进计划并按照计划实施之后，医院还要对改进计划进行效果评估，以明确是否产生了改变，是否达到了效果，是否按照改进计划在切实改进。这和 PDCA 环的 C 相似，需要对改进进行监督检查并反馈，进一步把改进计划落到实处。如果发现改进计划不合理，这个环节也可以对计划进行修正。

第九步，标准化和进一步推广

为了充分发挥每一次 RCA 的作用，医院应该在 RCA 完成后，对相关案例进行整理汇总，分享汇报，形成流程化、标准化、规范化的文本，供全院乃至同行借鉴。这样也是为了提醒医院对已经犯过的错误，引以为戒，不要再犯。

鉴于 RCA 不是一个理论模型，而是一个实施过程，医院必须对 RCA 的每一个步骤都有正确的了解。RCA 在找到问题的根本原因或提出解决方案后，并没有对实施方案做细致而有效的监督；同时，RCA 缺少对解决效果的有效测量、评价和反馈，导致系统缺陷或漏洞虽然经过 RCA 分析，但效果不好或维持时间较短。一段时间之后，类似的不良事件可能再次发生。为此，美国国家患者安全基金会（National Patient Safety Foundation，NPSF）于 2015 年 6 月首次提出 RCAA（root cause analyses and actions）或 RCA2，通过在 RCA 后追加一个行动，达到发现问题并有效解决问题的目的。改良后的 RCA，即 RCA2，将有效避免医院管理各个层面系统问题的出现、不良事件或侥幸事件的再次发生，从而更好地落实医院患者安全。

【案例解析】RCA 在骨科住院患者跌倒风险管理中的应用

跌倒是指患者突然或非故意的停顿，倒于地面或比初始位置更低的地方。骨科患者受骨骼和肌肉病变及手术的影响，导致身体活动及平衡能力受限，是跌倒发生的重要原因之一。内江市第一人民医院和第三军医大学新桥医院骨科通过 RCA 实施找出骨科患者住院期间跌倒发生的近端原因和根本原因，制定具体的改进计划，采取相应措施，防止类似事件的再次发生。

RCA 实施过程如下。

第一步，提出问题，明确 RCA 事件与目的。护士长在科室护理质量分析会上提出，骨科住院患者跌倒为该时间段发生频次最高的护理安全事件，应对事件进行分析，找出根本原因，以减少该类事件的发生。会议决定以"科室以骨科患者跌倒发生率减少至 0.2‰以下"为目标，拟定实施步骤。

第二步，组成 RCA 小组。RCA 小组成员由护士长 1 名、副护士长 1 名、护理组长 2 名、护士 4 名、医疗组长 1 名组成，组长由护士长担任，对小组成员进行 RCA 知识的系统培训。

第三步，收集相关证据。小组采取现场观察法、医疗护理文书、护理不良事件报表回顾法、深度访谈法对 16 起跌倒事件进行深入细致的调查，包括事件发生的时间、地点；当事人、在场人员；当时使用的仪器设备；病历、工作流程；根据实际情况和资料类型，采用文字、影像、图片、录音等保存相关证据，并对患者年龄、性别、发生时间段等进行统计学分析。

第四步，分析事件，提出可能的根本原因。RCA 小组召开工作会议，会上，小组秘书按事件发生的经过通过口头汇报、文字叙述、图片展示及影像播放等方式还原每起事件发生的整个过程和情景，并提供年龄、性别等统计学结果。小组成员采用"头脑风暴法"，逐一进行讨论和排查，绘制鱼骨图，从人、管理、设备、环境方面找出近端原因。

第五步，进一步收集数据和证据，绘制时间表，还原事件。

第六步，讨论确认根本原因，小组通过回答原因存在、纠正或排除该事件是否会发生，深层次的探索和挖掘，区分近端原因和根本原因。

第七步，制定改进计划。针对根本原因，小组讨论认为，马桶比蹲位更适合骨科住院患者，绿色的走廊扶手在白色的墙壁衬托下比淡黄色醒目，助行器比拐杖更稳定。小组成员采用"头脑风暴法"提出整改的计划和措施，并从执行力、部门合作、现有条件、可改变程度等进行评分。组长结合评分和实际状况认真分析其可行性，决定采取的计划和方案，制定出可操作的制度、流程等，并明确执行负责人、执行时间、反馈评价结果、评价时间。根据讨论结果，科室采取以下整改措施：环境和设施的改造；流程再造；人员培训；加强患者的健康教育和心理护理。

第八步，改进效果评估。科室将 2013 年 1 月至 2013 年 12 月的骨科病区跌倒发生率与 2014 年 1 月至 2014 年 12 月跌倒发生率进行对比，跌倒发生率为 0.14‰，明显低于实施前的 0.66‰，差异有统计学意义（$P < 0.01$）。

第九步，标准化和进一步推广。传统的护理不良事件分析大多分析护士个人的思想和行为，将责任归于当事人的个人错误。实际上，护理不良事件的发生不仅是当事者的原因，还存在环境、制度等个人无法完全掌控的诱发因素。RCA 能够对骨科住院患者的跌倒进行有效分析，制定出有针对性的整改措施。科室通过系统分析近端原因，采取三步起身法，关注降压药、利尿剂的使用，注意监测血压等措施，同时对环境、流程进行改造，对相关人员加强培训，从根本上预防，使预防跌倒的措施具有针对性，使各级人员的护理安全管理理念得到转变。

三、RCA 实证研究

患者安全是衡量护理服务质量的重要指标，与患者的身心健康及生命安全息息相关，只有将质量安全管理重心从经验性的追求发生率的结果导向转变为科学性的侧重循证分析和持续改进的过程管理才能有的放矢地进行校正与提高，根据指标数据反映的关键问题，快速、精确地找到护理薄弱环节，针对性地改进护理措施来有效地降低不良事件的发生，从而改进护理质量。国内外大多数医院运用 RCA 对护理不良事件发生情况进行深入研究，效果得到肯定。当前在护理领域主要应用于识别高风险流程的潜在风险，以及异常事件和归因于系统因素事件发生的原因分析等，在护理风险管理中广泛应用并取得良好的效果。国内学者龙坤采用根因分析法对 15 例胰腺术后患者非计划性拔管事件进行回顾性系统分析，找出根本原因，改进护理措施，并与整改措施实施后的各类留置管道非计划性拔管事件进行对比。黄婷婷等采用根原因分析法降低手术患者病例标本送检差错率等实践，针对标本书写错误、交接错误两个环节进行了相应整改。RCA 是一项分析工具，使护理人员在不良事件上报中学习，从而不断提升整个系统的安全性。RCA 开展需掌握四个阶段及其常用工具如时间序列表的使用，但其仍有一定的局限性。

四、启示

根本原因分析法以证据为基础，通过逐层的调查及分析，寻找出问题根源所在，将工作应用于其中，有助于更好地完善工作流程及相关的工作制度，明确了不良事件的病症所在，为彻底解决问题提供了强有力的保证。同时根本原因分析法从整个事件出发，对出现的问题进行分析及改进，有助于事件当事人及科室主动上报问题，较好避免了对问题的纵容，并减少同类事件的再次发生。此外，在根本原因分析法日常实践中可知，需加强医务人员对医疗风险的危机意识，提高医务人员自身的文化素质，加强医务人员与患者间的沟通技巧的培训，并加强医院相关规章制度实施的监督，且医务人员及医院其他管理人员须改变思维，更好、更快地适应科学的管理理念，提高自身发现问题、分析问题、解决问题的能力，及时更正问题，完善工作制度，降低医疗工作中不良事件的发生率。

第四节 防患于未然的 HFMEA 失效模式与效应分析

一、HFMEA 失效模式与效应分析概述

医疗失效模式与效应分析（healthcare failure mode and effect analysis，HFMEA）理论是起源于 20 世纪 60 年代的美国航天工业，20 世纪 90 年代开始逐步应用于卫生保健行业，形成了 HFMEA。HFMEA 是一种混合前瞻性的分析模式，结合了 FMEA、风险评估、关键控制点的概念和根本原因分析的定义，使用跨学科小组、流程和子流程图表、失效模式识别、风险得分矩阵、决策树算法来识别系统漏洞。HFMEA 是一种可以优化工作流程、减少意外事件发生、提高护理质量的风险管理方法，已被国内外学者广泛地应用于护理流程的优化和护理风险管理当中。2001 年，美国医疗机构联合评审委员会（Joint Commission on Accreditation of Healthcare Organizations，JCAHO）要求每家经过评审合格的医疗机构都要以 HJACHO 定期公布的最频繁发生的警戒事件信息为基础，每年至少举行一次前瞻性风险评估，并推荐 FMEA 法作为评估工具。由此可见，HFMEA 是一种有效的风险评估和风险管理工具。

二、RCA 与 HFMEA 的比较

HFMEA 与 RCA 均为患者安全的风险管理工具。HFMEA 是一种预防性质量管理方法，其采用问题"如果……，会输出什么？"的归纳法，系统地判定单个部件或过程的

潜在失效模式，估计失效对于结果和（或）产品性能的可能影响，评价风险大小并进行排序，用于判别增加适当的预防措施是否能够将风险降至最低，通常在充分了解产品的结构和建立规范的生产过程之后，实施这种分析。RCA 技术是在进行风险管理时对已发生的事件进行回顾性调查，然后制定相应的规章制度与考核要求去规范人们的行为，防止类似事件再发生。根本原因分析技术是一个发现和消除根本原因的过程，能够有效防止这些问题的再发生，只有当这个根本原因被发现和消除后，这个问题才能够被彻底解决。

三、HFMEA 的步骤

HFMEA 是在 FMEA 的基础上加以改进，适合检视风险照护的流程，是通过找出并矫正失效因子，防范错误于未然的风险管理方法，最早用于美国荣民医院系统，用以评估患者安全相关的流程。FMEA 有着规定的格式和程序。

失效模式分析要经过 3 个阶段、7 个步骤（图 3-4-1）。

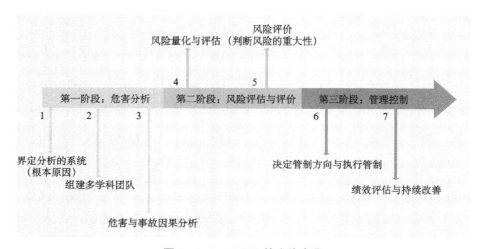

图 3-4-1　FMEA 的实施步骤

第一阶段：危害分析。步骤：界定分析的系统（根本原因）→组建多学科团队→危害与事故因果分析。

第二阶段：风险评估与评价。步骤：风险量化与评估→风险评价（判断风险的重大性）。

第三阶段：管理控制。步骤：决定管制方向与执行管制→绩效评估与持续改善。

第一阶段：危害分析

FMEA 强调的是"事前预防"，而非"事后纠正"，是从第一次接触就将缺陷消灭在制度之中的有效工具。同时，HFMEA 的实施过程十分重视改进措施的落实，必须由专人负责，跟踪、记录、监测为降低风险而采取的行动，不断更新质量要求，保证了质量的持续改进。所以，HFMEA 第一个阶段就是危害分析。在这个阶段有三个重要步骤。

步骤一，界定分析的系统。

对要分析的问题，FMEA 比较侧重系统性的解读，所以分析工作是以"问题的系统性"为思考的出发点。问题的系统性指的是因为系统在设计上存在缺陷而导致的问题，如药品供应问题指的是从采购药品到药品后续的处理等问题。如果在采购药品时无法有效地决定哪些药可以进入医院，医院最终会因为药品的条目过多而导致管理上的失误；当然也很容易出现药品过期形成威胁患者安全的问题。所以界定问题的系统性是非常重要的开始。

医疗服务的复杂性增加了不可预期的不良后果发生的可能性。服务流程的环节越多，步骤间相互依存得越紧密，犯错误的概率越高。医疗服务本身具有的复杂性、高风险性决定了整个诊疗过程都存在导致患者损害和伤残事件的可能性，由此可能引发医疗事故、医疗纠纷、医疗意外、并发症等不良事件。危害无大小之分，应该一视同仁，解决问题却受到内、外在条件的限制，必须要分出先后顺序。由此可见，认知及辨识危害并依照其严重度加以归类也是一门学问。筛选出错率较高的风险诊疗环节并进行干预，是降低风险、提升患者安全的基础。

研究主题的选择及流程范围的确定可以通过异常事件报告、患者反映、工作经验失误来确定。医院管理者在选择应用 HFMEA 的领域时，往往基于以下几方面的考量：①出现意外的可能性较高，一旦出错对患者影响较大；②曾经出现过问题或反复出现问题；③在国内外医疗风险研究资料中有据可查的高风险领域；④根据医院的情况、资源进行干预后能取得明显效果的领域。

步骤二，组建多学科团队。

这一步要求操作者接受不同专业类型和水平的训练，并具有研究流程的相关专业知识和经验。团队领导在整个流程中指导团队作业，确保团队成员完成每个步骤并记录

FMEA 结果。 项目组成员共同讨论流程实施计划与措施改进等。

步骤三，危害与事故因果分析。

FMEA 的主要目的是找出潜在系统风险并加以消除，所以特别重视可能造成事故的因果关系，充分了解分析的目标及事件的起因，把分析结果与经济效益挂钩，提高医院的医疗风险安全管理水平，以达到经济资源的合理配置。 操作者需要搜集整理研究流程相关的信息并绘制流程图：将研究流程分为主流程和子流程。 流程应描述日常操作"实际发生了什么"而不是"应该发生什么"，并在流程图中体现出来。 为便于分析，操作者可在步骤中建立事件连线，而后建立流程的准确图表。 其实因果关系很复杂，通常必须根据实验设计得出来的结果才可以加以判定。 头脑风暴这种经验式的推导产生不出因果关系的分析。Latino RJ 推荐在 HFMEA 进程中使用故障树分析和质量系统评估表，有助于识别故障模式效应和原因。 医院的 HFMEA 既要满足质量鉴定要求，又要减少医疗风险，并要求有不同的侧重点。

第二阶段：风险评估与评价

在本阶段最重要就是量化评估出来的潜在风险和对风险进行细致且客观地评估。

步骤四，风险量化与评估。

失效模式是指完成一个流程中的任何一个步骤和在两个步骤交接时任何可能的出错。失效可能是由人为错误、设备故障、通信困难、丢失或错放物品、其他打断流程的无缝性和最终安全的障碍导致。 团队成员应该保留充裕的时间运用头脑风暴法辨识所有的潜在失效。 潜在危机（或称为风险）无论多么主观，失效模式都希望可以加以量化，使之变得客观且可以比较。 在这一步，量化风险以供评估就成为一个重点。 评估风险必须要有许多数据作为参考，国外对数据的态度很严谨，所以在评估时可供参考的数据库很多，国内相对的就缺乏大量翔实的数据库。

步骤五，风险评价（判断风险的重大性）。

这一步是要将前一步量化的结果更加具体化。 这一步其实应该说是对风险评价做出一个总结整理。 所以，得到的结果应该为顺利提出解决方案做好准备，而不是抽象概念的描述。

这一步首先要选择适当的标准计算每项潜在风险的发生率（frequency of occurrence,

O)、难检度（likelihood of detection，D）、严重度（severity，S），从 1 到 10 进行打分。①发生率：表示失效模式发生的可能性有多高，为 1 ~ 10 分，1 分表示非常不可能发生，10 分表示非常可能发生。②难检度：表示假如这个失效发生，被侦测到的可能性，为 1 ~ 10 分，1 分表示极有可能被侦测到，10 分表示很难被侦测到。③严重度：表示假如这个失效模式发生，伤害发生的可能性有多大，为 1 ~ 10 分，1 分表示伤害发生的可能性极低，10 分表示伤害发生的可能性极高。其次，根据发生度、严重度、难检度，确定风险的优先指数（risk priority number，RPN），RPN 是 O、S、D 的乘积，最高是 1000 分。再次，确定关键失效模式，可以按照 RPN 的数值，从高到低确定优先干预的潜在风险、失效模式。

RPN 的计算方式很容易会引起误会，最主要的原因是因为 RPN 是使用总分计算的。但是这并不表示总分是无法排序的，通常医院为了做好 RPN 分析，还可以在三者之间选择不同的权重，再利用这些权重作为 RPN 分析的参考依据。例如，对频度要求比较高，就可以在总分非常类似的情况下以频度来当判断的依据。

第三阶段：管理控制

其实不管是 RCA 还是 FMEA，主要目的都是控制系统不出差错，不管是事前控制还是事后检讨，拥有一个不会出错的质量管理系统才是分析的真正目的。所以分析结束后紧接着就是改善系统并控制失误的发生。以下两个步骤就是这一阶段的主要任务。

步骤六，决定管制方向与执行管制。

一旦确定流程中的潜在失效和根本原因，操作者应立即确定解决方案，消除或减少失效发生，重新设计流程。决定管制的方向主要是从以下两个角度来思考。

（1）自动化（模块化）。自动化是将系统交给计算机去管，如此电脑会在系统中预先建立几个预警系统，当和事先设定的标准不同时，系统就会正式提出警讯或直接停止流程运转。精益管理中有一个叫停系统（也称为安灯系统），即生产线上一旦发现问题，问题发现者可以及时叫停一条生产线，排除问题，再继续生产，以避免更多的次品被生产。

（2）个性化。质量管理系统是依照医院的个体需求来设计的，并不在乎是否有业界的标准或统一的标准。通常采取这样的方式设计出来的质量管理系统会比一般的业界水平稍高。因此，在管制方向上是重视相同水平还是重视不同水准，要看医院质量管理系统想要完成什么。所以，执行管制工作的方法和手段也不尽相同。

标准化管理一定需要大量利用电脑进行管理，有标准或规范指引非常重要。因为一旦离开这些东西，监管随时可能出问题，系统管理就是用电脑加上标准后，以统计技术处理流程上的问题。而个性化管理是用人加上电脑一起做管理，强调的是不用标准或规范管理临时发生的异常事件，重点是训练工作人员有足够的能力防范事件的发生，而不是在电脑判断后以流程中断的方法去解决异常事件。

步骤七，绩效评估与持续改善。

FMEA 团队成员负责定期审核相关数据，评估实施计划后流程的安全性提高了多少，同时反复评估、改进和更新。在监督 RCA 或 FMEA 工作完成度时，最重要的手段是以绩效管理的方式做好所有系统可能发生事件原因的管控。最主要的原因是绩效可以驱动失效模式的推行。对失效模式而言，持续性质量改善来自于内在及外在的驱动。内在的驱动是自动自发地对系统进行检讨与升级，外在驱动来自于法律法规与市场竞争。尤其是面对我国医疗纠纷愈演愈烈的现状，政府不得已下重手，希望可以变更社会对医闹的风气。

FMEA 焦点放在整个流程，强调的是"事前预防"，而非根源分析法焦点放在发生事件上的"事后纠正"。FMEA 作为一种风险管理工具，能前瞻性地发现流程中潜在的漏洞，使护理管理者能"因病施治"，充分发挥系统防御对缺陷的屏蔽功能。FMEA 是一种流程的改进，强调过程的连续性以及各个环节之间的相互促进和制约。将潜在风险辨识、风险评价、风险应对、风险监控环节前后关联，具有严密的因果关系和逻辑性，可以较好地找出存在的问题，实现对流程路径的优化。FMEA 是一种系统化的可靠的定性分析技术，运用"头脑风暴法"通过 FMEA 小组成员的集体讨论进行研究。研究小组分析系统中每一产品／设计所有可能产生的故障模式及其对系统造成的所有可能影响，并按每一个故障模式的严重度、检测难度和发生概率予以分类，做到在故障发生之前采取相应措施对其加以预防，从而有效降低系统风险事件的发生率。"头脑风暴法"是一种应用广泛的创造技法，主要以收集创意为目的，将一些具有科研能力和知识修养的专门人才组成一个小组，进行集体讨论，互相启发和激励，引起创造性设想的连锁反应，产生尽可能多的创意，然后对提出的设想方案逐一通过客观连续的分析，找到切实可行的"黄金方案"。给个体提供一个信息线索丰富的环境是"头脑风暴法"有效的原因之一，在这个环境中，由于这些丰富的线索的存在，使个体能够进行广泛的联想，从而提高个体的创造性观点产出。HFMEA 可应用于新设计的流程、修改现行的流程、旧的流程用于新的情境中、在完成问题解决的研究后预防再发生等情况中，能够帮助医院在风险管理中设置屏障、降低损害、防患未然。

【案例解析】失效模式和效应分析在脑卒中误吸预防中的应用

南京医科大学附属常州第二人民医院阳湖院区护理部将 HFMEA 管理模式应用于预防脑卒中患者误吸，成效良好。

第一阶段：危害分析

步骤一，界定分析的系统。

50% 的脑卒中患者发病后伴有不同程度的并发症，如吞咽障碍极易造成的误吸是脑卒中后最主要的并发症之一。误吸一旦发生，将直接影响患者的预后，甚至危及生命。有效预防脑卒中患者误吸是神经内科护理工作的重要内容。

步骤二，组建多学科团队。

由 5 人组成，包括科护士长 1 名、护士长 1 名、高年资护士 3 名，学历均在本科及以上，专科业务精通（3 年以上神经内科工作经验且为 N₃ 以上护理师），掌握专科护理质量标准和评价方法，熟悉护理风险管理组织流程，并接受过 FMEA 知识的系统培训（系统化培训是 FMEA 成功的基础，通常系统化的培训除了各种正式的培训规划，还要有医院的资深专业人员组成培训的团队，针对各次 FMEA 检讨报告来安排培训的内容和培训的方向，通过带教确保未来组成 FMEA 小组时，工作质量能够跟得上）。

步骤三，危害与事故因果分析。

绘制流程图，找出潜在失效模式。FMEA 小组成员对相关病例的护理过程进行分析讨论，找出发生误吸的 6 个护理主次要流程与环节，并分析整理出潜在的失效模式，如评估不全面、患者及家属的依从性和认知不够、喂食的方法不当、鼻饲护理不当、食物选择不当、进食时体位不当等。绘制流程图是 FMEA 工作的重中之重，流程图也可以说是所有检讨分析的依据。FMEA 实施的时候，所有的成员必须用流程图沟通，要不然就可能会"鸡同鸭讲"。 所以说，流程图的制作是 HFMEA 培训的重要课程，也可以说是 HFMEA 成功的关键。 流程图的绘制内容主要可以分为三个部分：主要流程、流程细节和细节说明。 其中，主要流程是流程细节的概括性整理，细节说明是将主要流程及流程细节中无法详述的部分一一写出来。

第二阶段：风险评估与评价

步骤四，风险量化与评估。

找出潜在原因，进行风险分析。FMEA 小组成员对可能失效的环节进行原因分析，并对失效原因的严重度、频度和不易探测度的得分进行讨论。

步骤五，风险评价（判断风险的重大性）。

计算危急值，危急值也叫事先风险数（risk priority number，RPN），RPN 是严重度（severity，S）、失效模式的频度（frequency of occurrence，O）和不易探测度（likelihood of detection，D）的乘积（RPN=O×D×S），取值为 1 ~ 1000，RPN 值越高，失效的风险越大。 根据 RPN 判断是否有必要进行改进，确定改进的轻重缓急程度，制定纠正和预防措施并组织培训、练习，通过现场观察与考核相结合的方式跟踪控制措施的实施情况。 确定高风险因子，开展改善行动。 经过筛选后选择得分最高的 6 项高风险因子作为本次行动最需改善的失效模式。 它们分别为：评估不全面；患者及其家属的依从性和认知不够；喂食的方法不当；鼻饲护理不当；食物选择不当；进食时体位不当。

第三阶段：管理控制

步骤六，决定管制方向与执行管制。

FMEA 小组通过比较两组患者住院期间误吸的发生情况、失效模式 6 个高风险因子的 RPN 值及患者和其家属对防误吸相关知识掌握程度和满意度等指标，制定防范的优先行动计划和改进措施（在分析高危分子时，一定要注意是否会发生"霍桑效应"。"霍桑效应＋墨菲定律"就是当我们特别注意哪一点，哪一点就会呈现特别高的重要性，有可能会误导为高风险，从而影响因子的确认和后续的改善活动。 这是经常犯的错误，一定要特别小心地避免）。

步骤七, 绩效评估与持续改善。

实施前作为对照组, 实施后作为观察组, 通过实施前后病例的对照, 观察组 6 个高危因子的危急值均显著低于对照组; 两组患者及其家属对防误吸相关知识掌握程度、住院时间、满意度比较, 差异均具有统计学意义。 观察组在住院期间未发生误吸, 对照组发生误吸 3 例。 失效模式工具改造的护理流程在没有使用前已经经过预测, 预估到了可能会发生的护理缺陷, 再采取相应的措施给予完善步骤, 预防护理缺陷的发生。FMEA 管理模式能有效降低患者误吸发生率; 提高患者及其家属对防范误吸的相关知识的掌握程度; 缩短住院时间, 提高患者及其家属对护理工作的满意度。

第五节　结　语

医疗服务管理在质量控制上有很多不同的工具, 随着市场竞争越来越激烈, 发明的工具也就越来越多。 这些工具并非完全孤立, 而是有区别但又彼此互通且常有联系的, 如 RCA 和 HFMEA 就可以结合起来用, PDCA、QCC、DRGs、临床路径等之间都有联系。 当然 RCA 和 HFMEA 是近年来医疗领域非常重视的两种工具, 主要原因是现代医学越来越重视患者安全。 就算是有很好或很高的技术、高端的仪器设备, 甚至还有良好的服务态度, 如果无法在事前加以防范, 事后加以追踪, 不良事件再次发生会使患者对医疗服务质量的评价大打折扣。 所以对医疗质量管理而言, 21 世纪最优先强调的是患者安全。 即便是抛开医疗伦理中讲的慈善、利他、尊严、无害等原则, 患者安全还是 21 世纪医疗重视的核心。

除此之外, RCA 和 HFMEA 对医疗质量管理还有另外一层意义 —— 真正保证患者安全的最好的方法, 就是不要发生意料之外的事。 而意料之外的事就是不在医院规划之内的事。 对所有医院质量管理者而言, 就算是意外产生, 也可以通过这两种分析方法降低或减轻伤害, 甚至从根本上根除意外事件的发生。 任何的改善都不是建立在奖惩之上, 而是建立在事前防范和事后追踪的基础上, 希望任何意外都不要发生第二次。 在事前就能够掌握可能会发生的意外, 并加以消除, 才是医疗质量管理做的真正最有价值的事!

参考文献

[1] 欧阳九鸿. 使用综合指标评价医院管理质量[J]. 中国卫生统计，2009，26（3）：285，288.

[2] 滕苗，肖明朝. 患者安全促进英国国家卫生服务体系改革[EB/OL].（2017-09-05）[2018-12-20]. http：//mp.weixin.qq.com/s/ JRg9ha7faiyvItfSSt-4cA，2017-09-05.

[3] 易利华，黄培. 患者安全的特定医疗含义研究及实践[J]. 中国卫生事业管理，2008，25（11）：739-741.

[4] Joint Commission on Accreditation of Healthcare Organizations.Comprehensive accreditation manual for hospitals：the official handbook，management of the environment of care chapter[J].Jt CommPerspect，1997，17（1）：EC7-9.

[5] 刘丽杭，党勇. 患者安全的概念与措施[J]. 中国医院管理，2005，25（12）：20-22.

[6] 曹荣桂. 中国医疗质量与患者安全[J]. 中国医院，2007，11（11）：1-4.

[7] 中国医院协会. 患者安全目标（2017版）[EB/OL].（2016-11-21）[2018-12-21].http：// www.sohu.com/a/119527770_374886，2016-11-21.

[8] 国家卫生计生委. 医疗质量管理办法[Z].2016.

[9] 朱敖荣，戴志澄，毛磊. 管理学基础[M]. 长春：吉林人民出版社，1994.

[10] REDICK E L.Applying FOCUS—PDCA to solve clinical problems[J].Dimens Crit Care Nurs，1999，18（6）：30-34.

[11] 施雁. 护理质量实效性研究[J]. 中华护理杂志，2006，41（5）：443-444.

[12] TESSARI G，DALLE VEDOVE C，LOSCHIAVO C，et al.The impact of pruritus on quality of life of patients undergoing dialysis：a single centre cohort study[J].Res Nurs Health，2009，22（2）：241-248.

[13] BAGIANJ P，GOSBEE J，LEEC Z，et al.The Veterans Affairs root cause analysis system inaction[J].Comm J Qual Improv，2002，28（10）：531-545.

[14] 文军，路晓光，阎丽君，等. 维持性血液透析患者生活质量影响因素分析[J]. 中国危重病急救医学，2010，22（12）：713-718.

[15] AKAZAWA T，AKEEHI T，MORITA T，et al.Serf—perceived burden in terminally ill cancer patients：A categorization of care strategies based on bereaved family members' perspectives[J].Pain symptom manage，2010，40（2）：224-234.

[16] BOYD M.A method for prioritizing interventions following root cause analysis（RCA）：lessons from philosophy[J].J Eval Clin Pract，2015，21（3）：461-469.

[17] SHAQDAN K，ARAN S，BESHELI L D，et al.Root—cause analysis and health failure mode and effect analysis：two leading techniques in health care quality assessment[J].J Am Coll Radiol，2014，11（6）：572-579.

[18] 谢英，朱雪华，刘欢. 根因分析在骨科住院患者跌倒风险管理中的应用[J]. 重庆医学，2015，44（21）：2931-2932，2934.

[19] 龙坤. 降低胰腺术后患者非计划性拔管率的根因分析[J]. 护理学报，2016，23（15）：15-18.

[20] 黄婷婷，李艳双，焦明丽，等. 采用根因分析法降低手术患者病理标本送检差错率的实践[J]. 中国护理管理，2015，15（4）：471-474.

[21] 谭君，李红，胡兰萍. 全面质量管理工具在血透中心护理质量持续改进中的效果研究[J]. 中西医结合心血管病电子杂志，2016，4（14）：74-75.

[22] 王瑛琳，姜忠强. 护理质量追踪管理思路与方法[J]. 中国护理管理，2012，12（2）：50-52.

[23] DUWE B，FUCHS B D，HANSEN-FLASCHEN J.Failure mode and effects analysis

application to critical care medicine[J].Crit Care Clin, 2005, 21(1)：21-30.

[24] CHIOZZA M L, PONZETTI C.FMEA：a model for reducing medical errors[J].Clin Chim Acta, 2009, 404(1)：75-78.

[25] COHEN M R, SENDERS J, DAVIS N M.Failure mode and effects analysis：a novel approach to avoiding dangerous medication errors and accidents[J].Hosp Pharm, 1994, 29 (4)：319-330.

[26] LATINO R J, FLOOD A.Optimizing FMEA and RCA efforts in health care[J].ASHRM Journal, 2004, 24(3)：21-28.

[27] JAN S K.An improved failure mode effects analysis for hospitals[J].Archives of Pathology & Laboratory Medicine, 2004, 128(6)：663-667.

[28] FORD E C, SMITH K, TEREZAKIS S, et al.A streamlined failure mode and effects analysis[J].Med Phys, 2014, 41(6)：061709.

[29] 吕芬，高原，李霞，等．失效模式和效应分析在脑卒中后预防误吸中的应用[J].中国实用护理杂志，2013, 29(21)：33-36.

第四章　患者安全文化建设

　　患者安全是医院管理的关键环节，患者安全需要全员参与，要想全员参与的患者安全能够切实的落实，并堵住各种风险和漏洞，建立更加可靠的组织，需要在医院内树立患者安全文化。安全问题往往也是系统性的问题，系统性的问题从文化层面破解也更容易一些。只有从文化层面真正践行患者安全，才能够更好地提升患者安全水平，降低风险。本章将重点探讨患者安全文化的内涵及建设问题。

第一节　患者安全文化内涵和意义

1990 年，英国曼彻斯特大学精神医学教授 James Reason 在其心理学专著 *Human Error* 一书中提出的瑞士奶酪模型的概念，指出医疗差错的产生多半是由系统的一连串错误叠加发生造成，是系统本身的问题，而非单纯的个人行为。只有避免将医疗差错归咎／苛责于个体的失误，而通过提高或改进整个医院系统，才能避免再次造成患者伤害，这样才能真正改善患者安全。

1999 年，美国医学研究院（Institute of Medicine，IOM）发表了一篇震惊全球卫生保健体系、在患者安全领域具有里程碑式意义的报告——《人非圣贤，孰能无过：构建更加安全的卫生体制》（*To Err is Human：Building A safety Health System*），这是关于患者安全具有里程碑意义的报告。研究报告表明：虽然医疗服务机构中发生的错误大多数跟人的错误有关（少部分是机器、设备等发生的故障），但真正完全由个人原因所致的比例很小，大多数错误存在系统性原因，只有找到这种系统性原因并采取针对措施，才可能避免差错的再发生，简单的谴责或处罚直接当事人并不是最有效的办法。同时报告提出：医疗机构在创建安全环境中，应将构建患者安全文化作为组织的重要目标，并成为首要任务，由领导层主动推动此项工作，这一报告彻底改变并引发了全球卫生界对患者安全的重新认知。

随着患者安全活动的深入开展，越来越多的学者及医疗机构意识到：构建患者安全文化是改善患者安全的关键环节，是促进患者安全的重要抓手。仅靠规章制度并不能完全杜绝不安全行为，规章制度是强制行为，而非自觉自愿，约束能力有限；相反，文化就像是风，能感觉到，但看不见，但它却能渗透到组织的每一角落、每一层次，使医院的各层次员工都能够进行社会控制和自我控制。因此，在今天的经济社会快速发展、科学技术日新月异、人们医疗健康需求不断增长的新形势下，患者医疗安全将受到更加高度的重视。患者安全成功的关键在于对医院安全文化的建设。建设更加安全的医疗体系最大挑战是改变医院文化，这也是卫生部门、医疗机构及广大医务人员面临的迫切任务之一。

一、文化与安全文化

文化的理念起源于 20 世纪 50—60 年代的社会和行为心理学，并于 20 世纪 80 年代逐渐演化成为组织心理学、组织行为学和管理学的重要研究分支。文化是一个组织的核心，是组织内的一种最稳固的力量，它可以塑造组织员工的思想和行为，激励他们的工作；它是对外适应和对内整合的机制；一个组织具有良好文化，管理者和员工都能很好地融入进去，这将会产生更强的组织承诺，使运行更有效率，因此也将会获得更好的效益。

安全文化的定义起源于 1986 年苏联切尔诺贝利核电站发生的爆炸事故。1988 年国际核安全咨询组提出了安全文化概念。1991 年 INSAG-4 报告即《安全文化》小册子中给出的安全文化定义为：安全文化是存在于单位和个人中的种种素质和态度的总和，它建立一种超出一切之上的观念，即核电厂的安全问题由于它的重要性要保证得到应有的重视。这个安全文化的定义表明，安全是有关人的态度问题又是组织问题，是个人的问题又是单位的问题，应建立一种超出一切之上的概念，即安全第一。

英国保健安全委员会核设施安全咨询委员会组织则将安全文化定义为：安全文化是个人和集体的价值观、态度、能力和行为方式的综合产物，它决定于保健安全管理上的承诺、工作作风和精通程度。具有良好安全文化的组织具有如下特征：相互信任基础上的信息交流；共享安全是重要的想法；对预防措施效能的信任。

2000 年英国心理学家 Cooer MD 提出：安全文化是个人和群体的价值观、态度、认知、能力、行为模式与组织的安全健康管理方式和形象。积极的安全文化是企业文化的有机组成部分。安全文化是将文化的所有内涵向以安全为目的的方向推进的一种统一的组织行为。

在中国，1994 年中国劳动保护科学技术学会副秘书长徐德蜀主编的中国安全文化建设系列丛书中将安全文化定义为：在人类生存、繁衍和发展的历程中，在其从事生产、生活乃至实践的一切领域内，为保障人类身心安全（含健康）并使其能安全、舒适、高效地从事一切活动，预防、避免、控制和消除意外事故和灾害（自然的、人为的或天灾人祸的）；为建立起安全、可靠、和谐、协调的环境和匹配运行的安全体系；为使人类变得更加安全、康乐、长寿，使世界变得友爱、和平、繁荣而创造的安全物质财富和安全精神财富的总和。

不同安全文化定义内涵和外延不同，然而它们具有共同点：①安全文化具有社会文化的属性和特点，是社会文化的组成部分；②安全文化强调人的安全素养，需要通过综合的系统工程来提高人的安全素养；③安全文化最重要的领域是企业，发展和建设安全文化就是建设好企业安全文化；④安全文化功能包括安全行为的规范功能、安全认识的导向功能、安全文化的凝聚功能、安全观念的更新功能、安全生产的动力功能、安全知识的传播功能、以人为本的激励功能。

二、患者安全文化

高可靠性组织（high reliability organizations，HROs）是指能够系统、有效地对待安全问题，面对高度的内在风险仍能够成功运作的组织，如商业航空业、军事组织、核动力工业、化学制造业。医疗行业也属高风险行业，容易发生各种"意外事故"，故上述高可靠性组织的"安全文化"经验被引入医疗界，从此开始探索医院安全文化的征程。2003 年 Singer 首次将安全文化引入卫生领域，指出医疗机构内涵建设中应包含安全文化建设内容。患者安全文化关系到医院内所有人的安全，不仅包括患者的安全，也包括工作人员的安全，因为工作人员的安全与患者的安全息息相关，2020 年世界患者安全日主题是"卫生工作者安全：实现患者安全的首要任务"。

患者安全文化指医疗机构为实现患者安全而形成的员工共同的态度、信念、价值观及行为方式，是患者安全的行动依据和内在动力。

1998 年 Reason 首次提出安全文化表现为以下 5 个特征。①信息通畅：管理者知道组织状况，基层员工愿意报告各种大大小小的失误。②随时警惕：组织保持高度警惕，密切关注各种意外情况的发生。③公正：即使对难以接受的错误，组织也不追究个人责任，形成无惩罚文化。④灵活：组织对外部环境变化做出迅速相应的反应。⑤不断学习：组织追求改进，随时准备学习新知识。

2003 年 Singer 等首次提出患者安全文化的定义，是指员工通过共享的信念、态度、价值观和行为方式等影响其对患者安全的态度和行为，以确保患者安全。也可理解为将希波克拉底"无损于患者为先"的理念整合到组织的每一个单元、注入每一项操作之中，将"安全"提升到最优先地位的一种行为。

2005 年美国卫生文化和安全专家凯泽教授将患者安全文化定义为：个人或机构行为的一种整体模式，以共同的信仰和价值观为基础，努力将服务过程中可能引起患者的伤害，尽可能降至最低。

2006 年 Aron 重新对安全文化的特征进行了概括，认为安全文化包含 4 个基本特征。①报告文化：组织内形成一种员工都愿意报告异常事件及近似错误的氛围。②公平文化：在一种相互信任的氛围中，但同时要明确哪些行为是可以被接受的。鼓励甚至奖励员工提供必要的安全相关信息，但也必须对哪些是可以被接受的、哪些是不能被接受的行为划清界限。③弹性文化：是指组织能够根据不断变化的情形及时调整管理策略。④学习文化：从安全信息系统得出正确结论的意愿、能力和在必要的时候进行重大改革的意志。

2007 年欧洲健康质量协会认为：患者安全文化是基于共同的信念和价值观，不断寻求将患者受到的伤害降到最低，是个人和组织行为的综合模式。

2010 年，Sammer 等确定了患者安全文化的 7 个亚文化特征。①领导力：指领导层一致认为医疗环境是具有高风险的，并致力于将医院愿景、员工胜任力、管理决策、资源配置等向临床一线倾斜，与患者安全管理相匹配。②团队合作：指管理者和医务人员均具备共事、协作和合作精神，彼此之间是开放、安全、尊重、灵活的关系。③循证：指患者的诊疗护理均以证据为基础，实施标准化、程序化操作流程，减少由不同人员操作引起的偏差，保证工作高可靠性。④沟通：指医疗机构工作者，无论其职务性质，都有权利和责任代表患者说话。⑤学习：指员工有从错误中吸取教训、寻求提高工作质量的机会，所有员工都重视学习。⑥公正：指将错误视为系统疏漏而不是个人失误的文化，同时也不回避追究个人行为责任。⑦以患者为中心：指照护紧紧围绕患者和家属，患者不仅是诊疗护理的积极参与者，同时在医院和社区医疗机构的各项事务中发挥作用。

患者安全文化是多维现象，有其自身特定要素，如领导、学习、沟通、团队合作等，是医疗的思想基础、行动依据和内在动力。鉴于此，患者安全文化定义的共同之处在于，医务人员个人行为、习惯、规范、价值观和对患者安全基本认知观念的总和。

三、国内外患者安全文化的发展

2002 年，第五十五届世界卫生大会呼吁各国应当高度重视和促进患者安全工作，明确要求各会员国依照国家情况和需求，制定促进患者安全文化机制。2004 年，WHO 正式成立"患者安全联盟"，呼吁各成员、民间组织、专家和医疗工作者共同合作努力，建立和完善患者安全管理体系。自 2007 年起，美国 JCAHO 要求参评医院须进行年度医院患者安全文化自我测评，欧美等国对患者安全文化的调查也成为评价医院服务质量的重要指标。2016 年，英国国家医疗研究组织伦敦帝国理工学院患者安全转化研究中心发布了《患者安全 2030》，提出营造安全文化是患者安全策略的四大支柱之一。2017 年，第二届患者安全全球部长级峰会提出在医疗卫生系统中提升安全的方法，强调医务人员的教育和培训是基础，患者安全文化是关键，领导支持是核心，同时需要患者的参与。2018 年，第三届患者安全全球部长级峰会发布《患者安全东京宣言》，宣言提出致力于在领导力和管理方面构建能力，完善患者安全系统，加强安全过程管理，创造公开透明的安全文化，调整激励水平，对卫生人员进行患者安全教育和培训。2019 年，第 72 届世界卫生大会提出把患者安全文化的多维概念纳入各级医疗卫生系统的主流是向公众提供以人为本的安全医疗的先决条件。安全文化虽具有多面性，但这项工作的一个重要方面是了解人、系统和文化之间的相互联系，专注于系统改进和学习来提高患者安全文化。

2004 年，第一届 WHO"患者安全世界联盟大会"在上海召开以后，患者安全文化问题逐渐引起中国各级政府高度重视。2005—2007 年，我国卫生部开展了"以患者为中心，以提高医疗服务质量为主题"的医院安全管理年活动。2007 年，我国医疗机构参与"全球患者安全倡议活动"。同年，中国医院协会拟定《2007 年患者安全目标》。步入 21 世纪，"安全"成为我国医疗系统质量的首要目标和最基本的要求。2014 年，中国医院协会正式将"构建患者安全文化"列为患者安全十大目标之一。2017 年，中国医院协会倡导"以患者为中心，营造非指责文化，鼓励对患者安全事件进行通报"的透明和学习文化，期盼构建医护安全、社会安全的安全文化。2018 年，国家卫生健康委员会发布了《关于进一步加强患者安全管理工作的通知》，要求医疗机构将构建患者安全文化纳入医院发展建设总体目标，营造积极的患者安全文化氛围，将患者安全理念融入医务人员日常行为，自觉执行各项核心制度和操作规程。同年又发布了《关于印发医疗安全核心制度要点的通知》，要求加强对医务人员的培训、教育和考核，将核心制度真正融于诊疗活动中，形成患者安全文化氛围，筑牢医疗安全底线。

我们要实现一个目标可以通过两种途径：一条路是行政，我必须做；第二条路是文化，我想做。我国著名文学家梁晓声说："文化是根植于内心的修养、无须提醒的自觉、以约束为前提的自由、为别人着想的善良。"因此构建患者安全文化，变要我作为我要做，才能真正保证患者安全。

第二节　患者安全文化的测量

构建患者安全文化，首先要对医院的患者安全文化现状进行测评。患者安全文化测评的结果可用于临床安全质量的改进和相关研究，测评分为定性和定量测评。定性评估结果可识别文化驱动因素和存在问题，但结果反映的安全文化问题不全面，耗时长且成本较大。定量测评是评估在特定时间点医务人员对患者安全文化的看法和态度，测评结果代表了文化的静态发展。但需要持续定量评估患者安全文化，才能反映文化的演变。因此，全面了解患者安全文化，较理想的是采用混合研究方法，即将定性和定量结合进行评估：基于问卷调查的患者安全文化定量评估加上基于对话交流的患者安全文化定性评估。这样可以充分有效提高医务人员对患者安全的认知，加强安全文化优势并改进不足，提高医疗安全服务质量。

一、国外患者安全文化测评问卷

国外学者和研究机构早在 2000 年就开始研究医疗机构患者安全文化测评工具，现有工具种类繁多。自 2007 年起，美国 JCAHO 就开始要求所有参评医院必须进行年度患者安全文化自我测评，欧美等国对医院患者安全文化的调查成了评价医院服务质量的指标。总体来说，国外在此方面的研究较为成熟，仅公开发表的患者安全文化的调查表就有 20 多种，包括安全态度调查问卷（safety attitudes questionnaire，SAQ）、医院患者安全文化调查问卷（hospital survey on patient safety culture，HSOPSC）、医疗机构患者安全氛围调查表（patient safety climate in healthcare organization，PSCHO）、曼彻斯特患者安全框架（Manchester Patient Safety Framework，MaPSaF）、退伍军人事务部帕洛阿尔托／斯坦福患者安全调查（veteran affairs Palo Alto/Stanford patient safety center for inquiry, VA Palo Alto/Stanford PSCI）、安全氛围量表（safety climate scale, SCSc）、安全组织力量表（safety organizing scale, SOS）、公平文化评估工具（just culture assessment tool, JCAT）、患者安全态度和实践的调查（attitudes and practices of patient safety survey, APPSS）、全科医学中安全文化的调查问卷（safety culture questionnaire for general practice, SCOPE）、诊所安全文化调查问卷（peace health ambulatory medication safety culture survey, PhAM–SCS）、外科安全氛围问卷（patient safety climate on medical surgical units, MSU–PSC）、安全氛围问卷（日本）（safety climate survey of Japan, JSCS）、护理人员安全氛围问卷（日本）（safety climate survey of Japanese nurses, JNSCS）、基层医疗机构安全氛围问卷（safety climate questionnaire for primary care, PC–SCQ）、安全文化调查（culture of safety survey, CSS）、医院转运服务安全文化调查（the hospital transfusion service safety culture survey, HTSSCS）、退伍军人管理局患者安全文化调查问卷（veterans administration patient safety culture questionnaire, VAPSCQ）、团队和安全氛围调查（英国）（teamwork and safety climate survey）、昆士兰患者安全文化调查（澳大利亚）（Queensland patient safety culture survey）、法兰克福全科医学患者安全氛围调查（德国）（Frankfurt patient safety climate questionnaire for general practices, FraSik）等，其目标人群、维度和条目数、工具的长短和评测性能都存在着不同程度的差异，以下将对目前发展最为成熟、应用最广泛的美国医疗机构安全文化的三大测评工具，即医院患者安全文化调查问卷、安全态度问卷、医疗机构患者安全氛围调查表和唯一一个基于质性研究的安全文化测评工具——曼彻斯特患者安全框架做详细介绍。

（一）医院安全文化调查问卷

HSOPSC 由美国医疗健康研究与质量机构（Agency for healthcare Research and Quality, AHRQ）于 2004 年研发编制，问卷的开发者 Joann Sorra 教授通过大量关于安全、不良事件、医疗事故、不良事件上报，安全氛围／文化和组织文化的回顾，再加上对当时已公开发表和未公开发表的患者安全文化调查进行的回顾，并且吸收了退伍军人管理局患者安全文化调查问卷和输血医疗中心医疗事件上报系统中的一些条目，最后在美国 21 所医院做了预试验，并对其心理测量学特征进行了分析，具有良好的信度

（0.63 ~ 0.84）和效度（0.23 ~ 0.60）才形成最终版的问卷。包括12个维度，共计42个条目：沟通开放程度（3条）、对于错误的反馈和交流（3条）、不良事件报告的频率（3条）、医院的交接班和转科程序（4条）、医院管理支持（3条）、对错误的非惩罚性反应（3条）、组织的学习与持续改进（3条）、对患者安全的全面理解（4条）、人员配置（4条）、管理者在促进患者安全方面的意愿和行动（4条）、医院各部门之间的协作（4条）、科室的团队合作（4条）。另外有2个条目测评过去12个月内事件报告数量及部门／科室安全的总体水平。调查表中条目包括正向测试和负向测试两类，填答方式采用 Likert 五级量表计分法，选项为"非常同意"或"总是"计5分、"同意"或"经常"计4分、"中立"或"有时"计3分、"反对"或"很少"计2分、"强烈反对"或"从不"计1分，选项中"非常同意"或"总是"、"同意"或"经常"均为积极反应；对18项负向测试条目在条目序号右上角标记"R"作为识别，如 A 5R，反向计分。维度得分为所属条目得分的平均值。每个维度和条目均需计算积极反应率（积极反应数／应答数）。积极反应率高于75% 即为优势区域，低于50% 即为待改进区域。总体来讲，HSOPSC 涵盖了医院安全文化、科室安全文化及患者安全结果三方面的内容。HSOPSC 目前已被翻译成多国语言，并广泛运用在患者的安全文化评估中。

HSOPSC 最早由李漓引入我国，对某医院472名护理人员进行了调查，量表的总的 Cronbach's α 系数为0.889。随后周娟应用中文版 HSOPSC，对某医院832名护士进行普查，并对其信效度做了进一步的检验，量表的总的 Cronbach's α 系数为0.896。探索性因子分析，共提取出12个因子，12个公因子可以解释总的变异量为67.29%。向家良使用中文版 HSOPSC 对广州市7所三级甲等综合医院535名护理人员进行患者安全文化测评，经检验问卷总的 Cronbach's α 系数为0.853，各维度 Cronbach's α 系数介于0.653 ~ 0.921，具有较好的内部一致性。由此可见 HSOPSC 在中国也有较好的适应性。

HSOPSC 的测评对象为医务人员，与其他工具相比，HSOPSC 侧重于医院安全文化的测评，有利于医疗机构明确其安全管理的优势区域，为安全文化的提升提供改善依据。HSPOSC 的测评结构比较细致，测量结果分析有统一量化标准。但有文献表明，有学者认为"不良事件报告频率"这一维度数据的准确性存在很大的偏倚。此外，由于 HSOPSC 的应答格式为 Likert 5级评分（非常满意、满意、一般、不满意、非常不满意），在目前文化背景下，受试者很难准确理解非常满意和满意（或不满意和非常不满意）之间的区别，可能会导致测量结果有偏差。

（二）安全态度调查问卷

SAQ 是美国德克萨斯大学 Sexton 教授借鉴航空管理态度问卷（flight management attitudes questionnaire，FMAQ），在分析风险和安全的框架及质量评估的概念模式的基础上加了新的条目发展而来的。问卷最初版本有 60 个条目，6 个维度，其中 30 个条目归属在压力认知、团队合作、工作满意度、安全氛围、管理感知和工作状况 6 个维度下，均采用 Likert 5 级评分法，相应每级赋分 0 分、25 分、50 分、75 分和 100 分，平均分高于 75 分表示积极的安全文化。Cronbach's α 系数为 0.74 ~ 0.93，组合信度为 0.9。2006 年，Sexton 对来自 3 个不同国家、203 个临床科室的 10 843 名医务人员施测，来检验 SAQ 的心理测量学品质。验证性因子分析结果表明，六因子模型与实际观察数据有最佳拟合效果。

随后，有研究者在原版本的基础上又发展出了多个测评版本，包括 ICU 版、手术室版、门诊版、急诊版、产房版、放射科版、药房版、普通病房版及一个通用简版（30 个条目），不同版本间实质内容并无差别，只有文字上的简单变换。随后，Sexton 从 SAQ 中抽取 19 个条目形成了单维建构的 SCSu 问卷，也具有很好的心理测量学品质（Cronbach's α 系数为 0.75 ~ 0.88，重测信度为 0.85 ~ 0.90）。Thomas 等以 SCSu 为测评工具，采用随机对照研究的方法检验管理者走访对安全文化的影响。我国台湾地区黄雅仪等使用 SAQ 对 458 名护士的调查显示该方法具有较好的测量学特征。我国大陆地区也对 SAQ 进行了翻译和修订，修订后的 SAQ 为 5 个维度 24 个条目，也显示有较好的测量学特征。目前已经被翻译成 7 种语言在 10 余个国家广泛使用。

SAQ 作为一个对医务人员的安全态度进行测量的工具，信效度良好。与其他工具相比，SAQ 被调整成适合不同医疗环境下的各种版本，有利于研究者结合相应研究领域进行选择使用，测得结果更贴合所在机构的安全文化现状。SAQ 通过引出临床一线人员的看法或态度来评价文化方面 6 个相关领域，具有良好的心理学特性，也是仅有的证明和患者其他安全指标如住院天数、血源性感染等相关的问卷。然而有文献指出，与其他安全文化测评工具相比，SAQ 仅立足于评估医务人员安全态度的感知，而非专门针对安全文化现状进行测评，这是其局限之处。

（三）医疗机构患者安全氛围调查表

PSCHO 最初问世时的版本有 82 个条目，由美国加州患者安全调查中心的 Gaba 教授及斯坦福大学的 Singer 教授编制而成。Singer 随后对其进行了修改，调整为涵盖科室因素、个人因素、组织因素及附加因素 4 个方面的 38 个条目版本。所有条目均采用 Likert 5 级评分法，分析时统计对反向条目选取同意的选项和对正向条目选取不同意比例，以问题应答率（percent problematic response，PPR）反映组织安全文化状况，PPR 越低则表明安全文化越积极。PSCHO 调查表 Cronbach's α 系数为 0.91，各维度 Cronbach's α 系数为 0.63～0.87，此问卷在世界范围内的医疗机构里也有着相对较广的应用。

我国学者许璧瑜等在 2009 年引入并修订了该量表，形成了包括 8 个维度、58 个条目的 PSCHO 中文版，其维度分别为团队氛围、安全资源、上级重视、沟通合作、主动报告、害怕受羞辱、心理安全、不安全行为。采用 Likert 5 级评分法，55 个条目选项从完全不同意、反对、中立、同意、非常同意分别计 1 分、2 分、3 分、4 分、5 分；其中 3 个条目为事情发生或不良事件报告的频度，选项依次为从不、很少、有时、经常、总是。其中正向测试条目得分为 1～5 分、反向测试条目得分为 5～1 分，问卷总分越高，表示医疗机构患者安全文化越好，修订后的量表与原量表维度一致，但条目比原问卷增加 13 项，在评分方式上与原量表保持一致。2015 年 Zhou P 等用 PSCHO 对中国上海的公立医院进行了安全文化测量，对员工对安全氛围的看法进行了描述，并将数据与美国的不同类型岗位的工作人员进行比较，结果显示所测医院员工的安全文化得分在量表的大部分维度上与美国医疗机构内员工的得分一样高。PSCHO 量表信效度良好，并在世界各国有着良好的应用。

同 SAQ 一样，PSCHO 也存在着多种版本，有文献指出，不同版本之间差异较大。尽管 PSCHO 各版本之间的测评结果有着一定的差异，但其对结果处理的设计具有相当的科学性，分析时强调对数据进行加权处理，以降低抽样偏倚、无应答偏倚，体现了其数据统计的严谨性。此外，与其他问卷的分析方法相比，PSCHO 以问题应答率来呈现其测评结果，能够更清晰地突显安全文化所存在的问题，问题应答率越高，其安全文化越消极。

（四）曼彻斯特患者安全框架

MaPSaF 最早是由英国曼彻斯特大学 Parker 教授为英国初级卫生保健机构（Primary Care Trust，PCT）编制的。在英国 NPSA 的支持下，发展出了适用于急诊科、心理健康科及药房等不同医疗部门的多个版本，并在 NHS 中得到了广泛的应用。

MaPSaF 构建基础是安全文化研究中的两个理论观点。①组织文化存在于所有的组织之中并不断发展变化；②安全文化可能通过组织中与安全相关的因素表现出来。在此基础上发展出二维矩阵评测结构。纵向的安全文化有 9 个测评维度，即质量承诺、患者安全首要性、患者安全归因与报告、安全事件调查、组织学习、开放性沟通、人力资源管理、安全培训教育、团队合作。横向为 5 个安全文化演进分期：①病态期（我们没有必要在安全管理上投入大量的时间和资源）。②反应期（每当发生安全事件后我们会认真对待安全问题，并采取一定的措施进行处理）。③行政期（我们的管理系统能够识别和处理所有可能发生的安全问题）。④预应期（所有成员都时刻保持着警惕心理，并积极发掘任何可能存在的安全隐患）。⑤创生期（形成了人人参与、安全至上的组织氛围，大家对组织的安全管理充满了自信）。组织安全文化的成熟度由①～⑤越来越高，其演进分期有助于组织确定其安全文化所处阶段，为组织向更高层次发展明确方向。

施测者首先向参与者解释座谈会的目的及意义，并介绍该问卷的发展背景及相关理论。然后为参与者发放印有每个维度在 5 个分期特点的评估表，请参与者确定每个维度所在分期，并两两讨论自己选择的理由，尽可能达成共识。随后组织所有成员讨论，引导所有参与者逐一对 9 个维度的所在分期进行讨论。最后，通过引导参与者对呈现出的结果进行思考、讨论。认清管理中（具体到各个维度）的优势及不足，并针对目前的情况提出建议。

MaPSaF 作为唯一一个基于质性研究的安全文化测评工具，使安全文化的概念具体化、测评过程更具操作性，充分体现了安全文化的多侧面属性及动态演进过程；同时 MaPSaF 评测注重组织不同层次及不同专业医务人员共同参与，从不同人群对患者安全文化理解的差异性上发掘组织中的潜在问题；MaPSaF 还引导医务人员对患者安全文化的现状进行诊断及思考，并发掘出深层次原因，进而为测评单位提供更有针对性、更有价值的安全管理建议。2011 年，谢惠兰等运用汉化版曼彻斯特患者安全框架对护理人员进行质性研究，填补了国内此类研究的空白。然而质性研究工具施测不如量性测评工具便利及其结论外延性不如量性测评工具广，这使其推广在一定程度上受到了限制。

二、国内患者安全文化测评问卷

国内对患者安全文化测评工具的研究较晚，近几年开始才逐渐引入国外成熟的安全文化调查问卷。国内学者也逐步在我国医疗机构文化背景下研发出适合国内医疗机构的患者安全文化测评工具。但到目前为止，未见其有广泛的应用。国内对患者安全文化测评工具的开发方式大概分为三类：一是通过引入国外成熟安全文化测评工具；二是通过文献回顾、专家咨询、访谈等方法自行设计安全文化测评工具；三是参考国外成熟的安全文化测评工具研制的量表。2008 年，陈方蕾等引入 SAQ，研制了中文版安全态度调查问卷，并调查护理人员的安全态度。2009 年，郭霞和许璧瑜也分别通过汉化调试 PSCHO 和 HSOPSC，形成了符合我国文化和现状背景的中文版量表。2013 年，黄光琴借鉴 SAQ ICU 版本形成国内首个 ICU 患者安全文化测评量表。2016 年，肖清平等引进护理院患者安全文化测评量表，形成中文版，为我国护理院开展患者安全文化研究提供了有效的测评工具。现主要介绍国内应用比较广泛的三种测评工具：患者安全文化测评问卷（陈方蕾）；患者安全文化测评问卷（姜贺）；医院患者安全文化测评量表（黄宵）。

（一）患者安全文化测评问卷

陈方蕾等 2008 年首次从国外引入安全态度调查问卷，同时对护理人员的患者安全文化的评价进行研究。医院护理人员患者安全文化调查问卷是在 SAQ 通用版本的基础上发展而来的，问卷分为安全态度调查、交流合作质量、基本资料三部分。安全态度调查问卷共 47 个条目，24 个条目涵盖在 5 个维度下。这 5 个维度分别是：团队氛围、工作满意度、对压力的认知、单位安全的氛围、对管理的感受。安全态度调查所有条目均采用 Likert 5 级评分形式，受试者通过自我的观察与感受判断对条目的认可程度。从"非常不同意"到"非常同意"共 5 个等级，分别计 1 ~ 5 分。各维度的得分为本维度所包括条目得分的总和，最低 24 分，最高 120 分。四个正向计分的维度是：团队氛围、对工作的满意度、单位安全的氛围和对管理的感受，得分越高表示患者安全文化越良好；反向计分的维度是对压力的认知，得分越高表示对压力的感知越大，越不利于患者安全。

问卷成形后，研究者随机抽取 211 名临床护士进行测评，对问卷心理测量学品质进行了评价。结果显示，该问卷采用主成分分析法提取出来的 5 个特征值大于 1 的因子，累计贡献率为 59.88%。经方差最大正交旋转后，各条目归属较好。各条目的最大维度负荷值均在 0.4 以上，显示出较好的结构效度。另外从内部一致性信度结果（问卷总体的 Cronbach's α 系数为 0.88）及重测信度的结果（问卷各维度两次测量得分的 Pearson 相关系数为 0.70 ~ 0.83，总体为 0.89）来看，问卷表现出较好的同质性和稳定性。

然而，该问卷也存在一些不足，如累计贡献率、个别因子信效度低；非维度下的条目数比较多，且与患者安全密切相关。作为医疗机构内安全文化的测评工具，其调查人群比较局限，调查结果反映的现状也会较为片面，给量表的应用带来了一定限制。

（二）患者安全文化测评问卷

该患者安全文化测评问卷由姜贺、许璧瑜等学者在前人研究的基础上研发，并通过对我国三甲医院的特定人群患者的安全文化现状进行分析研究验证。首先姜贺等在回顾国内外相关文献的基础上结合半结构式访谈形成问卷初稿，然后经专家咨询及预调查对问卷进行修订，最后通过对 580 名护理人员施测检验其信效度，结果显示问卷 Cronbach's α 系数为 0.88，各维度 Cronbach's α 系数为 0.66 ~ 0.89，正式问卷的内容效度 CVI 为 0.97。问卷总共包含 36 个条目，涵盖了团队合作、开放性沟通、持续改进、医院管理支持、护士长的参与、护士执行力、惩罚性感受和不良事件报告 8 个维度，量表反应应答采用 Likert 5 级评分法。

作为自制测评工具，量表开发通过文献回顾并结合半结构式访谈，制作过程较为严谨，针对临床护理人员的患者安全文化测评有着良好的信效度。但量表作为仅适用于评价护理人员的患者安全文化现状的工具，调查人群受限，为其在大范围的推广应用带来了一定的困难。

（三）医院患者安全文化测评量表

黄宵等学者利用国外已经发表的量表，采取专家访谈法，编制了有关医疗机构患者安全文化水平量表。参考国外已经公开发表的用于患者安全文化评估的量表如"MMSI patient safety culture in healthcare organizations survey（2010）""hospital survey on patient safety culture"，对量表条目进行翻译及文化调试，并结合对临床医生、护士和医院管理者的深入访谈形成初稿，通过德尔菲法形成正式调查问卷，患者安全文化测评正式量表包括 31 个条目，6 个因子（分别为医院氛围及沟通、直接领导重视与支持、医院政策支持、负性事件的认识与处理、科室成员相互帮助、负性事件报告）。研发者使用量表初稿对四川省 4 所医疗机构的 412 名医护人员、管理人员进行调查，结果显示量表的 Cronbach's α 系数为 0.91，各维度的 Cronbach's α 系数均大于 0.79，折半信度系数为 0.95。

此量表在借鉴国外成熟量表的基础上，结合访谈和德尔菲法对量表进行制作，量表研制过程较科学，量表的信度、效度较好，可用于医院工作人员的安全文化调查。作为自制测评工具，此量表的调查人群相对于其他国内自制患者安全文化测评工具来说更为广泛，有利于其他研究者选择及工具后续的应用推广。

三、总结

国内外医疗机构患者安全文化测评工具研究日趋成熟，针对不同机构或地区文化背景研制更具针对性和情景性的测评工具已成为研究热点和趋势之一。然而，患者安全文化测评只是患者安全的研究领域之一，应该被纳入医疗机构评审指标或规范化管理流程之中，帮助患者安全文化融入具体的医疗实践和管理措施，更好地促进医疗机构的患者安全和卫生服务质量。Pronovost 阶梯式方法：第一，测评安全文化现状；第二，进行安全知识教育；第三，确定安全问题；第四，建立高层教育与病区合作；第五，每月安全缺陷学习；第六，重新测量安全文化。安全文化的测量是不断循环的过程。

第三节　构建人人参与的患者安全文化实践

患者安全文化是一种统一的组织行为，所以建立安全文化的首要步骤就是确保领导和整个组织懂得关注患者安全的重要性，一个优秀的领导层和一支具有强烈、广泛"主人翁"观念的员工队伍是非常重要的。除此之外，中国医院协会在《患者安全目标（2017版）》中提出"鼓励患者参与患者安全"的建议，美国医院评审联合委员会也认为应邀请患者及其主要照顾者参与保障安全和优质诊疗照护，希望通过患者和主要照顾者的参与提高患者安全管理水平。因此，医院里人人都要参与安全文化的建设，人人都是患者安全文化构建的主体。

2005 年英国健康安全执行委员会（Health and Safety Executive，HSE）指出有五大因素影响患者安全文化：①领导力（包括健康安全预算、安全交流机会、健康安全培训、个人支持和个人专业能力）；②双向交流（包括纵向沟通、自我安全报告和横向交流）；③员工参与程度（包括责任行为及有效的工作培训、专业建议和决策反馈）；④学习文化（包括互动式学习、信息共享和氛围建设与自查）；⑤安全责任与态度（包括开放的安全文化、公正的事故处理、关心员工、自由反馈事件而不用担心惩罚、增强自信等）。美国卫生保健研究和质量机构在其开发的组织安全文化的调查问卷中明确定义患者安全文化包括 10 项内容。①管理者有关促进患者安全的期望和行为；②组织层面的学习；③部门内部的团队合作；④开放性的沟通；⑤有关医疗差错的反馈和沟通；⑥对医疗差错的非惩罚性反应；⑦人员配备；⑧对患者安全的管理支持；⑨跨部门的团队合作；⑩交接班和转诊。根据这些影响因素和内容要求，国内外开始了构建人人参与患者安全文化的实践。

一、医院管理层主动推动患者安全文化建设

管理层始终坚持"以患者安全为中心"的服务理念，并付诸实际行动，是营造患者安全文化的重要组成部分。管理层要不断更新患者安全管理理念，解决实际问题，发挥主导作用，采取积极、有效的管理对策，提升医院患者安全文化水平，包括预防员工职业倦怠、开展精益管理、改善员工心理安全。

医院管理层应改变传统的个人问责制度，积极推崇"不责备"文化。建立标准化的不良事件报告程序，鼓励医务人员主动上报不良事件，让员工相信报告事件，不会受到惩罚。同时，运用科学、实用的管理工具对不良事件展开调查分析，客观、公正地查找事件原因，提出针对性强的安全管理策略。

建立公正的患者安全文化。公正的患者安全文化是指医务人员对自己的行为负责，不因为系统或程序缺陷造成的失误受到惩罚，但也不回避追究个人错误。采用科学的方法，准确评估错误是个人失误还是系统疏漏。2015 年，美国国家患者安全基金会首次提出 RCA 2 法，该方法在根因分析法的基础上，针对系统缺陷展开原因分析，协助医院发

现不同流程、不同系统中存在的缺陷和风险，找到根本原因，并采取行动有效解决问题。RCA2 法有效地避免了医院不良事件或者侥幸事件的再次发生，确保了患者安全管理措施的有效落实。

管理者需要定期到病房巡视（executive walk rounds，EWRs），询问医护人员对患者安全的看法和建议，有研究表明经过这样的准备、进度、巡视、追踪、报告、反馈和测评的标准化"管理层巡视"可以有效营造人人关心、人人支持、人人参与的医院患者安全文化氛围。同时管理层还需要鼓励医务人员之间加强沟通，公开讨论错误，科学分析原因，运用团队策略与培训工具，加强医务人员的团队合作。

二、开展多种多样的安全教育课程

对医务人员开展患者安全教育培训、更新安全文化理念、改善执行医疗行为的态度和价值观，可使诊疗护理行为更加安全、规范、优质，这也是营造患者安全文化的重要举措。入门培训、行为内化、反复强调、数据驱动改进是有效培训的四大关键原则。

2005 年澳大利亚卫生保健安全及质量委员会制定了"国家患者安全教育框架（the national patient safety education framework，NPSF）"，该框架包括四部分内容：文献综述；学习领域和学习课题的发展；划分学习范畴；转换为基于实施的形式。这是一个描述卫生专业人员确保患者安全所需的知识、技能、行为和态度的简单、灵活和易理解的模板，可帮助组织和卫生专业人员编写教育课程和培训项目。在澳洲国家患者安全教育框架的基础上，2009 年 WHO 颁布了《医学本科生患者安全教育指南》，2011 年 WHO 颁布了《患者安全教育教程指南多学科综合版》，以帮助医学生和医务工作者接受患者安全的入门培训。

美国芝加哥大学医疗中心通过情景模拟，设置"恐怖病房"，为新来的住院医师提供了紧贴临床实际的患者安全文化课程。"恐怖病房"被布置得与住院病房相似，但充满了待识别的医疗错误和潜在风险事件，包括空的手消毒液瓶、医疗记录的姓名与人体模型腕带上的姓名不符等情况。当医务人员走进这间房间时，就会意识到必须去寻找安全隐患，强化培养了评判性思维。这种体验使医务人员在下一次进入患者房间时更专注于发现问题，解决问题，并积极应对问题。将患者安全课程纳入住院医师、护士的规范化培训中，可以提高医务人员的情境意识，加之反复强调，行为内化，以达到有效培训的效果，从而保障患者安全。

建立基于科室的多面性培训。医疗场所中跨部门的团队合作是非常常见的，医疗安全的不良事件常常牵涉不止一个部门的问题。因而，在保障患者安全的培训教育中，护理、医生、药剂及其他员工定期开展多学科团队培训，加强团队合作和沟通技巧，才能避免因为协作失效和沟通不畅造成的不安全事件，才能提高科室的安全文化氛围，从而促进整个医院的患者安全文化的构建。

三、鼓励患者主动参与患者安全管理

目前以患者及其家庭为中心是医疗机构规范运行的核心理念之一。美国健康促进中心指出，患者参与是指患者为自己的健康采取行动并从中获益。患者参与和"患者能动性""以患者和家庭为中心的医疗照护"紧密相关。一项针对 3 万余例患者的研究表明，患者参与能动性评分低的人群比患者参与能动性评分高的人群，医疗费用平均高出 8% ~ 21%。因此，医务人员要以保证患者安全为一切决策的前提，认可并激励以患者为中心并依靠家庭支持的诊疗护理模式，发挥技能、知识和富有同情心的沟通能力，邀请患者及家属积极参与诊疗和护理的各个环节，主动公开诊疗过程。患者和家属要密切配合医护人员，主动完成身份识别，参与用药查对，学习了解疾病护理和药物运用等相关知识，提高治疗护理的依从性，保证诊疗安全。通过和谐的医患合作，不断增强双方互信意识，促进双方有效沟通。

但是，患者参与患者安全管理也不能依靠单一的干预策略或一种独立的改进措施加以实现，它需要强化教育培训、管理和监督的合理分布、数据和信息的大力使用等。之前研究显示，不仅需要帮助患者、主要照顾者建立正确的安全管理认知、形成合理安全预期，还需对其参与的经历进行研究，帮助降低未来患者伤害事件的发生率，优化既往参与方案，保证参与的连续性。此外，患者参与患者安全管理也面临双重考验，在带来安全益处的同时往往会加重其心理负担，为参与的积极性、效果等带来不可预知的影响，这为规范参与内容、明确最佳参与方案、完善效果评价机制方面的研究带来了新的机遇与挑战。

四、国内构建人人参与的患者安全文化实践

2009—2018 年国内患者安全文化领域研究的文献汇总显示：我国安全文化研究的文献大多为现状调查，缺少患者安全文化的干预研究，研究对象也局限于护理人员。研究结果还显示，我国医院的安全文化仍有较大改进空间，影响安全文化的因素主要有医务人员的工作年限、职称等个体特征和医院的等级、组织管理等环境因素。

患者安全是医学领域的永恒主题，也是医疗服务的最基本出发点和终极目标。而患者安全文化建设是保障患者安全的最佳途径，目前我国最迫切的需要是调研全国各级医疗机构患者安全文化现状，针对其中最重要、最普遍的和最欠缺的问题进行研究、探索和实践，构建人人参与的中国患者安全文化的最佳实践模式，确保患者安全。

参考文献

[1] KOHN L T, CORRIGAN J M, DONALDSON M S, et al.To err is human：Building a safer health system.Institute of Medicine Report [D] .Washington DC：National Academy Press, 1999.

[2] NIEVA F V, SORRA J.Safety culture assessment：a tool for improving patient safety in healthcare organizations[J].Qual Saf Health Care, 2003, 12：ii17-ii23.

[3] SINGER S J, GABA D M, GEPPERT J J, et al.The culture of safety：results from an organization—wide survey in 15 California hospital [J].Qual Saf Health Care, 2003, 12(2)：112-118.

[4] 邵辉，邪志祥，王凯全.安全行为管理 [M].北京：化学工业出版社，2008：85-87.

[5] AORN.Guidance Statement：creating a Patient Safety Culture[J].AORN Journal, 2006, 83(4)：936-942.

[6] SAMMER C E, LYKENS K, SINGH K P, et al.What is Patient Safety Culture ? A Review of the Literature [J] .J Nurs Scholarsh, 2010, 42(2)：156-165.

[7] SORRA J, Hospital Survey on Patient Safety Culture. (Prepared by Westat, under Contract No.290-96-0004) .AHRQ Publication no 04-0041, Agency for Healthcare Research and Quality, Rockville, MD, USA, 2004.

[8] SEXTON J B, HELMREICH R L, NEILANDS T B, et al.The safety attitudes questionnaire：psychometric properties, benchmarking data, and emerging research[J].BMC Health Serv Res, 2006(6)：44.

[9] SINGER S, METERKO M, BAKER L, et al.Workforce perceptions of hospital safety culture：development and validation of the patient safety climate in healthcare organizations survey[J].Health Serv Res, 2007, 42(5)：1999-2021.

[10] ASHCROFT D M, MORECROFT C, PARKER D, et al.Safety culture assessment in community pharmacy：development, face validity, and feasibility of the Manchester Patient Safety Assessment Framework[J].Qual Saf Health Care, 2005, 14(6)：417-421.

[11] 陈方蕾，周立.患者安全文化测评问卷的构建[J].解放军护理杂志，2009，26(1)：1-4.

[12] 姜贺，许乐.患者安全文化测评问卷的初步编制及信效度检验[J].护理管理杂志，2013，13(6)：386-388.

[13] 黄宵，杨超，李爱玲，等.医院患者安全文化测评量表的构建[J].现代预防医学，2014，41(19)：3545-3547，3602.

[14] 滕苗，肖明朝，吕富荣，等.什么是RCA2？[J].中国卫生质量管理，2016，23(2)：16-18.

[15] WALTON M M, SHAW T, BARNET S, et al.Developing a national patient safety education framework for Australia[J].Qual Saf Health Care, 2006, 15(6)：437-442.

[16] World Health Organization.WHO patient safety curriculum guide for medical schools. Available at：http：//www.who.int/patientsafety/education/en.

[17] World Health Organization.WHO Multi-professional Patient Safety Curriculum Guide. Available at：http：//www.who.int/patientsafety/education/en.

[18] KIM, KRISBERG.Integrating Patient Safety Lessons into Residency Training [EB/OL] [2018-11-20] .https：//news.aamc.org/medicaleducation/article/patient-safety-residency-training/.

[19] 孔令娜，杨丽，朱文芬，等.基于CiteSpace的近10年我国患者安全领域研究热点的可视化分析[J].中国卫生质量管理，2020，27(1)：90-93.

第五章　院内患者安全关键环节

　　患者安全主要是通过采取系统性、预防性的措施，降低医疗过程中和医院环境中的各类风险，使患者在医院期间尽可能减少不必要的伤害，维护患者及整改医疗环境的安全状态。患者安全正在成为全球公共卫生领域面临的巨大挑战。据世卫组织调查，低收入和中等收入国家每年有1.34亿起患者伤害事件由医院中不安全医疗所致，每年造成260万人死亡；经济合作与发展组织国家15%的住院支出可归因于患者安全事故；2/5患者在初级医疗和门诊环境中受到伤害，其中高达80%的伤害事件本可避免。患者在院内是一个整体，如何预防伤害，确保患者安全，要抓住院内患者就诊的关键环节，包括医疗服务、护理管理、用药管理、围手术期、感染控制、信息管理、后勤保障等，层层关联，相辅相成，需做好每一关键环节，才能降低患者不安全事件发生率。患者安全管理是现代医院管理的重中之重，更是医疗服务高质量发展的核心组成。

第一节　医疗服务和患者安全

一、医疗服务的相关概念

医疗服务是指医疗服务机构对患者进行检查、诊断、治疗、康复和提供预防保健等方面的服务，以及与这些服务有关的提供药品、医用材料器具、救护车、病房住宿和伙食的业务。

医疗质量，从狭义角度讲，主要是指医疗服务的及时性、有效性和安全性，又称诊疗质量；而从广义角度，它不仅涵盖诊疗质量的内容，还强调患者的满意度、医疗工作效率、医疗技术经济效果（投入－产出关系）以及医疗的连续性和系统性，又称医院（医疗）服务质量。不同国家和不同机构对于医疗服务质量概念的表述不尽相同，但要求基本一致，即不仅要提供高质量的临床诊疗和护理服务，而且在服务提供过程中必须尊重患者的价值观，让患者参与到诊疗活动决策中，尽量减少患者安全事故的发生。提高医疗服务质量和确保患者安全，已经成为世界各国卫生体制改革和卫生政策发展的重要目标。

二、有关医疗服务质量、安全的指标

国际上典型的衡量医疗服务质量的指标是美国健康质量联盟设置的，该指标体系通过对"急性心肌梗死""心力衰竭""肺炎""手术质量和手术感染控制"四个病种和手术过程的关键步骤操作标准进行设定，考察医疗服务的规范性和服务质量。同时，指标体系中，加入"以患者为中心"的衡量，从与医生的沟通、与护士的沟通、医务人员的响应几个方面测评患者对医疗服务的满意度。

在公立医院绩效考核探索中，我国各地区对医疗服务质量的指标设定不尽相同，常用的传统指标有诊断符合率、病案合格率、医疗纠纷发生率、清洁手术切口感染率、控制病种的病例死亡率、核心制度、手术分级管理、患者风险评估的数字化管理等。随着患者安全理念的逐步提升，结合患者安全目标，在等级医院评审中，患者安全管理要求已成为主线。

三、强化医疗服务质量，保障患者安全的关键环节

（一）落实质量安全核心制度

为加强医疗质量管理，规范医疗服务行为，保障医疗安全，国家卫生计生委根据有关法律法规，于 2016 年 11 月颁布了《医疗质量管理办法》，确立了由 18 项制度组成的医疗质量安全核心制度体系。核心制度的执行对医疗服务人员的个人行为和工作态度等进行了全面的监控和管理，保证了医疗质量安全，落实核心制度是提高医疗质量、保障患者安全的有力法宝。在 2020 版三级医院评审标准中，落实核心制度已经非常明确的作为一个重要观察点，是现成检查的重点工作。

（二）构建良好的医院安全文化

良好的科室内安全文化及有效的科室间团队协作，可以减少事故发生，协作关系可以在医护成员间、医院地区间，甚至延伸至患者或家属间，赋予其积极参与诊断治疗的全过程的权利。医护成员间的协作有助于加强交流，增加信任；医院地区间的协作有助于经验分享，互相学习；协作与交流反映了医院安全文化的水平。建设学习型组织，依靠良好学习的氛围，将患者安全文化整合在日常工作中。

（三）健全医疗不良事件报告系统及差错反馈机制

医疗安全（不良）事件（简称"不良事件"），是指在临床诊疗活动和医疗机构运行过程中，任何可能影响患者诊疗结果，增加患者痛苦和负担，并可能引起医疗纠纷或医疗事故，以及影响医疗工作的正常运行和医务人员人身安全的因素和事件。不良事件的上报具有时限性和时效性，组织专家进行案例分析，弄清差错的原因，以便对其进行改善，通过非惩罚性的方式去鼓励涉及问题的工作者报告问题，并使他们了解患者安全问题就是医疗质量问题。

（四）鼓励患者参与诊疗过程

从传统意识上看，医务工作者处于主体地位，但随着诊疗模式的转变，患者掌握的信息量不断增加、维权意识不断提高。通过医务人员评估与教育，使患者能正确认识疾病，了解药物服用规范、不良反应，识别不安全因素，从而激发患者的安全意识；通过医患合作，增强医患互信意识，促进医护和患者交流沟通；通过患者和家属共同参与诊疗过程，增强事件的前馈控制，实现以患者为中心的医疗服务理念，保障患者安全。

第二节　护理管理与患者安全

一、护理管理与患者安全概述

（一）护理管理的概念

护理管理是护理管理者通过计划、组织、控制和领导，运用人力、物力和财力等资源，为患者提供照顾、安全和舒适等的一种过程，是以提高护理质量和工作效率为主要目的的活动过程。WHO 对护理管理的定义是：护理管理是为了提高人们的健康水平，系统地利用护士的潜在能力和有关其他人员、设备、环境和社会活动的过程。

（二）患者安全的概念

在患者接受诊疗的过程中，不发生医疗法律法规允许范围之外的对患者心理、机体构成损害障碍、缺陷或死亡，不发生医务人员在执业允许范围之外的不良执业行为的损害和影响。

二、护理管理与患者安全的内容

（一）护理质量管理与患者安全

护理质量与安全管理是衡量医院服务质量的重要标志之一，直接影响着医院的临床医疗质量、社会形象和经济效益等。

建立护理质量体系，提升护理质量，确保患者安全：护理质量是在护理过程中逐步形成的，要使护理过程中影响质量的因素都处于受控状态，必须建立完善的护理质量体系。同时，质量管理的过程必须依靠科学的质量管理工具，它是为实现质量目标借以使用的标准、制度、规范、方法等手段，有助于管理者快速发现影响护理质量的关键问题，并将其问题反馈达到高速、透明，能高效引领护士寻找目标，进行针对性的持续改进。

（二）护理人力资源管理与患者安全

护理人力资源管理是医院发展和护理专业发展的重要方面，管理要从建立规范入手，逐步实现从行业规范管理为主到依法管理的转变。随着医院改革的深化和推进，护理人力资源的管理越来越被医院所重视，更是护理管理者面临的重大课题。护理管理中要以人为本，从人的需要出发，将个人发展与专业发展联系起来，汲取国内外先进的管理理念和方法，大胆实践，勇于创新，开发护理人力资源，降低离职率，提升护理质量，确保患者安全。

（三）护理信息管理与患者安全

随着我国医疗卫生改革的推进，在精准医疗、"互联网＋"发展的进程中，护理信息管理融入时代，了解并适应医疗护理新趋势，设计一体化的护理信息管理系统，对实现精准护理管理至关重要。护理信息管理系统在医疗机构的信息系统当中，可达到功能板块之间数据共享、相互联系、相互制约。

（四）护理文化管理与患者安全

护理文化即护理组织在特定的护理环境下，逐渐形成的共同价值观、基本信念、行为准则、自身形象及与之相对应的制度载体的总和。护理文化建设首先要树立安全文化理念，积极带动护士树立不良事件防控的安全文化观念；其次要进行护理安全培训，定期针对护理安全问题展开培训，了解护士对工作缺陷的看法，通过头脑风暴获得最佳解决方案并进行推广，并通过查阅文献、咨询专家等方式进行学习，创造良好的科研氛围；最后完善安全防控机制，及时发现安全隐患并做好防控措施，是避免护理差错发生的主要手段。实施护理安全文化建设，可有效提高护士的安全管理意识，进而减少护理缺陷的发生率，提升护理管理质量。

第三节　感染控制与患者安全

美国 TJC 于 2017 年 11 月 15 日发布了《2019 年患者安全目标》之"预防和减少健康保健相关感染"，基于循证实践，明确了标准预防、手卫生、无菌操作、消毒与隔离、医院感染监测等基本、关键的院感防控措施，对降低医院感染风险、保障患者安全具有非常重要的意义。医院感染管理的目标一是保障患者安全，二是保障医护人员的职业安全。医院感染管理的宗旨是让所有员工意识到在保护自身不受感染的基础上保护所有患者不受感染。

一、医院感染暴发控制的相关概念

医院感染是指住院患者在医院内获得的感染，包括在住院期间发生的感染和在医院内获得、出院后发生的感染；但不包括入院前已开始或入院时已处于潜伏期的感染。医院工作人员在医院内获得的感染也属于医院感染。

医院感染暴发是指在医疗机构或其科室的患者中，短时间内出现 3 例以上同种同源感染病例的现象。

疑似医院感染暴发是指在医疗机构或其科室的患者中，短时间内出现 3 例以上临床症候群相似、怀疑有共同感染源的感染病例的现象；或者 3 例以上怀疑有共同感染源或共同感染途径的感染病例的现象。

二、感染暴发的危害

医院感染暴发是医院感染危害性较为集中且严重的体现。在患者方面，影响患者的预后与安危；延长患者住院时间，加重患者病情，增加患者、家庭、社会的经济支出；在医务人员方面，影响医务人员的职业生涯；在医院及社会层面，影响当事医疗机构、医疗行业的声誉，乃至影响到整个社会安定、社会舆论及造成极其恶劣的影响。

20 世纪 90 年代以来，国内曾经发生过多起后果十分严重的医院感染暴发事件，比较有影响的事件包括 2005 年宿州某医院 10 例接受白内障手术治疗患者发生了眼部铜绿假单胞菌感染，导致其中 9 人单眼眼球被摘除；2008 年 9 月西安某医院发生一起严重的新生儿医院感染暴发事件，致 9 名新生儿感染，其中 8 名患儿死亡；2009 年 3 月天津某妇幼保健院发生新生儿医院感染暴发事件，6 例重症感染患儿中有 5 例死亡；2017 年 2 月，浙江省某医院发生了因临床检验科室相关工作人员在制备用于生物治疗的注射用剂时操作违规，导致 5 名接受注射者感染 HIV 的医院感染暴发事件等；2019 年，顺德某医院新生儿死亡事件；2019 年，东台某医院血液透析感染丙肝事件，均引起了较大的社会反响。

三、医院感染预防与控制

（一）标准预防关键环节

（1）进行有可能接触患者血液、体液的诊疗、护理、清洁等工作时应戴清洁手套，操作完毕，脱去手套后立即洗手或进行卫生手消毒。

（2）在诊疗、护理操作过程中，应戴医用外科口罩，有可能发生血液、体液飞溅到面部时，应戴防护眼镜或防护面罩等医用防护用品，并保证光线充足。有可能发生血液、体液大面积飞溅或污染身体时，应穿戴具有防渗透性能的隔离衣或者围裙。

（3）接触患者黏膜或破损的皮肤时应戴无菌手套。

（4）应密封运送被血液、体液、分泌物、排泄物污染的被服。

（5）有呼吸道症状（如咳嗽、鼻塞、流涕等）的患者、探视者、医务人员等应采取呼吸道卫生（咳嗽礼仪）相关感染控制措施。

（二）手卫生关键环节

（1）当医务人员在手部没有肉眼可见污染时，宜优先选择速干手消毒剂消毒。

（2）使用速干手消毒剂进行卫生手消毒比使用流动水洗手更有优势。

（3）搓洗步骤不分先后，卫生手消毒总时长宜为 20 ～ 30 秒。确保指尖、拇指等部位揉搓到位比强调所需时间和顺序更重要。

（4）提倡在与患者进行沟通交流时同步开展手卫生，提高手卫生依从性和患者满意度。

（三）清洁、消毒及灭菌关键环节

（1）进入人体无菌组织、器官、腔隙，或接触人体破损皮肤、黏膜及组织的诊疗器械、器具和物品应进行灭菌；各种用于注射、穿刺、采血等有创操作的医疗器具应一用一灭菌或使用一次性用具；抽出的药液和配制好的静脉输注用无菌液体，放置时间不应超过 2 小时；启封抽吸的各种溶媒不应超过 4 小时；无菌棉球、纱布的灭菌包装一经打开，使用时间不应超过 24 小时；持物筒储存无菌持物钳使用时间不应超过 4 小时。

（2）物体表面（包括监护仪器、设备等的表面）应每天湿式清洁，保持清洁、干燥；遇污染时应及时清洁与消毒。擦拭物体表面的布巾，不同患者之间和洁污区域之间应更换，擦拭地面的地巾不同病房及区域之间应更换，用后集中清洗、消毒，干燥保存。

（3）对传染病患者及其用物应按传染病管理的有关规定，采取相应的消毒、隔离和管理措施。甲类及按甲类管理的乙类传染病患者、不明原因病原体感染的患者，使用后的床上用品与患者尸体等应按照 GB 19193−2015《疫源地消毒总则》的相关要求处理。

（4）应保持通风良好，使用空气消毒设备，发生呼吸道传染病（麻疹除外）时应进行空气消毒，消毒方法应遵循 WS/T 368−2012《医院空气净化管理规范》的相关要求。

（四）隔离关键环节

（1）隔离措施应遵循 WS/T 311−2009《医院隔离技术规范》的要求。应根据疾病传播途径的不同，采取接触隔离、飞沫隔离或空气隔离措施，标识正确、醒目。

（2）隔离的确诊或疑似传染病患者及隔离的非传染病感染患者，除确诊为同种病原体感染之外，应安置在单人隔离房间。

（3）隔离患者的物品应专人专用，定期清洁与消毒，患者出院或转院、死亡后应进行终末消毒。

（4）接触隔离患者的工作人员，应按照隔离要求，穿戴相应的隔离防护用品，如穿隔离衣，戴医用外科口罩、手套等，并进行手卫生消毒。

（五）预防感染关键环节

呼吸机相关性肺炎、导管相关血流感染、导尿管相关泌尿道感染、手术部位感染、多重耐药菌感染等的预防与控制应遵循有关标准的规定。

（六）职业防护关键环节

（1）医务人员应遵循标准预防的原则，在工作中执行标准预防的具体措施。

（2）存在职业暴露风险者，如无免疫史并有相关疫苗可供使用，宜接种相关疫苗。

（3）发生职业暴露后，应及时进行局部处理，并按照要求和流程进行报告。

（4）在实施可能接触患者血液、体液诊疗护理操作时必须戴手套，如存在手部皮肤破损的情况应戴双层手套。脱去手套后应立即洗手或进行卫生手消毒。实施可能发生患者血液、体液进溅到面部的诊疗操作时，医务人员应戴具有抗湿性能的口罩、护目镜或防护面罩；实施可能发生患者血液、体液大面积进溅，或者有可能污染医务人员皮肤或衣物的操作时，还应当穿戴具有抗湿性能的隔离衣或者围裙。

（5）从事与可能飞沫溅出、溢出和产生气溶胶等潜在感染性物质有职业接触工作的人员，应配备经过国家认证的生物安全柜或其他适宜的个人防护装备和（或）机械防护设备如防护服、护目镜、防护面罩、离心安全杯和密封离心转头等。

第四节　信息管理与患者安全

一、医院信息化管理

随着计算机与信息技术的飞速发展，信息技术已经成为医院信息化建设的有力支撑，为医院的现代化管理带来了新的契机和挑战。医院信息化是为了提升医院整体工作效率及管理水平，降低医疗与管理成本，并增强医院竞争力，最终实现医院战略目标。医院信息化管理是为医院的管理和运行模式而服务，计算机与网络技术仅仅是其中的一种实现手段，如何更高效地利用网络与数字技术、有机整合并利用业务信息和管理信息，已成为卫生管理领域的热点问题。

二、信息管理与患者安全

（一）医院信息系统组成

1. 临床信息系统（clinical information system，CIS）

其主要目标是支持医院医护人员具体的临床活动，收集和处理患者的临床信息，并提供临床资讯、辅助诊疗、辅助临床决策，提高医护人员的工作效率，为患者提供更多、更快、更好的服务。临床信息系统主要以患者的各种信息为核心，将患者诊疗的整个过程作为主线，医院中所有科室沿此主线开展工作，医院临床信息系统主要由门诊医生工作站、住院医生工作站、护士工作站、临床检验系统、医学影像系统、手术室麻醉系统等组成。

目前很多医院为临床护士配备了移动护理信息系统（如 PDA），该系统以医院现有的临床信息系统为基础，以移动手持电脑为硬件，配合无线局域网络技术，实现临床信息系统在病房扩展与延伸，从而为护士提供患者床旁的信息。移动护理信息系统的主要功能包括：①入院评估信息的实时采集；②医嘱提醒；③医嘱核对与执行；④护理记录。

2. 医院管理信息系统（hospital information management system，HIMS）

主要以经济管理为主轴，实现对医院人流、物流、财流的综合管理。HIMS 和 CIS 之间是相互关联的。

（二）信息化在保障患者安全方面的作用

在患者安全目标方面，信息化革命性地改变了护理工作，是保障护理安全的重要支撑。

1. 提高工作效率

护士在执行用药、用血医嘱的时候，需要先打印出输液卡和输血记录单，执行完成后再到护士站录入 HIS 系统中，二次转抄的过程，不但浪费了护士的时间和精力，还容易存在遗漏或错误，且应用于患者的护理时间也相应地减少了。而使用基于信息化的闭环管理后，实现了医嘱执行和护理流程的时间点实时记录，保证了数据的完整性和一致性，减轻了工作量。这不但提高了护理效率，而且还把更多时间放在了患者护理工作上，实现了优质护理服务。

2. 减少差错发生

护士工作站是医院临床信息系统的一个关键平台。医生开出的大量医嘱被护士进行分类和执行，对患者每天产生的各种情况和各种信息进行收集、录入和整理，协助病房护士对住院患者完成日常的护理工作。临床信息系统应用时很多手工抄写工作改为电脑自动执行，避免了医嘱抄写过程中书写不清、抄写抄错等原因造成的差错。如果护士在处理过程中出现明显差错，可以利用系统报警功能进行提示。

3. 优化工作流程

对于治疗主要靠护士进行传统的"三查八对"，更多的是依赖于护士的工作自觉性，一旦核对遗漏或出现差错，极易造成护理医疗事故。采用 QR-Code（二维码）技术，护士在临床治疗如执行注射、输液、输血等护理操作时，通过 PDA 先后扫描患者腕带、药袋或血袋上的二维码，进行二维码的比对，比对成功方可执行，从而使护士在执行患者床旁护理工作时更加准确、简单，减少人为因素造成的医疗事故，确保患者安全，同时也减少对患者的打扰，更易被患者接受。数据同步进行传输，减少了人工记录的耗时及误差。优化护士工作流程，将信息化流程与护理工作进行结合，提升了护理管理质量。

借助信息化手段的改进和创新，医院整体护理管理发生了全新的变化，特别是在保障护理安全、提高护理质量等方面，护理管理向着更加科学、精细的方向发展；JCI 评审关注的是医疗质量和患者安全，医院信息管理强调的是流程建设与系统应用，二者在实际应用中必须紧密结合，这也是医院建设不断发展壮大的动力源泉，保证患者安全，降低护理医疗事故发生率。

信息化带来规范与高效，助力医院精细化护理管理，促进医、患、护三者的互动，为优质护理服务的开展提供了极大的帮助，真正做到把时间还给护士，最终使患者受益。

第五节　后勤保障与患者安全

一、后勤保障的相关概念

后勤保障系统是医院三大运行系统中重要的支持系统，后勤保障工作渗透在医疗诊治的每一环节之中，后勤保障质量与安全影响并制约医院安全，是构建医院安全管理新体系的重要组成部分。

随着"以患者为中心"的医疗服务模式的逐步建立和患者自主意识的提高，医院后勤保障已经由传统意义上的消防、人身、财产安全和突发事件的处理等扩展到医院设备、空间、人流、物流、耗材、物质膳食供应以及信息系统安全等各个方面。

二、医院后勤设备安全管理

（一）医院后勤设备的主要特点

（1）保障性：各项设备的配置应与医院的任务、规模、科室设置和诊疗需要相适应。

（2）技术性：新型设备大量投入，医院后勤设备具有较高的技术性、专业性。

（3）安全可靠性：制定安全操作规范；各项设备的设计、安装、运行和维修均应制定安全标准；建立定期维修、检测和检查制度，提高设备的自然寿命，使设备始终处于良好运行状态。

（二）设备检修保养规定

设备管理人员应根据设备分类编制设备检查保养计划，报部门负责人审核及领导批准后执行；使用部门根据批准的检修保养计划，安排具体人员负责实施；检修保养人员应及时在设备保养记录中登记检修保养的项目及完成情况、设备故障处理办法。

三、医院消防安全管理

（一）医院内部消防安全管理基本模式

单位法人为第一责任人，分管领导为主要责任人，自觉遵守消防法规，全院参与消防工作，自我管理，各负其责。

（二）医院消防安全重点部位

容易发生火灾的部位，主要有危险品仓库、理化实验室、中心供养站、输氧管道、高压氧舱、胶片室、锅炉房、木工间等；发生火灾时会严重危及人身和财产安全的部位，主要有病房楼、手术楼、宿舍楼、贵重设备工作室、档案室、计算机中心、病案室、财务科、大宗可燃物资仓库等；对消防安全有重大影响的部位，主要有消防控制室、配电间、消防水泵房等。

（三）医院消防安全管理的重点

《机关、团体、企业、事业单位消防安全管理规定》第十三条中规定，医院被列为消防重点单位，要求加强自身的消防安全管理工作，预防群死群伤火灾的发生。在消防安全重点部位应设置明显的防火标识，标明"消防重点部位"和"防火责任人"。落实相应管理规定，实行严格管理，并符合下列规定：根据实际需要配备相应的灭火器材、装备和个人防护器材；制定和完善事故应急处置操作程序；每日安排专人进行防火巡查，每月定期开展防火检查。

四、医院治安安全管理

要牢固树立"以人为本，以患者为中心"的服务理念，以创建"平安医院"活动为载体，按照"预防为主、安全第一"的原则，进一步加强医院安全防范系统建设，预防和减少发生在医院内部的治安事件，及时消除医院安全隐患，有效维护正常诊疗秩序，创造良好的诊疗环境。

（一）人防系统建设

（1）保卫队伍建设：根据医院工作量、人流量、地域面积、建筑布局和所在地社会治安形势等实际情况，配备专职保卫人员和聘用足够的保安员，确保安全防范力量满足工作需要。每年至少开展两次专门培训和考核。

（2）守护巡查管理：严格各出入口管理，加强对进出人员、车辆的检查，及时发现可疑情况。加强安全防范动态管理，组织保卫人员定时和随时巡查，第一时间掌握安全总体情况。

（3）安全宣传教育：开展全方位、多形式的宣传教育活动，针对不同岗位的医务人员，开展有针对性的安全防范教育，提高医务人员安全防范意识和技能。

（二）技防系统建设

（1）设置安防监控中心，对本单位技防系统的安全信息进行集中统一管理。

（2）医院的供水、供电、供气、供氧中心，计算机数据中心，安全监控中心，财务室，档案室（含病案室），大中型医疗设备、血液、药品及易燃易爆物品存放点，各出入口和主要通道均要安装视频监控装置。

（三）医患纠纷调解与处理机制建设

（1）做好投诉管理工作，建立畅通、便捷的投诉渠道，第一时间受理患者投诉，疏导顺患者情绪，从源头上妥善化解医患矛盾。

（2）医院要明确牵头部门定期对医患纠纷进行排摸，做到逐件回顾、逐件分析、逐件解决、逐件总结。

（3）医院的院长办公室、医务、保卫等部门应建立涉医案事件防范联动机制，对可能发生的个人极端行为、风险高的科室要布置保卫力量重点值守、巡控，严防发生恶性事件。

五、危化品安全管理

医院内使用的危化品主要用于科研、药剂、检验及后勤，涉及的主要危化品有乙醇、甲醛、硫酸、氯等。

（一）危化品管理要点

（1）对医院危化品实行分级管理，即保卫科和使用科室管理，使用科室须有专人管理，有安全管理办法和管理制度。

（2）危化品领用必须严格控制用量，使用部门有详细的使用消耗记录。

（3）进入危化品储存区域的人员、机动车辆和作业车辆，必须采取有效的防火措施。

（4）每天至少进行两次危化品仓库的安全检查，易分解变质或积热自燃的物品，应有专人定期进行测温、化验，并做好记录。

（5）使用完的危化品应由有处理资质的企业回收处理，其要求符合环保规定。

（二）危化品安全管理措施

（1）建立健全各项管理制度、规范、规程、说明书、手册等，存储库房和使用部门应建立台账。

（2）医院配备必要的应急救援器材、设备和现场作业人员安全防护物品。

（3）危化品运输、大量危化品贮存应按相关规定配齐设施和工具。

（4）根据《常用危险化学品的分类及标志》，需在危化品处、贮存柜外、库房门外、运输工具等地方张贴相应的说明、警示、警告、禁止等标识，要求醒目、易懂、符合规范。

（5）通过多种形式开展经常性的危化品安全宣传和教育培训。

第六节　用药管理与患者安全

一、用药管理与患者安全的相关概念

药品是指用于预防、治疗、诊断人的疾病，有目的地调节人的生理功能并规定有适应证或者功能主治、用法和用量的物质，包括中药材、中药饮片、中成药、化学原料药及其制剂、抗生素、生化药品、放射性药品、血清、疫苗、血液制品和诊断药品等。

用药管理是指对临床预防、诊断和治疗用药全过程的管理，包括向患者提供药物治疗的系统和流程。

在医疗健康领域，用药安全是所有医务人员的首要目标。重视用药安全是社会文明在医疗卫生领域的重要体现，表达了医护人员对患者生命权利的珍视和尊重，是衡量医学发展的重要标准。

2017 年 3 月，WHO 发起了第三个全球患者安全挑战——药无伤害，其目标是在未来 5 年内将全球范围内严重、可预防的用药错误减少 50%。

2019 年 6 月，WHO 发布了三份技术报告，以促进各国和主要利益有关方尽早采取有效的行动和规划，解决用药安全领域的问题，保护患者免受伤害，同时使药物的效益最大化。它们分别是：①高危情况下的用药安全；②多重用药时的用药安全；③医疗照护过渡期的用药安全。

目前，我国医务界在国家卫生健康委的领导和推动下，已经形成了"政府主导、各方参与"的患者安全格局。

二、用药管理与患者安全的关键环节

（一）加强住院药房药品管理，保障患者用药安全

住院药房承担着全院住院患者的药品供应，药品质量的好坏直接影响患者的治疗效果和用药安全。因此，加强对医院药房的管理显得至关重要。医院要通过药品库存管理、特殊药品管理、备用药品管理、退药管理等加强药品质量管理，确保患者用药安全。

（二）病区药品规范化管理，保障患者用药安全

病区药品是指为满足临床急救或及时使用，药房临时存放在各病区的急救药品、临时急用药品、麻醉药品、液体溶媒等。医院要充分发挥药师的专业特长，使其积极参与病区药品管理，实现病区药品制度化、规范化、精细化管理，保证患者用药安全、及时。

（三）合理用药，准确、及时执行用药医嘱，保障患者用药安全

医师要严格按照《处方管理办法》的要求，根据医疗、预防、保健需要，按照诊疗规范、药品说明书中的药品适应证、药理作用、用法、用量、禁忌证、不良反应和注意事项等开具处方。药师必须严格执行各项操作规程和《处方管理制度》，认真审查和核对。护理人员执行过程中必须做到"三查八对"，保障用药安全。

（四）认真落实药物疗效观察及不良反应监测，保障患者用药安全

"是药品，就有可能存在不良反应；使用了药品，就有发生药品不良反应的可能"，医护人员要掌握药品相关知识，了解患者药物过敏史，药品使用过程中认真落实药物疗效观察及不良反应监测，确保患者用药安全。

（五）重视特殊人群的用药，保障患者用药安全

不同人群及疾病各有特点，如儿童具有许多特殊的解剖生理特点，对药物的耐受性、反应性与成人不同，老年人由于组织器官老化和生理功能减退，易患的疾病不同于中青

年。 因此，要特别注意药品对婴幼儿、儿童、备孕妇女、孕妇、哺乳期妇女及老年患者的影响。

第七节　围手术期与患者安全

一、围手术期护理的相关概念

围手术期护理是指在围手术期为患者提供全程、整体的护理。 旨在加强术前至术后整个治疗期间患者的身心护理，通过全面评估，充分做好术前准备，并采取有效措施维护机体功能，提高手术安全性，减少术后并发症，促进患者康复。

围手术期患者的安全一直是全球护理工作者高度关注的问题。 围手术期护理涉及环节多，且相互影响。 一方面，随着外科手术技术的进步，微创外科技术的广泛开展，外科手术愈来愈精准，手术适应证明显扩大，使更多的患者获得了手术治愈的机会；另一方面，老年患者及部分术前并存慢性器官功能障碍的患者耐受手术能力低，人们对医疗保健服务质量需求不断增长等因素使围手术期患者的管理风险也明显增加。 为了保证患者手术安全性、减少术后并发症和医疗纠纷的发生，必须在术前、术中、术后三个关键阶段进行有效控制，围手术期安全管理显得尤为重要。

二、术前患者安全关键环节

充分的术前准备有利于将应激和创伤降到最低程度，减少术后并发症。

（1）在择期手术（包括口腔科手术）时，使用经过验证的风险等级评估工具来补充临床评估。 与患者讨论其手术风险及手术选择，以便在知情的情况下共同做出决定。

（2）国内研究表明，备皮时间距离手术时间越短，手术部位切口感染率越低。 损伤的皮肤可能成为细菌繁殖的基地，因此备皮时应注意保持皮肤的完整性，避免造成皮肤损伤。

（3）术前患者进行呼吸功能的锻炼及有效的咳嗽、咳痰训练，吸烟患者常规戒烟2周。 如果患者已经出现肺部感染或基础肺部疾病，术前应行体位引流，雾化吸入。

（4）有些患者每天服用铁剂会产生不愉快的不良反应，建议对每天口服铁剂有不良反应的患者实行隔日口服治疗，补铁在术前 3 周开始。 服用维生素 K 拮抗剂的患者有发生静脉血栓或卒中的高风险，因此，通常在手术中使用皮下低分子肝素或静脉未分离肝素进行抗凝治疗。

（5）术前肠道准备适用于无完全性肠梗阻的患者，对部分性梗阻者可酌情采用。 对于高龄患者，只要一般情况良好均可采用。 对孕妇、严重心脏病及肝硬化患者应谨慎使用。

三、术中患者安全关键环节

手术室的质量安全是衡量医院服务质量的重要指标之一，掌握手术中患者安全的关键环节尤为重要。

（1）建议使用晶体溶液进行术中液体维持。 证据表明，在术中使用晶体溶液而非胶体溶液可以降低死亡率。

（2）建议对进行重大或复杂手术或高风险手术的患者进行心排血量监测。

（3）确保完成填写 WHO 的手术安全检查表，包括口腔科手术。 考虑在 WHO 手术安全清单中增加步骤，以消除本地或国家报告的可预防事件，如英国 NHS 改善的全国患者安全警报和外科"从未发生事件"。 在向检查表中添加步骤时，应遵循世界卫生组织手术安全检查表执行手册。 证据表明，使用 WHO 手术安全核对表可降低并发症发生率和死亡率。

（4）完善手术室应急预案及进行有效沟通，手术室应与临床科室密切合作，保证患者围手术期各项工作的顺利进行。

四、术后患者安全关键环节

术后护理质量对于患者恢复，降低手术并发症及各项功能恢复具有重要的临床意义。

（1）给予患者保持舒适体位，限制探视人数，观察并记录镇痛前后生命体征改变、镇痛效果等，倾听患者主诉，确保准确评估，及时采取相应措施。

（2）每次清洁伤口前要仔细观察伤口和敷料情况，清洁时应由中央开始由内向外进行，记录伤口渗出液的颜色、性状、量及敷料的渗湿情况。

（3）严格执行无菌技术，侵入性管道处的敷料应每日更换 1 次，严密检查各引流管衔接处，观察局部皮肤的变化、引流液的颜色和性质、引流量，准确记录出入液量。

（4）术后进行 VTE 风险因素评估，指导患者抬高双下肢，尽早进行足、趾的主动活动，注意保暖，可穿抗血栓弹力袜，根据需要使用间歇充气加压装置及足底静脉泵。

（5）患者的疼痛预期为中度至重度，仅静脉注射阿片类药物不能提供充分的疼痛缓解，患者对阿片类药物敏感时，建议在手术期间或术后立即给予单剂量（0.25 mg/kg 到 1 mg/kg）静脉注射氯胺酮或补充其他镇痛方法。

五、围手术期全程关键点 —— 转运交接

（1）术前交接以患者为中心，加强护士全程护理的服务意识，完善优质护理服务内容。交接流程要规范，减少纠纷差错发生。

（2）手术安全核查必须按照流程依次进行，每一步核查无误后方可进行下一步操作，如果发现有不符的问题，立即停止操作，待核查清楚确认之后继续进行。安置手术体位之前，手术医师核查患者的影像资料确认病变部位及手术部位。如果为多个切口的手术，每做一个切口之前均须实施安全核查流程。

（3）术后按规定交接患者麻醉复苏情况及注意事项；交接患者手术情况、部位病情等注意事项；交接各种引流管的名称、放置部位、注意事项；输入液体的名称、浓度、液量、速度及开始输入的时间。

参考文献

[1] 国家财政部、税务局《关于医疗卫生机构有关税收政策的通知》（2000）第 42 号文件．
[2] 曹建文，刘越泽．医院管理学 [M]．3 版．上海：复旦大学出版社，2010．
[3] 叶文琴，徐筱萍，徐丽华．现代医院护理管理学 [M]．北京：人民卫生出版社，2017．
[4] 陈琳，陈婧，刘月平．浅谈我国护理人力资源管理的研究及其对策 [J]．护理研究，2015，29（34）：4344－4345．
[5] 中华人民共和国国家卫生和计划生育委员会．医院感染暴发控制指南．WS/T 524－2016．
[6] 胡必杰，郭燕红，高光明，等．医院感染预防与控制标准操作规程 [M]．上海：上海科学技术出版社，2012．

[7] 李建军 . 医院后勤管理理论与实务 [M]. 北京：经济管理出版社，2019.

[8] 赵东方 . 医院后勤安全管理指南 [M]. 北京：研究出版社，2019.

[9] WHO.Global patient safety challenge：medication without harm[EB/OL]. (2017-06-16) [2019-11-23].http：//apps.who.int/irisbit-stream/10665/255263/1/WHO-HIS-SDS-2017.6-eng.pdf?ua=1&ua=1.

[10] WHO.Medication safety in key action areas[EB/OL]. (2019-09-16) [2019-11-23].https：//www.who.int/patientsafety/medication- safety/ technical-reports/enl.

[11] BUDNITZ D S, LAYDE P M.Outpatient drug safety：new steps in an old direction[J]. Pharmacoepidemiol Drug Saf，2007，16(2)：160-165.

[12] 李晓玲，赵思邈，王雅葳，等 . 我国 67 家医院用药安全自我评估结果分析 [J]. 药物不良反应杂志，2019，21(1)：20-29.

[13] 乐之，赵丽萍 . 围手术期管理护士临床工作手册 [M]. 北京：人民卫生出版社，2018.

[14] 郭莉 . 手术室护理实践指南（2020 版）[M]. 北京：人民卫生出版社，2020.

[15] 魏革，刘苏君 . 手术室护理学 [M]. 北京：化学工业出版社，2020.

[16] 凯特·伍德海德，莱斯利·富奇 . 围手术期护理手册 [M]. 北京：世界图书出版社，2017.

第六章　构建患者安全组织

医院提供的服务稍有失误可能就会给患者带来意外伤害，因就诊或住院导致的不良事件时有发生，构建安全的环境给医务人员带来了更高的挑战。医院要努力成为高可靠性组织，尽可能提供安全的医疗服务。建立高可靠性组织，可不是一件一朝一夕就能完成的伟业，那是一项系统工程，需要全员参与到这场医院文化建设热潮中，打造一条零伤害的患者安全之路。

第一节 高可靠性组织：一条零伤害之路

高可靠性组织（High Reliability Organization，HRO）是指企业内部有效的管理机制与安全预警机制，即应用人类行为科学理论来计划、组织、调配、领导和控制人类行为过程，以提高安全性和可靠性的组织。高可靠性组织是从组织本身的角度来思考组织的事故发生率及安全管理问题。

一、医疗伤害的现况

在美国医疗机构中，每年都有众多患者受到伤害，每年的数量都让人不寒而栗。1999 年，美国 IOM 在《人非圣贤，孰能无过：构建更加安全的卫生体制》中指出，每年大约有 9.8 万名患者因为医疗差错和疏忽而死亡，平均每 5 分 22 秒就有一位患者死亡。2016 年，另一份对患者伤害的报告估测，医疗差错和疏忽是医疗领域造成患者死亡的第三大原因，每年有 25.1 万人因此而死亡，平均每 2 分 6 秒就有一位患者死亡。

在我国，随着社会经济的飞速发展，人们生活质量的不断改善，人们对于医疗服务质量的要求也随之提高。据 2020 年卫生统计公报显示，2020 年末，我国医疗卫生机构总数达 1 022 922 个，医院 35 394 个，医院床位数 910.1 万张；卫生技术人员 1067.8 万人，其中，医师 408.6 万人，注册护士 470.9 万人；2020 年全国医疗机构总诊疗患者 77.4 亿次，入院人数 23 013 万人。面对如此庞大的医疗机构、卫生技术人员队伍、巨大的工作量，以及各种新技术、新设备的广泛应用，我国各类医疗风险大幅增加，患者安全问题不容忽视。

二、高可靠性是什么

术语"高可靠性"是指复杂的、高危的行业在较长的时间内不发生事故的能力，如航空、核动力和游乐园。医疗机构同样具有复杂和高危的特点，但可靠度并不高。不少患者可能经历过可预防的伤害；接受过无效或低效的治疗，甚至得不到治疗；接受的治疗没有达到预期效果。即使在越来越多的药物和先进设备、医疗保健及管理变得越来越复杂的今天，高可靠性概念在医疗行业的紧迫性也未得到足够重视。

高可靠性的实现是零伤害实践的过程。高可靠性组织创造一个集思广益的环境，员工们在某一点上发现小的问题或安全隐患并及时报告，此时问题或安全隐患较容易解决，以免带来重大危害。高可靠性组织重视错误和未遂事件的识别，这是为了仔细分析这些事件发生之前的过程，并从中得到经验，吸取教训。这些经验教训往往是指安全协议或安全程序中特有的弱点，它们可以被修正以降低未来发生事故的风险。高可靠性组织的关注点是预防，而非响应；越深入的问题越需要解决。

高可靠性组织具有以下 5 个特点。

● 专注于失败 —— 绝不要满足于几个月或几年内没有出现事故的状态，对于极其细微的异常信号总是要有所警惕，因为那可能是一个新安全隐患。

● 不愿简化所观察到的现象 —— 能够识别危害间的细微差别，早发现和晚发现可能会造成不同的后果。

● 对组织运作的敏感性 —— 意识到危害最初的表现通常体现在组织运作中的一些小的变化上。

● 灵活应变的能力 —— 意识到尽管过去做了较大的努力并在安全方面有了成效，但是错误依然会发生，安全依然会受到威胁。

● 遵循专业知识 —— 当遇上新的危害，利用组织内的现有机制确定与事件相关的最权威专业人士，并且赋予他们决策的权利。

随着卫生保健系统不断努力使得医疗照护更安全，这也吸引了医疗保健系统领导们的高度关注。在 2016 年，美国医疗保健管理学院关于医院面临的重大事件的年度调查中，患者安全和医疗照护质量排名第三，仅次于财务挑战和政府指令问题。在众多的优先事项中，管理者必须继续坚持不懈地专注于安全，努力确保安全的改善行之有效。

大多数卫生保健机构通过提供医疗照护的标准化方式来改进患者安全，如通过使用清单和其他管理工具来减少变异，又如运用基于团队的扁平化照护模式和改善沟通。然而，即使使用这些方法，作用可能也是有限的，因为它们本身并不能实现整个系统的安全性。一个更有希望的方法是成为一个高可靠性组织，对于医疗机构来说，这是一个越来越有吸引力的解决方案。

人们不得不从医疗保健领域以外去寻找其他行业和组织是如何可靠地管理高度复杂、

高风险的系统和流程的。 高可靠性组织的例子包括航空、航天、核电站和核潜艇等。 安全性被设计到这些系统中，意识到安全是紧迫的而不是静态属性的。

HRO 有深厚的文化基础，鼓励员工超越期望。 实现安全可靠的操作需要应变能力和处理突发情况的能力。 这些组织致力于不断地从缺陷中学习，建立零失误的流程。 他们也从成功和失败中学习，所有都是以增强可靠性为目的。 成为一个 HRO，不仅仅是完成一系列的改进项目。 正如任何改进都必须改变文化，制定不同的工作方式，持之以恒，确保改进过程持续有效。 没有单一的 HRO 模式可以运用于所有的医疗机构和组织，这些机构组织有着太大的差异。 然而，HRO 共性特点是适用的。 美国卫生保健改进研究所开发了一个框架，可以帮助领导建立一种文化和学习系统来支持这些特征。

三、高可靠性的实现过程

近年来在美国 IOM 开创性的报告"人非圣贤孰能无过"和"跨越质量鸿沟"的影响下，改善患者安全得到了广泛的关注，但是手术部位错误和院内感染的问题仍然存在。 美国 IOM 最近的一项研究更新了由于医疗差错导致的死亡病例数据，从 1999 年的每年 98 000 例上升到了如今每年 210 000 例至 400 000 例，其中造成严重危害的病例是死亡病例的 10 ~ 20 倍。

在医疗行业，开展患者安全行动的第一步要求领导层坚持"零伤害"的原则。 还要求领导层向管理者、工作人员、患者和民众展现机构运作透明度，向大家分享正面和负面的消息。 这样有利于在组织内建立相互信任的氛围和公信力，这是安全文化的重要元素。 领导团队的一致性可以通过公开的对话，针对组织内不同领域的现状达成共识来实现。 高效的组织能够坚持自我评价，并对其领导力、文化和运作方法进行再评估，从而实现不断改进。

在高可靠性组织中，一线工作人员例行发现并报告错误和安全隐患；他们相信领导想要知道哪里出了差错。 然后，领导施行显著的有意义的改进措施，以加强相互信任和报告机制，同时也形成了一个积极的、不断巩固的良性循环体系。 更重要的是，从领导者到临床一线，人人都有了坚守安全条例的责任心。 如今，医疗机构中的威慑现象依然存在，这阻碍了相互信任的氛围的形成。 为了建立信任，理想的行为规范必须清楚地定义并建立工作模式，管理者和普通人员之间互相督促，对不良行为保持零容忍态度。

高可靠性组织对很多不良事件和未遂事件的调查结果进行记录、分析，找出安全系统或防御系统最需要改进的地方。这样的分析有利于对一些重要的安全系统（如与用药管理、感染防控相关的系统）建立主动评估机制，使弱点可以被及时发现，并在其对患者造成重大危害前进行修正。

联合委员会提出"稳健的过程改进（robust process improvement）"这一术语来定义一种方法，这个方法包含了精益六西格玛、改变管理理念、方法论和管理工具。这对医疗卫生行业非常关键，可以帮助医疗机构提高可靠性，理解客户需求，识别质量提高的关键因素，消除浪费，利用数据分析来学习和促进现状解决方案的形成和实施。这种系统化的、以数据为导向的策略、方法和培训项目可以有效地改善医疗机构的业务流程，改进以患者为中心的诊疗过程，提高诊疗效率。

当医疗机构有了领导层的承诺、安全的文化和稳健的过程改进机制，那么通往高可靠性和零伤害之路就可以形成了。尽管每个组织都有其独特之处，每条路径都看似不同，但是致力于不间断的学习和为业绩改善提供基础设施将会为建立高可靠性组织提供坚实的基础。

四、全力实现零伤害

医疗机构应以"零伤害"为目标，运用经检验的医疗安全科学原理来实现这一目标。在安全事故方面，"零"是唯一可以接受的数字。领导、管理层、临床医生及所有医护人员都必须为了患者和所有医务人员的利益而竭尽全力，直至消灭可预防性伤害，实现零伤害目标。

安全科学专家认为，实现"零伤害"是可能的。随着机构中的伤害事件不断减少，其数量也会越来越少。一开始，医疗机构可能在一天内做到零伤害；接着是一个星期没有发生任何伤害事件，再接着是一个月；最终，在某一时刻，医疗机构在一年内乃至更长时间做到了零伤害。

如果将安全改进工作视作机构强加于患者照护上的一系列外部规则或流程，那么，着手提高安全性时，工作体系就会变得更复杂，且成本也会不断增加。不幸的是，随着工作体系越发复杂，伤害事件往往会增加，导致问题横生。但如果将安全问题视为提高工作体系可靠性的手段，就可以让工作体系得到简化，降低出错的可能性。在伤害事件减少的同时，成本也会降低，整个工作体系的运作也由此变得更加高效。保障安全并不意味着就必须对工作体系施加更多的制约条件，而是要让工作体系更好地运转下去。

这是一条漫长的持续改进之路，目前的医疗机构尚未实现"零伤害"目标，但通过不懈的努力，非常有望取得成功。医疗机构的目的并不仅仅是有过一次达标的经历，而是长期保持零伤害状态，出现问题后能够一次又一次实现零伤害，并逐渐延长停留在零伤害状态的时间。这是基于高可靠性组织构建起的一条零伤害之路。

第二节　管理者与患者安全

大多数医疗卫生机构仍在努力实现机构组织的高可靠性，即在快速变化的环境中不仅持续提供高质量的医疗照护，同时具有尽量减小不良事件发生的能力。在安全"尖端与钝端"模型中，医疗机构中处于"尖端"的一线工作人员是最有可能辨别危险情况并解决系统缺陷的。传统上，管理者的概念指一个组织的高层，但一线工作人员及其主管在扮演变革者和促进以患者为中心的医疗照护中发挥了至关重要的领导作用。随着安全领域的发展，越来越认可管理者通过建立安全文化、响应患者和员工关切问题、支持改善安全和监测工作进展等措施来发挥在确定安全优先级方面的作用。各种方法学的研究都不约而同地证明了领导行为与患者安全的相关性，并着手阐明促进和阻碍安全工作的关键组织行为和结构。

一、医院领导在医疗质量与安全活动中的历史性地位

在美国，几乎所有医院都是由管理者监管的，其职责包括（但不限于）制定机构使命和关键目标，确保财务运行可行性，监测和评估高级医疗管理人员的绩效，确保组织符合服务社区的需求，确保机构提供医疗照护的质量和安全。然而，一直以来，医院管理者在评估和提高质量和安全方面发挥相对较少的作用。正如2010年的一篇评论文章所述那样，管理者成员历来都是社区的领导者，基本上都是医学的门外汉，通常缺乏知识去解

释医疗照护质量和安全的复杂数据。另外，大多数医生并非医院直接聘用，所以管理者在处理执业医师范围内的质量问题时显得能力有限。

令人惊讶的是，尽管医疗机构对其提供的医疗照护质量和安全负有责任，但直到最近，美国大多数医院的管理者、执行官员和医务人员中的领导对于发现和解决安全问题仍相对较少。2010年对700多所医院管理者主席的调查发现，只有少数人将提高医疗照护质量作为管理者前两位的优先事项之一，而且很少有管理者主席接受过质量或安全的直接培训。不过这种情况正在发生变化，这是领导参与质量安全活动后所产生的后果数据推动的，以及对质量和安全的重视程度所引起的。今天，我们看到，在组织层面上，我们正朝着对质量和安全的更直接的监督方向转变。

管理层面践行可预防性危害"零缺陷"目标的承诺有助于改变领导行为，提升组织透明度和改进投资策略。零伤害的目标明确，并能与医务人员的思想和心灵、患者和家属的期望产生共鸣。在"首先，没有伤害"的指导原则下，领导们（包括首席执行官、高层管理者、护理和医生领导）将尊重一线工作人员的日常工作。领导的态度、信念和行为是组织文化发展的关键，也是实现可预防性危害"零缺陷"目标的强力支撑。

我国政府卫生部门也高度重视医疗服务工作，将持续推进医疗质量和患者安全作为工作重点。国家卫生部自2005年开始，在全国开展了"以患者为中心，以提高医疗服务质量为中心"的医院管理年活动，对全国医院的医疗质量和安全管理起到了积极的推动作用。此外，卫生部还制定了《医疗机构管理条例》《医院管理评价指南》《医院感染管理规范（试行）》等一系列的行政管理文件，为促进医疗质量管理和保障患者安全起到了重要的规范作用，尤其是2016年《医疗质量管理办法》的发布，称得上医疗质量发展的里程碑性事件。在医疗行业组织层面上，中国医院协会始终围绕卫健委工作重点，采取了一系列措施以积极推进医疗质量及患者安全的持续改进；配合卫生人员完成各项行业标准和规范的拟定及出台工作；组织实施了医院评审和质量检查工作，如开展创建与推荐"百姓放心示范医院"活动；积极推动患者安全实践的持续改进，尤其是在全行业推行了"国家患者安全目标"项目，这一系列的举措为患者安全工作的顺利开展提供了坚实的保障，为我国的患者安全事业起到了积极的推进作用。

医院管理者在营造患者安全文化方面起重要作用。患者安全文化指医疗机构为实现患者安全而形成的员工共同的态度、信念、价值观及行为方式，是患者安全的行动依据和内在动力。安全文化是向安全的医疗体系迈进的最大挑战。《患者安全 2030》将患者安全文化建设纳入安全策略的 4 个维度之一；《患者安全东京宣言》也提出"创建安全和透明的文化"。我国在《患者安全目标》2014—2015 年版与 2017 年版中均提及加强患者安全文化建设。《关于进一步加强患者安全管理工作的通知》更是将"营造积极的医院患者安全文化"纳入十大主要工作举措之一。结合公立医院绩效考核和等级医院评审，2021 年 2 月卫健委制定了《2021 年国家医疗质量安全改进目标》，明确提出了近期 10 个定量化的安全目标。安全文化培育是提高医疗质量、改善患者安全的核心要素，与医疗结果（并发症、感染）之间联系密切。

二、管理者如何影响患者安全

数据表明，管理者的活动与医院在质量和安全指标方面的绩效有着明显的联系。2013 年的一份评估报告发现，高绩效的医院即在医疗质量与安全相关指标靠前的医院，其管理者成员熟知医疗质量与安全，并且在管理者会议期间也肯花更多的时间去讨论医疗质量与安全问题。对美国和英格兰医院的一项研究发现，高质量医院的管理者采用了更有效的管理方法来监测和提高质量，说明管理者是如何积极影响质量安全的。这些管理方法包括通过设定特定的质量安全目标和定期监控日常报表，通过结构化数据指向来增强医疗照护管理。方法还包括明确使用质量和安全绩效来评估高层管理人员，着力改善医院运营。将这些实践和组织文化用以强调患者安全的医疗机构，其杰出代表包括 Dana-Farber 癌症研究所，该所为了应对严重而又广泛宣教的可预防性死亡，将患者安全纳入临床和机构领导的职责并强调与患者及家属沟通，增加透明度；另外一个代表是 Peace Health 中心，其成立了一个管理委员会，负责监督整个医疗系统的医疗质量与安全，并将工作人员的绩效薪酬与具体医疗质量和安全成绩挂钩。

医院管理者可以显著改善医疗质量与安全，但数据也显示，管理层也可以通过与一线员工直接的交流来改善医疗质量与安全。领导到病房巡查调研，可以与一线员工一起对安全问题进行坦诚的讨论，能够对安全文化产生积极的影响。虽然巡查被广泛使用并成为推荐措施，但最近的研究表明，这种变化差异不大，其效果既可以强化也可能受到限制。例如，在巡查期间一线工作人员提出的问题必须及时解决，以免工作人员将其视为一种形式主义。同样，对于错误自愿报告系统，由于报告后，报告人没有得到及时的反馈，对错误的报告就比较随意，系统缺乏报告的稳定性。通过与那些肯花时间去报告错误并将时间和资源贡献给机构的人进行交流，医院领导既可以解决具体的安全问题，也可以明确地强调患者安全作为机构优先事项的重要性。

第三节　人因工程学与患者安全

一、人因工程学的定义

人因工程学是研究人－机－环境三者之间相互关系的学科，又被称为人类工效学、人体工程学。国际人类工效学学会（International Ergonomics Association，IEA）于2000年将该学科定义为："人类工效学是研究人在某种工作环境中的解剖学、生理学和心理学等方面的各种因素；研究人和机器及环境的相互作用；研究在工作中、生活中和休息时怎样统一考虑工作效率、人的健康、安全和舒适等问题的学科。"朱祖祥教授主编的《人类工效学》中指出："它是一门以心理学、生理学、解剖学、人体测量学等学科为基础，研究如何使人－机－环境系统的设计符合人的身体结构和生理心理特点，以实现人、机、环境之间的最佳匹配，使处于不同条件下的人能有效、安全、健康和舒适地进行工作与生活的科学。因此，人因工程学主要研究人的工作优化问题。"人因工程学由6门分支学科组成，即人体测量学、生物力学、环境生理学、劳动生理学、工程生理学、时间与工作研究。其涉及以下3个方面：工作、个人和系统与他们如何影响人们的健康和安全相关的行为。工作任务的设计需要符合人因工程学原则，要考虑人执行任务的局限性。其主要理念为：人本身与人操纵的物体及周围的环境是一个有机密切联系的整体系统，人应当是主体，由人操纵与控制的物体要适应人的生理和人体各部分的活动规律，周围环境应当适应人的身心活动，应当与人的心理和人的结构以及人体力学协调以实现安全、舒适、身心健康、防止错误，提高工作效能。

二、人因工程学与患者安全的关系在患者安全管理中的应用

差错并非完全由于医护人员的疏忽而发生，很可能是整个医疗系统本身存在问题。医疗卫生系统复杂而易出事故，为了有效地预防差错则需要在各个层面设计更加安全的系统。患者安全系统工程（Systems Engineering Initiative for Patient Safety，SEIPS）模型充分解释了系统和患者安全之间存在的关系。该模型指出，人（任何参与医疗卫生的人员，包括患者）是工作系统的中心，系统中所有的元素（人、组织、环境、工作任务、技术和工具等）均会对系统中的其他元素产生影响。

从人因工程学原理出发，差错的发生常常是由系统及技术与人体的特性不相符合而导致的。其原理方法主要应用在通过设计更好的系统和程序，改善人－系统界面，包括：使程序简化或标准化、建立备份以便为恢复提供支持和机会、改善团队内部的交流与合作、重新对设备进行设计以改善人－设备间的界面。SEIPS 模型基于 2 个假设：①假设患者安全是由工作系统和很多过程（如患者护理过程）的设计、运行方式所决定的；②假设组织和个人的输出结果（如工作满意度和组织绩效）受到工作系统设计的影响，并且组织和个人的输出结果与患者安全结果相关。将 SEIPS 模型应用在 ICU 护理工作系统中的 2 个主要目的：①为评估护理工作系统、过程和结果做指导，以便提出形成系统再设计的干预措施；②为评估护理系统再设计的干预措施做指导。现已被广泛应用于研究静脉注射过程、门诊患者手术流程、ICU 护理工作流程，以及护理工作满意度等问题。

根据 2004 年国际人因工程学协会的分类和 2007 年发表的《人体工程学应用于患者安全手册》的分类，人因工程学应用于医疗卫生及患者安全的主题分为 3 类：物理人因工程学，着重辨识医护工作者的身体能力及局限性，设计考虑了身体特征的工作环境和设备；认知人因工程学，关注系统的组成及其使用者认知能力和局限性；组织人因工程学，主要处理总体工作系统，考虑系统不同组成部分之间的相互作用和适用性。

三、人因工程学的起源及在医疗领域的发展进程

1857 年，波兰人雅斯特莱鲍夫斯首次提出"Ergonomic"一词。"Ergonomic"源于希腊文，"Ergo"意为"工作，劳动"；"nomos"指"规律、效果"。因此，"Ergonomic"指探讨工作效果、效能的规律。人因工程学最早是在欧美国家开始大量使用机械设备，

为了探求人与机械之间协调关系的情况下诞生的。 主要的发展时期是在第二次世界大战期间，许多国家大力发展新式武器和装备时忽略了设计和操作中人的因素，如由于战斗机座舱及仪表位置设计不当，导致了误读仪表或误操作而发生意外事故；或由于操作复杂不符合人的生理尺寸造成战斗命中率低等现象。 人们开始认识到将人因工程学的原理和方法运用于军事科技，如坦克、飞机内舱的设计中考虑生理学、心理学和人体测量学等学科的知识，以使人在舱内有效地操作战斗，并尽可能减少长时间在小空间内产生的疲劳，减少错误的操作。

目前，世界上最大的专业人因工程学组织是美国的人因工程学协会，其成员来自人因工程学、心理学和工程学等领域的专家和工业、军队、医疗组织的实践者。 目前许多发达国家也成立了各自的人因工程学团体，如英国和澳大利亚等。

20 世纪 50 年代，人因工程学开始应用于医疗卫生及保障患者安全。20 世纪 60 年代初，人因工程学理论的创始人 AI Chapanis 及其同事在美国 Johns Hopkins 大学开展医疗差错的研究，在 7 个月的时间内，该研究共发现了 178 起医疗差错，其中 90% 的差错可以归纳为 5 种类型：未遵循规定的检查步骤、对书写文字的误读和误解、抄写错误、药物标签误放于标签盒、计算机错误。 虽然该研究就如何预防这些差错提供了一些有益建议，但医疗卫生组织并没有给予足够重视。

20 世纪 70 年代，美国医生 Rappaport 首先呼吁应将人因工程学的方法原理应用于医疗卫生。20 世纪 80 年代，医学杂志开始发表有关人因工程学概念及应用的文章，其中多数文章是关于麻醉设备和输液泵的设置。 这个时期一些研究开始关注医疗差错和疲劳对医生产生的影响等。20 世纪 90 年代初，一项来自美国的大型研究表明，分别有 58% 和 53% 的不良事件是可以避免的，其中 48% 的不良事件是技术差错。 与此同时 JAMA（the Journal of the American Medical Association）发表了 2 篇关于导致医疗差错和不良事件的系统构成的文章，美国食品药品监督管理局指出，从人因工程学的角度出发，医疗差错的发生常因系统设计与人体特性不符合导致。1993 年，美国哈佛公共卫生学院 Leape 教授及患者安全专家提出人因工程学这一学科内涵考虑了医疗卫生系统内医护人员的需求、能力及其局限性，非常有益于医疗卫生系统的安全设计。 此后，人因工程学与患者安全有关的研究相继发表，并逐渐引起科研人员的重视。

四、人因工程学在患者安全中应用研究的现状

目前人因工程学的方法及原理在患者安全领域的应用已得到发达国家及相关医疗卫生组织的重视。1997 年美国食品药品监督管理局将人体工程学纳入了医药制造研发与上市前的指南。2004 年加拿大卫生部对医院发出通知，建议医院在选择输液泵前要考虑产品是否符合人因工程学的标准。2005 年美国 IOM 和美国国家工程院（National Academy of Engineering，NAE）将人因工程学列为设计和提高医疗卫生系统的系统工程工具，以提高医疗质量和改善患者安全。同年，美国食品药品监督管理局和医疗设备与放射防护中心成立了人因工程学调查工作组（Center for devices and Radiological Health，CRDH）并开展了一项旨在了解医疗设备在设计和包装方面的人因工程学研究。2009 年，患者安全全球联盟起草组发文建议在患者安全的实践中广泛地应用人因工程学原理及方法。在口腔科的四手操作中，就是充分运用了人因工程学的方法和理论，让在诊疗中的医护患均保持良好的体位，以降低医护人员的疲惫，提高操作的准确性，减少失误的发生率，提高工作效率，也提升了患者的满意度和舒适度，最终提升了口腔诊疗的质量，为患者安全保驾护航。

第四节　患者参与患者安全

一、患者参与患者安全的定义

WHO 指出，患者安全是指在医疗护理过程中采取必要措施，避免、预防患者的不良后果或伤害，包括预防偏差、错误和意外。患者参与患者安全（patients for patient safety，PFPS）指将患者、照护者及社会大众作为"患者安全合作伙伴"，通过其自身参与行为，协助医务人员确定和避免可预防的医疗不良事件，进一步提升医疗组织系统的安全性和医疗质量。

"患者参与"理念起源于 19 世纪 60 年代的消费者权益运动，随着对患者安全的重视，其范畴逐步涉及临床决策、卫生决策、慢性病管理和健康促进等各方面。患者参与了疾病诊断、检查、治疗和护理的全过程，关注自身接受的各项医疗与护理操作，是医

疗与护理服务的主体和核心。依照医疗卫生行业的特点，在"不安全行为的先兆""不安全行为的监督管理""不安全的人为操作""患者参与""组织影响力"这五大患者安全风险因素中，患者参与处于第四位。因此，维护患者安全，既是医务人员的责任，同时也需要患者的参与。为促进全球范围内患者安全，2005 年，WHO 在"患者安全国际联盟"欧盟峰会上首次提出了"患者参与患者安全"行动计划（简称 PFPS 行动计划）。倡导与患者建立合作伙伴关系，协助医务人员确定和避免可预防的医疗不良事件。2006 年，WHO 在"PFPS 的伦敦宣言"中提出，患者有参与医疗活动的权利，应积极开展 PFPS 活动，调动患者参与安全的积极性，鼓励并协助患者主动参与患者安全维护，并在全世界推行。

二、患者参与患者安全的国外应用现状

自 WHO 提出 PFPS 行动计划以来，PFPS 越来越受到关注和重视，并在世界范围内得到肯定和实践。目前国外有关 PFPS 的研究主要涉及以下几方面：①患者参与安全的认知、意愿研究。②患者参与安全影响因素研究。③患者参与安全方式研究：患者参与安全的方式主要包括患者参与临床决策、用药安全、医院感染预防、医疗器械诊疗安全、不良事件上报等。④ PFPS 应用效果研究：有研究制定了患者参与每日用药安全计划并进行了实际应用，包括用药安全健康教育、用药前核对、医护提醒、患者反馈等相关内容，结果表明该计划促进了患者参与自我用药安全、加强了医患沟通、降低了用药风险；还有研究开展随机对照试验证实 PFPS 对保障患者安全的重要作用。此外，为促进 PFPS 的实施与管理，许多发达国家先后提出一系列 PFPS 标准化管理策略，如将 PFPS 纳入医院患者安全评审体系：医院评审是一种医院质量评估制度，也称"医疗机构评审"，是指由医疗机构之外的专业权威组织对各医疗机构进行评价，以评定各医疗机构是否满足质量管理体系标准及符合程度。

许多发达国家已将 PFPS 作为保障患者安全的重要策略，并将 PFPS 评价纳入医院评审评价体系。2006 年，美国 TJC 将"鼓励患者及其家属主动参与患者诊治照护过程作为一项患者安全策略"纳入了"美国国家患者安全目标（national patient safety goals, NPSG）"，并作为医院评审的重要部分。英国 NHS 明确强调患者及照护者有权利参与

医疗护理决策、计划制定及被告知任何与自身相关的医疗安全事件，医护人员有责任为患者提供信息帮助与支持。 澳大利亚卫生服务质量标准委员会（Australian council of healthcare standards，ACHS）将"与患者建立合作伙伴关系"列为《卫生服务安全和质量国家标准》（ACHS national safety and quality health service standards，ACHS NSQHS）的第二条标准，将其作为保障医疗服务质量和安全最大化的重要策略。 加拿大将保障患者安全作为医院评审的最终目标，将 PFPS 融入了医院质量与安全管理考评的各环节。 此外，各国还制定了详细、规范、统一的 PFPS 实施指南或评价标准，以进一步规范 PFPS 的实施与管理。

三、患者参与患者安全的国内应用现状

我国有关 PFPS 的研究最早始于 2006 年，学界开始呼吁 PFPS。 同年，我国台湾"患者安全委员会"将"提升民众参与患者安全"首次列入"台湾患者安全工作目标"，指出"扩大患者安全委员会参与层面，鼓励民众代表进行沟通与对谈，了解民众端之思维，落实民众申诉管道"。2008 年，"鼓励患者参与医疗安全"首次被纳入中国医院协会《患者安全目标》。 随后，有关 PFPS 相关基础研究和应用研究逐步展开，内容包含 PFPS 认知、意愿、态度、影响因素、参与方式、临床应用等。 ①患者对 PFPS 的意识、认知调查，相关量表的编制；②医护人员对 PFPS 的认知、态度、行为倾向及相关影响因素的调查研究；③ PFPS 影响因素研究；④ PFPS 行为机制及促进策略研究。 叶旭春提出互动式患者参与患者安全的理论框架，该理论框架包含"决策性参与、照护性参与及诉求性参与"三大患者参与安全的策略，并明确了患者参与安全的 4 个原因要素、1 个参与结果及 7 个相关理论假设，对 PFPS 实施及管理起到了重要的指导性作用；⑤ PFPS 临床应用研究。 PFPS 已逐渐由理论落实到实践，相关文献计量学分析研究表明，目前我国有关 PFPS 的临床应用主要涉及患者参与安全临床管理、临床决策、用药安全、健康监测、健康教育、身份识别等方面，但存在应用范围不足和应用效果评价不足等问题。

2016 年 11 月，在中国医院协会发布的《患者安全目标（2017 版）》中，"鼓励患者参与患者安全"前移至第八大目标，足见我国对"患者参与患者安全"工作的重视。 其具体内容为：①加强医务人员与患者及照护者的有效沟通；②为患者提供多种参与照护过

程的方式与途径；③为医务人员和患者提供相关培训，鼓励患者参与医疗过程；④注重保护患者隐私。PFPS 也逐渐融入我国医院评审体系。我国 2020 版《三级综合医院评审标准》高度重视"患者安全"，"患者参与"的患者安全也作为保证患者安全的一项重要审查项目。另外，开展诊疗活动应当遵循患者知情同意原则，履行告知义务，尊重患者的自主选择权和隐私权，尊重民族习惯和宗教信仰，并对患者的隐私保密。完善保护患者隐私的设施和管理措施。

参考文献

[1] SHEA K G.Strategies and tools to enhance patient safety[J].Journal of Pediatric Orthopaedics, 2020, 40 (Supplement 1)：S 30—S 32.

[2] 中华人民共和国卫生健康委委员会.2019 年我国卫生事业发展统计公报.2020.

[3] 王洴. 人体工程学及其未来 [J]. 中国环境管理干部学院学报，2003，13 (2)：71—73.

[4] SAFREN M A, CHAPANIS A.A critical incident study of hospital medication errors.Part 2 [J].Hospital, 1960, 34 (53)：65—68.

[5] RAPPAPORT M.Human factors applications in medicine[J].Hum Factors, 1970, 12 (1)：25—35.

[6] ALLNUTT M F.Human-factors-in-accidents[J].Quality&Safety In Health Care, 2002, 11 (4)：369—374.

[7] 刘捷，肖明朝，刘丽萍，等.患者参与患者安全策略的研究进展 [J].中国护理管理，2013 (8)：58—59.

[8] 叶旭春，刘朝杰，刘晓虹.基于扎根理论的互动式患者参与患者安全理论框架构建的研究 [J]. 中华护理杂志，2014，49 (6)：645—649.

[9] HOVEY R B, MORCK A, NETTLETON S, et al.Partners in our care：patient safety from a patient perspective[J].BMJ Quality & Safety, 2010, 19 (6)：e 59.

[10] BISHOP A C, MACDONALD M.Patient involvement in patient safety：a qualitative study of nursing staff and patient perceptions[J].Journal of patient safety, 2017, 13 (2)：82—87.

[11] MCDONALD K M, BRYCE C L, GRABER M L.The patient is in：patient involvement strategies for diagnostic error mitigation[J].BMJ Quality & Safety, 2013, 22 (Suppl 2)：i 33—i 39.

[12] FREDERICKS J E, BUNTING R F Jr.Implementation of a patient-friendly medication schedule to improve patient safety within a healthcare system[J].Journal of Healthcare Risk Management, 2010, 29 (4)：22—27.

第七章　患者安全与不良事件管理

　　医疗安全（不良）事件的及时通报和管理是当前医院患者安全管理方面的重点，也是难点。通过收集医疗安全（不良）事件上报信息，应用管理工具和方法来发掘不良事件的真相、分析其发生的本质与原因，进而建立预防错误发生的机制和措施，避免同样的错误反复发生；希望通过鼓励不良事件的主动上报和完善上报系统的信息化建设，改变员工发生错误后的负面情绪与处理方法，辅以系统性分析，能有效改善员工的态度和行为，达到建立安全医疗护理环境的目标。本章将重点介绍患者安全与不良事件的管理。

第一节　医疗安全（不良）事件的临床管理

一、医疗安全（不良）事件的概述

（一）医疗安全（不良）事件的定义

2018 年 7 月 1 日，中国医院协会发布了《医疗安全不良事件管理标准》并正式实施，其中，文件中指出医疗安全（不良）事件是指在临床诊疗活动和医疗机构运行过程中，任何可能影响患者诊疗结果、增加患者痛苦和负担并可能引发医疗纠纷或医疗事故，以及影响医疗工作的正常运行和医务人员人身安全的因素和事件。WHO 将护理安全不良事件定义为：过程或疏忽行为导致危险的医疗环境和（或）意外伤害患者。WHO 发布的相关常用术语包括不良事件（分为可预防、不可预防两类）和未遂事件等。

（二）医疗安全（不良）事件的等级划分

医疗机构应当按照医疗安全（不良）事件造成后果的严重程度分为四个等级，详见表 7-1-1。

表 7-1-1　医疗安全（不良）事件的等级划分

等级分类	严重程度	患者结局	其他说明
I 级事件	警讯事件或警告事件	导致非预期的死亡，或非疾病自然进展过程中造成永久性功能丧失	包括但不仅限于《侵权责任法》和《医疗事故处理条例》中界定的一、二级医疗事故，卫生部《医疗质量安全事件报告暂行规定》中规定的特大医疗质量安全事件、重大医疗质量安全事件。卫计委《医疗安全（不良）事件／错误报告》内九级损害分级界定中的 I 级、H 级、G 级事件
II 级事件	不良后果事件或差错事件	在医疗过程中因诊疗活动而非疾病本身造成的机体与功能损害	包括但不仅限于《侵权责任法》和《医疗事故处理条例》中界定的三、四级医疗事故，原卫生部《医疗质量安全事件报告暂行规定》中规定的一般医疗质量安全事件，以及卫计委《医疗安全（不良）事件／错误报告》内九级损害分级界定中的 F 级、E 级、D 级事件
III 级事件	无后果事件或临界差错	虽然发生了错误事实，但未给机体与功能造成任何损害，或虽有轻微后果而不需任何处理可完全康复	包括卫计委《医疗安全（不良）事件／错误报告》内九级损害分级界定中的 C 级和 B 级事件

续表

等级分类	严重程度	患者结局	其他说明
Ⅳ级事件	隐患事件或未遂事件	及时发现，错误在实施之前被发现并得到纠正，未造成任何危害	该类事件再次发生可能造成严重的不良后果，应采取鼓励性上报管理。包括卫计委《医疗安全（不良）事件／错误报告》内九级损害分级界定中的 A 级事件

（三）医疗安全（不良）事件的分类

医疗机构按照医疗风险发生前预防与否，分为可预防和不可预防类医疗安全（不良）事件；按照医疗风险影响损害群体，可分为患者（及其家属）安全、员工安全和医疗机构安全类医疗安全（不良）事件；按照管理类别，可分为医疗管理、护理管理等 11 个管理类别，并在此基础上，细化了各管理类别的服务项目，详见表 7-1-2。

表 7-1-2　医疗安全（不良）事件分类

序列	管理类别	服务项目分类管理
1	医疗管理	医疗文件类、手术类、麻醉镇痛类、介入诊疗（导管）类、口腔治疗类、康复治疗类、营养膳食类、孕产保健类、计划分娩类
2	护理管理	跌倒类、坠床类、压疮类、处置治疗类
3	药品管理	药物治疗类、药品不良反应类、药品质量类、药品滥用类、用药错误类、药品存储类、制剂管理类
4	医技管理	病理类、医技检查类、医学检验类
5	器械管理	仪器（设施、设备）类、医用耗材类
6	输血管理	输血类（交叉配血错误等）、输血不当、存储不当、传送不当、核对不当、执行不当
7	院内感染管理	医源性感染事件类、特殊医院感染事件类、器械相关感染类
8	执业防护管理	血源性病原体职业接触（暴露）类、锐器伤类、化疗药物接触类、环境类
9	信息管理	网络攻击类、信息泄露类
10	后勤管理	转运类、公共服务设施类、环境保洁类、物业维修类
11	治安管理	安全保卫类、患者自杀／自残类、患者走失类、婴幼儿被偷窃类、辱骂／殴打／刺（杀）医务人员类等不良事件

二、患者安全（不良）事件的临床管理

（一）患者安全管理体系的构建

2004 年，英国 NHS 修订的"七步构建患者安全管理体系"开发了患者安全循环，详见图 7-1-1。

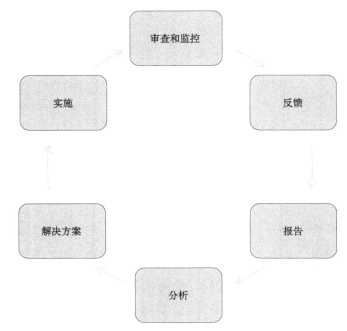

图 7-1-1　患者安全循环

（二）患者安全管理的落实

医疗机构质量管理中的重点和难点是患者安全管理。很多时候，员工知道患者安全的重要性与制度，医院也进行培训，但现实与预期并不相符，仍会不停地发生失误伤害患者，这是因为患者安全管理并未真正落地。医院要真正落实患者安全管理，解决患者安全问题，需要落实三个层面、注重六大方面。三个层面详见图 7-1-2，六大方面详见图 7-1-3。

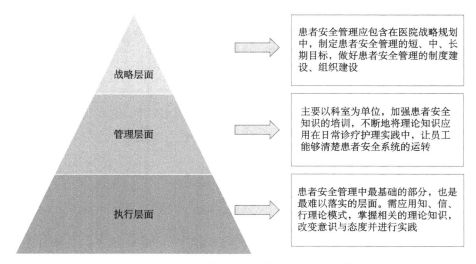

图 7-1-2　患者安全管理落实的三个层面

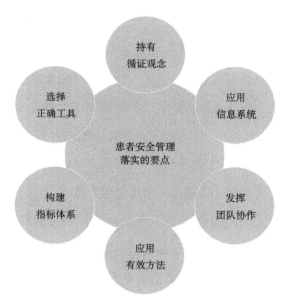

图 7-1-3 患者安全管理落实的要点

2018 年中国医院协会《医疗安全不良事件管理标准》中也指出了医疗安全（不良）事件管理中的关键要素包括事件管理、事件防控和持续改进，详见图 7-1-4。

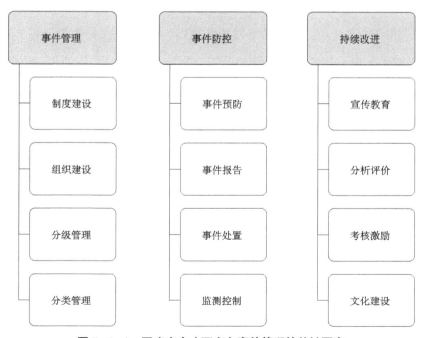

图 7-1-4 医疗安全（不良）事件管理的关键要素

（三）患者安全管理的促进措施

2016 年患者安全全球行动高峰论坛在伦敦举行，英国国家医疗研究组织伦敦帝国理工学院患者安全转化研究中心发布了两份报告，分别是《国家报告和学习系统的研究与发展》和《患者安全 2030》，其中《患者安全 2030》提到了促进患者安全管理的六大措施。

（1）监管与治理：任何时候、任何情况，监管和治理是促进患者安全管理必不可缺的部分。但要保证监管的有效性和适度性，保证治理结构的有效性和合理性。无效的监管和治理形同虚设，过度监管会扼杀创新和增加管理成本。

（2）领导与授权：做好领导层级管理，院长是医疗安全的第一负责人，切实推动患者安全工作，推动建立安全文化，并给予患者安全监管部门相应的权力和支持；患者安全管理小组成员应来自各级组织的代表和患者；医院应该授权给每位员工，当有伤害可能性的时候可以提出反对和改进意见，充分发挥每一成员的积极性，做到人人参与，人人管理。

（3）教育与培训：目前，针对员工和患者的安全教育和培训仍然很肤浅，不太重视。教育培训方面，医疗机构应考虑到培训课程的强度、实现方式、有效性、获得培训机会的难易程度、将学习的理论知识应用到实践中的能力。我们不仅要传授知识，还需要灌输安全意识，形成人人参与的安全文化氛围。

（4）行为的重塑：改变行为是改善患者安全的根本和终极目标，但也是最难做到的。要做到行为的重塑，则需要应用到知、信、行的干预模式。首先，需要摒弃旧观念，重新进行有效的安全教育和培训，从而转变患者安全管理的观念和态度，形成安全意识，养成安全习惯，真正做到有敬畏之心和慎独精神，进而把"不伤害"原则运用到每一位患者身上，把真正的"视患者如亲人"的理念贯穿在诊疗的每个细节中，才能做到更安全。

（5）信息与数据：如果要改善安全水平，我们必须要准确地评估伤害程度。我们需要借助各种管理工具，从原始资料中把数据以可以理解、有用的形式提取出来，并进行进一步的数据分析，从而发现新的机会，认识到伤害发生的可能性，并找出支持预防的解决方案。

（6）医疗信息化：移动互联网的兴起改变了很多行业模式，同样也影响着医疗行业，无处不在的智能手机和社交网络在安全数据的收集和患者风险意外来源的识别方面都具有较大的潜力。 我们可以很好地将互联网与安全管理相结合，弥补人工干预的不足，达到智能化安全管理。 例如，输液信息系统的构建，可以通过信息系统发现输液错误，及时提醒医护人员，防止不良事件的发生。

三、医疗安全（不良）事件主动报告与处理

（一）医疗安全（不良）事件主动报告的定义与原则

中国医院协会 2018 年 5 月发布《中国医院质量安全管理》团体标准明确：事件报告是指医疗机构人员或患者对所发生、发现的医疗安全（不良）事件，进行调查、观察的结果，向负责该类事件的单位或人员，提出事件、事态的观察、调查结果而做的正式陈述或者是提交的书面、网络反映材料。 Ⅰ级、Ⅱ级事件属于强制性报告范畴，Ⅲ级、Ⅳ级事件属于鼓励性报告事件，执行非处罚措施。 要求事件发生或发现的第一时间及时报告，并全员报告和逐级报告。

医疗机构应明确不良事件主动报告的原则、方式、内容和要求。

不良事件主动报告原则上应遵照医疗机构指定的规定执行，应保证自愿性、保密性、非处罚性和公开性。

（1）自愿性：医疗机构各部门、科室及个人有自愿参与的权利，提供事件信息和报告是其自愿行为。

（2）保密性：对本次事件的报告人和报告中涉及的其他人和部门的信息保密，可以通过匿名报告的途径。

（3）非处罚性：报告内容不作为报告人、被报告人或其他相关部门的违规处罚依据，根据本单位要求可以免除责任。

（4）公开性：目的是分享医疗安全信息及其分析结果，从错误中学习并吸取经验，避免同样的错误反复发生。 对医疗安全信息及其结果进行公开分析，但对报告人、被报告人及其单位信息保密。

同时，不良事件主动报告的方式至少包括两种以上，可选择面对面报告、电话报告、表单报告、传真报告、信息网络报告等，并有记录。 保证不良事件主动报告内容应真实、完整、准确，不得瞒报、漏报、谎报、缓报。

（二）医疗安全（不良）事件主动报告和处理流程

医疗机构应制定规范化《医疗安全（不良）事件报告表》，主要内容包括报告时间、事件发生时间、报告人、报告人类别、报告人科室病区、联系电话、患者姓名、患者住院号、年龄、性别、事件级别、事件类别、发生场所、事件主要表现、事件发生的原因分析、采取的措施和处理结果等。详见表 7-1-3。

表 7-1-3　医疗安全（不良）事件报告表

报告日期：　年　月　日　时　分　　　　发生日期：　年　月　日　时　分　　　　是否匿名提交□					
A. 患者资料					
1. 患者姓名：	2. 年龄：		3. 性别：□男　　□女		4. 病区 床号 病案号
5. 临床诊断：	6. 其他类事件：			7. 在场相关人员：	
B. 医疗安全（不良）事件情况					
8. 医疗安全（不良）事件主要表现：					
9. 医疗安全（不良）事件发生场所：　　急诊　　门诊　　病区　　其他					
C. 医疗安全（不良）事件分类	□可预防的医疗安全（不良）事件			□不可预防的医疗安全（不良）事件	
□医疗管理类：医疗文件、手术类、麻醉镇痛类、介入诊疗（导管）类、口腔治疗类、康复治疗类、营养膳食类、孕产保健类、计划分娩类			□护理管理类：跌倒类、坠床类、压疮类、处置治疗类		
□药品管理类：药物治疗类、药品不良反应类、药品质量类、药品滥用类、用药错误类、药品存储类、制剂管理类			□医技管理类：病理类、医技检查类、医学检验类		
□输血管理类：输血类（交叉配血错误等）、输血不当、存储不当、传送不当、核对不当、执行不当			□器械管理类：仪器（设施、设备）类、医用耗材类		
□院内感染管理类：医源性感染事件类、特殊医院感染事件类、器械相关感染类			□执业防护管理类：血源性病原体职业接触（暴露）类、锐器伤类、化疗药物接触类、环境类		
□信息管理类：网络攻击类、信息泄露类			□后勤管理类：转运类、公共服务设施类、环境保洁类、物业维修类		
□治安管理类：安全保卫类、患者自杀／自残类、患者走失类、婴幼儿被偷窃类、辱骂／殴打／刺（杀）医务人员类等不良事件					
D. 医疗安全（不良）事件级别					
□Ⅰ级事件（警讯事件）			□Ⅲ级事件（未造成后果事件）		
□Ⅱ级事件（不良后果事件）			□Ⅳ级事件（隐患事件）		
E. 医疗安全（不良）事件发生后及时处理与分析					
立即通知人员	医生	护士	技师	药师	行政后勤　　　家属或其他

续表

可能相关 因素	个人 因素	设施 因素	耗材因素	制度因素	业务流程	工作环境 因素
立即采取的措施：						
医疗安全（不良）事件处理情况：						
F．不良事件评价						
主管部门意见陈述：						
G．持续改进措施						
报告人：□医师　　□技师　　□护士　　□其他						
报告人签名：　　　　联系地址：　　　　联系电话：						

医疗安全（不良）事件主动报告和处理流程如图 7-1-5。

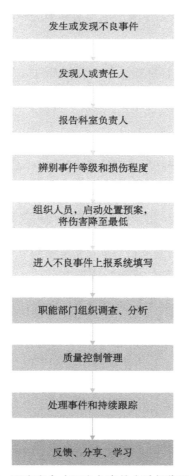

图 7-1-5　医疗安全（不良）事件主动报告和处理流程

第二节　个案追踪与患者安全

一、追踪方法学

追踪方法学是2004年美国医疗机构评审联合委员会（Joint Commission International，JCI）提出的一种评审工具，该方法在2007年开始广泛应用于全球许多国家和地区。

追踪方法学是在评价者选择患者后，构建依据病例记录的线路图并进行追踪，从而对医疗机构标准的实施情况和服务提供情况进行评价、评估。在追根溯源的过程中，评审员观察和评估各个环节是否按照标准实施。追踪活动能够让评审员评估机构的系统和流程，对医疗护理质量和患者安全最为重要的方面进行系统性的回顾，是解决复杂系统问题的有效手段。追踪评审员重点关注医疗护理活动的安全和质量。

追踪方法学有诸多优点，如明确高质量的医疗护理服务流程中有哪些优势和效果，为优化流程提供思路，找出医疗护理服务中未按照标准实施的环节，通过营造安全、高质量的医疗护理服务氛围来吸引更多员工。此外，还能使医护人员熟悉评审流程，并帮助其在现场评估时与评审员沟通自如。

追踪方法学主要分为个案追踪法与系统追踪两类。其中，个案追踪法是指通过选定某特定患者以就诊路线为追踪路径进行追踪检查，以患者的就诊经历和感受追查其入院到出院所接受的所有医疗服务活动，用来评价医疗机构对各种质量与安全管理制度与流程的落实程度、医院服务的各部门的衔接配合的连贯性及学科综合实力。而系统追踪是在个案追踪的基础上，把整个医疗机构的高风险流程或项目作为重点关注内容进行关注，重点考察各部门单位之间围绕一个共同目标的协同工作情况，重点评价医院的组织系统功能是如何实现及实现的程度。

二、个案追踪法

（一）个案追踪法的步骤

个案追踪法聚焦一位患者入院后的就诊经历，评审员往往对诊疗过程比较复杂的患者更感兴趣，追踪一名患者的时间常为 1 ～ 3 个小时不等，在这一过程中评审员能够接触到医疗机构的各个部门和环节，并采用访谈、查看医疗文书、现场观察等方法完成评审。

个案追踪的步骤主要包括：①依据医院的医疗记录跟踪医院提供的各项服务；②评估各学科部门间的相互合作与关系及其在所提供的服务中的作用和功能；③对相关过程中的绩效进行评估，对于那些相对独立、但又彼此相关的过程涉及的整合、协调应给予特别关注；④识别其他相关的潜在问题。具体地说，评审者需要确定追踪检查项目，设置追踪路线图，进行现场考察和访谈，评价追踪的各个环节，并最终综合得出结论。个案追踪流程见图7-2-1。

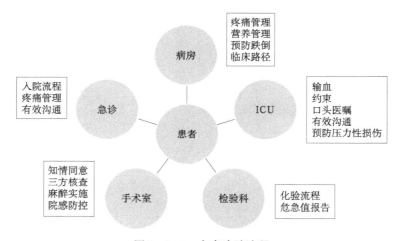

图 7-2-1　个案追踪流程

（二）个案追踪法的注意事项

1. 有效追踪

首先，要明确追踪的目的，如评估机构的各项标准、评估机构对标准的执行情况、对某一具体环节进行优化再造。明确的追踪目的能够帮助评审员决定自己现场评审的去向和需要评审的内容。其次，在追踪前需要完成一些准备工作，如熟悉评审标准并正确解读、了解某项标准的制定目的，针对关注要点预先确定好一些问题。以下是评审时可能有用的一些技巧。

● 在评审时，与现场工作人员一同阅读病史，以便能够全面了解患者诊疗经过

● 不要暗示医护人员犯了错误

● 不要对照最佳实践规范，而要关注评审标准的要求

- 跟随患者的诊疗经历或流程的程序
- 根据患者诊疗护理的经历来评估是否达到标准
- 根据医疗记录和患者就诊经历来发现"系统"问题
- 不要打断患者的诊疗和护理过程
- 注意把握时间进度，聚焦在要评审的标准条款上
- 注意灵活变通
- 保护患者隐私
- 说话时注意语气语调
- 营造轻松的氛围，不要让医护人员过度紧张
- 解释追踪的目的
- 着装得体
- 采用严肃但能够为人所接受的方式来评审
- 假装不熟悉正在访谈的工作人员
- 向接受访谈者表示感谢

2. 访谈策略

在针对流程的个案追踪中，要常常提出以下问题。

- 这个步骤符合标准吗？如果不是，为什么？
- 所有人对这个步骤的实施方法都是一致的吗？
- 这个步骤需要改进吗？
- 这个步骤是不是多余的，或者不具有可行性？
- 有没有其他步骤是应当有但缺失了的？
- 这个流程中有没有一些潜在的风险点？
- 这些风险点是如何被控制的？

3. 提问技巧

- 主动倾听
- 在问题未完全明确之前不要停止提问
- 对某个流程不要固定于一个参考标准，而是同时比对多个标准

- 避免主观臆断，向被追踪的患者提出存在的疑问

- 基于评审标准提出问题

- 沟通时多使用第一人称，如"我注意到你给患者使用了阿司匹林"，而非"你给患者使用了阿司匹林"

- 避免使用质疑的口吻，评审员的主要目的是收集信息

- 使用开放式提问，便于深挖问题

- 避免使用具有引导性的提问方式，如"你接触患者前洗手吗？"

- 使用确认和澄清的访谈技巧

（三）个案追踪法的应用

近年来，个案追踪法在医疗护理领域的应用越来越多，除了用于国内外医院的等级评审工作外，还在质量管理和流程优化等方面发挥了重要作用。其中，前者的应用包括：护理管理组织体系的确立；加强护理人力资源的管理；临床护理质量管理与改进；建立特殊护理单元的质量管理与追溯机制；降低护理安全隐患；制定质量审查标准等。

例如，Bookbinder 等采用了追踪法来建立和验证临终患者的整体照护质量，将最初纳入的 248 条质量审查标准制作形成三个工具，分别用来访谈医护人员和评价临终患者的病史；经过对 145 名临终患者的病史回顾和 445 人次的员工访谈，使用结构效度、效标效度来评价最初纳入的各项条目，最终筛选出 14 个条目纳入质量评价量表；并经过进一步的验证性评价，形成了《Tracer EoLC v1 量表》。

三、个案追踪法与患者安全

使用个案追踪法对患者进行安全风险管理，能够明确管理对象和护理人员的安全质控能力，分析潜在的风险因素，查找安全隐患，识别不良事件的诱因，并借助护理流程的优化，有效避免实际工作中的失误。

以手术患者转运交接为例，使用个案追踪法来进行质量评价，可以发现手术患者交接过程中存在的诸多不足：手术部位未标记或标记方式有误；身份识别信息不完善；手术患者暂停（Time Out）执行不到位；备血不完善；交接项目有遗漏；术后安置患者的床位或设备准备不到位；转运患者途中的抢救物品或设备欠完善；转运患者时将患者鞋子、

病服遗漏在平推车等。 通过识别护理缺陷，促使我们完善患者安全转运流程和患者安全管理制度，提高交接流程中的护理服务质量，保障患者安全。

传统的管理方法往往将问题出现的原因归结于个人，如未按照操作流程规范执行护理措施、不严格执行核对制度、操作者责任心不强或防范意识缺失等；管理者多以批评、处罚等形式进行处理，而忽视了问题背后的系统缺陷，导致工作中相同或类似的问题反复出现，患者安全无法得到有效的提升，持续改进无法落到实处。 追踪方法学则倡导人文化的管理方法，以患者为中心，从制度和流程等方面系统查找问题的关键点，注重系统流程的改进、环节之间的配合与协调；同时有效评估本学科与其他科室、部门之间的关系，不断完善科学管理，达到提高护理质量、规范护理行为的目的，为患者提供高质量、安全的护理服务。

第三节　医疗安全不良事件网络化管理

医疗安全不良事件已成为一个全球性的问题。 世界各国的卫生保健系统都在急切寻找减少不良事件、医疗护理差错、提高医疗质量和患者安全切实可行的方法。 医疗安全不良事件实行计算机网络管理对保障患者安全、减少医疗差错的发生有着极其重要的作用。 随着我国医疗卫生事业的发展，建立不良事件报告制度、进行不良事件的有效管理，已成为提高医疗服务质量的必然趋势。

一、医疗安全不良事件网络化管理系统特征

目前各级医院尽管鼓励提倡非惩罚性报告，但在实际执行过程中，由于缺乏保密性及独立性，报告率不理想，不能准确客观反映其真实情况，导致管理决策缺乏信息支撑。一套完整、成功的不良事件报告系统应具备以下几点特征。 ①非惩罚性：医疗安全不良事件报告制度的首要特征就是非惩罚性，无论是报告者还是其他与事件相关的人员，都不会因为报告而涉及晋升、评比、奖罚。 ②保密性：对报告人及报告中涉及的其他人和部门的信息完全保密。 ③独立性：报告系统必须独立于那些有权惩罚报告者的组织，在系统的报告机构和惩罚机构之间，要建立一道防火墙。 ④奖励上报：系统可以自动统计以科室为单位的上报数量，按照上报数量进行奖励，以鼓励、支持上报。 ⑤专家分析：报

告由了解临床情况、受过培训、能发现潜在系统问题的专家进行评估。 ⑥及时性：报告应被快速分析，迅速提出整改意见并及时反馈给一线人员，在紧急情况下更应该强调反馈的时效性。 ⑦针对系统性：由于系统缺陷而导致的个人错误发生，若不对系统进行纠正的话，错误还会再次发生，因此整改措施主要关注改进系统、流程，而不是单纯地针对个人表现。 ⑧响应性：收到报告的部门，必须能够有效地做出决策、实施建议，并对实施结果进行监督检查。 ⑨结构性：为保证上报内容的完整性和准确性，将上报的所有内容设计为下拉式菜单结构。

二、医疗安全不良事件网络报告功能需求分析

（一）报告目的

（1）通过报告不良事件，及时发现潜在的不安全因素，可有效避免医疗差错与纠纷，保障患者安全。

（2）不良事件的全面报告，有利于发现医院安全系统存在的不足，提高医院系统安全水平，促进医院及时发现事故隐患，不断提高对错误的识别能力。

（3）不良事件报告后的信息共享，可以使相关人员能从他人的过失中吸取经验教训，以免重蹈覆辙。

（二）报告原则

根据不良事件的性质实行双向报告：将自愿性报告系统作为强制性报告系统的补充。

（1）强制性报告系统，将严重的可以预防的医疗差错和可以确定的不良事件作为强制报告内容。

（2）自愿性报告系统，将近似失误的和未造成伤害事件的不良事件作为自愿报告的内容。 自愿报告系统在条目设计上不涉及患者、发生者、报告者、医疗机构等，真正体现其保密性，有效诠释无惩罚性。

（三）报告范围

（1）不良事件分类：医院管理局风险管理委员会将医疗事故以3种方式分类。 ①按性质分类，如制度／政策、程序、医疗物品故障／损坏、不遵从指引、人为因素、意外、临床治疗／并发症、专业水平／技巧、沟通或疾病自然发展／诊断困难等；②按风险程度分类，

引致患者死亡或严重伤残，如自杀、住院婴儿失踪等；③按功能分类，如患者安全事故、物品／环境安全事故、与输血有关事故、药物事故或临床事故等。

医管局医疗事件汇报系统（advanced incident reporting system，AIRS）是一种网上电子汇报工具，功能包括收集、分类、分析及报告各种已呈报的医疗事故。AIRS 特别设计的报告表格将事故分为 10 类：①药物事故；②不良药物反应事故；③输血事故（血库）；④输血事故（临床部门）；⑤与输血有关的不良反应；⑥患者跌倒；⑦患者失踪；⑧与医疗仪器及医疗用品相关；⑨工作间暴力；⑩其他事故。

（2）不良事件分级：卫生部《医疗事故分级标准》中把医疗事故分为 4 ~ 10 级不等，主要依据医疗事故对患者人身造成的损害程度。一级医疗事故系指造成患者死亡、重度残疾；二级医疗事故系指造成患者中度残疾、器官组织损伤导致严重功能障碍；三级医疗事故系指造成患者轻度残疾、器官组织损伤导致一般功能障碍；四级医疗事故系指造成患者明显人身损害的其他后果的医疗事故。

中国医院协会"医疗安全不良事件报告系统"根据级别将医疗不良事件分为警告事件、不良事件、未造成后果事件和隐患事件 4 种情况。

北京市护理质控中心根据国外文献及我国不良事件严重程度分级，尝试将护理不良事件按严重程度分级，划分为警告事件（死亡或重度伤害事件）、中等程度伤害事件、微小伤害事件、未造成后果事件及隐患事件。警告事件是指非疾病自然进展过程的非预期死亡事件或者造成患者永久性功能丧失的事件，即死亡事件或重度伤害事件。中等程度伤害事件是指给患者造成了伤害，且需要采取相关措施予以处理的事件。微小伤害事件，即给患者造成了微小伤害但不需要任何处理即可完全康复的事件。未造成后果事件，国外亦称工作缺失，即虽然发生了错误事实，但未给患者机体或功能造成任何损害。隐患事件是指流程上的漏洞，有导致护理不良事件发生的风险。

（四）报告形式

网络报告。

（五）报告时限

对于发生的不良事件进行实时系统上报，护士长在事件发生后 24 小时内完成审核，提交生成报表。不良事件整改分析要求在事件发生后 2 周内完成，护理部持续追踪评价

1 个季度内的措施执行情况。

（六）报告内容

报告人信息、当事人信息、事件基本信息、患者基本信息、事件经过、已采取的措施、造成的影响、科室讨论意见、整改落实。

（七）整改措施

不良事件要按照流程上报，从不良事件的经过、处理措施、转归、效果评价等方面进行根本原因分析，并采取有效的持续改进措施。

三、医疗安全不良事件网络管理系统模块的功能

（一）设计目标

不良事件上报及管理网络化旨在促进不良事件上报的及时、全面、规范、准确，并增强反馈时效性、预防不良事件的再次发生。系统具有统计分析、查询功能，可为管理者改进制度、优化流程和预防事件发生提供依据，也可使临床一线护理人员通过查看已发生事件，避免错误重复发生。

（二）设计思路

以结构化电子病历书写界面呈现，患者基本信息基于 HIS，与医院标准化临床数据中心互联互通。项目服务器端使用 JAVA 语言开发，医护人员客户端采用 C 语言开发。项目采用面向服务架构（service oriented architecture，SOA），主要模块及接口开发以 Restful 为指导思想，做到资源的调度统一、性能优化、权限明晰。系统的环境为医院院内网，院内网 USB 接口无效，以避免院内信息外泄。

（三）软件模块及其功能

（1）系统登录模块：有实名报告和匿名报告两种形式，上报者点击登录，输入用户名和密码，直接进入填写界面。

（2）不良事件填写模块：该模块主要提供不良事件报告数据的录入功能，填写内容尽量使用表格并备注选项（结构化），尽量使填表人缩短填表时间，增加其实用性和便捷性，同时便于统计分析。

（3）数据统计分析模块：系统可自动统计全院发生的不良事件的例数，并按不良事

件的性质、人群分布进行分类，自行统计不良事件的发生情况。

（4）不良事件处理及反馈模块：病区将事件原因的分析结果和改进措施填报系统，自动将信息发送给相关责任科室或部门，医务部或护理部第一时间对事件经过、原因分析、整改措施等进行评价审核，并及时给予报告人反馈指导意见，同时整理上报材料，发布不良事件信息。

（5）不良事件查询模块：所有医护人员均可通过系统查询全院医疗不良事件报告的动态信息，包括统计分析结果、护理部处理意见和整改意见措施。

参考文献

[1] 中国医院协会. 团体标准：中国医院质量安全管理 [S]. 2018.
[2] WALTON M.Patient Safety Curriculum Guide Multi-professional Edition[M].Malta：World Health Organisation，2011.
[3] World Health Organisation.Conceptual Framework for the International Classification for Patient Safety[M].Geneva，Switzerland：World Health Organisation，2009.
[4] 钱庆文，邹新春. 医疗质量与患者安全 [M]. 北京：光明日报出版社，2019.
[5] http：//www.imperial.ac.uk/media/ipmerial-college/institute-of-global-health-innovation/centre-for-health-policy/Patinet-Safety-2030-Report-VFinal.pdf.
[6] 张建荣，黄艳芳. 护理安全不良事件 [M]. 广州：暨南大学出版社，2014.
[7] oint Commission on Accreditation of Healthcare Organizations.Shared visions-new pathways：essentials for health care[M].Oakbrook Terrace, IL：Joint Commission, 2004.
[8] 刘继萍. 个案追踪法在手术患者交接流程中的应用研究 [D]. 郑州：郑州大学，2015.
[9] 金丽萍，王宁，宁永金，等. 追踪方法学在护理安全管理中的应用 [J]. 中国医院，2012，16（5）：47-49.
[10] 刘瑶，罗荣. 追踪方法学在医疗机构评审中的研究与应用 [J]. 中国妇幼卫生杂志，2018，9（6）：81-84.
[11] WISDOM J P, KNAPIK S, HOLLEY M W, et al.Best practices：New York's outpatient mental health clinic licensing reform：using tracer methodology to improve service quality[J].Psychiatr Serv, 2012, 63（5）：418-420.
[12] 刘继萍. 个案追踪法在手术患者交接流程中的应用研究 [D]. 郑州：郑州大学，2015.
[13] 周玲，王辉，杨桃，等. 追踪检查模式下构建四心护理管理体系的探讨 [J]. 四川医学，2014（4）：490-492.
[14] 肖佩华，沈卫英. 追踪方法学在年轻护士长能力培养中的应用 [J]. 护理实践与研究，2016，13（4）：100-102.
[15] 张军辉，连月. 追踪方法学在护理管理与质量持续改进中的应用 [J]. 新疆医学，2013，43（5）：109-111.
[16] 陈秀云，梅缙瑶. 追踪方法学在重症监护室输液护理质量管理中的运用 [J]. 解放军护理杂志，2018，35（9）：74-76.

[17] 王姗姗, 李文芳, 孙东晗. 运用追踪方法学减少患者身份识别缺陷 [J]. 护理学杂志, 2017, 32(3)：75-77.

[18] BOOKBINDER M, HUGODOT A, FREEMAN K, et al.Development and field test of an audit tool and tracer methodology for clinician assessment of quality in end-of-life care[J]. J Pain Symptom Manage, 2018, 55(2)：207-216.

[19] 张艳, 杨金凤. 追踪方法学在护理安全管理中的应用进展 [J]. 交通医学, 2019, 33(4)：61-62, 66.

[20] 万瑜, 胡晓雯. 追踪方法学个案追踪管理应用前后的护理质量评价比较 [J]. 中国保健营养, 2019, 29(8)：377.

[21] 王丽芹, 张俊红, 盛莉. 护理不良事件防范手册 [M]. 北京：人民军医出版社, 2015.

[22] 朱晓萍, 田梅梅, 施雁. 国内外医疗不良事件分类体系的研究现状 [J]. 护理研究, 2013, 27(5)：1281-1284.

[23] 骆金铠. 护理不良事件上报信息的闭环管理 [J]. 中国护理管理, 2016, 16(8)：1029-1032.

[24] 秦丽丽, 严婷, 徐宇红, 等. 基于医院信息系统的结构化护理不良事件管理系统的研发及应用 [J]. 解放军护理杂志, 2020, 37(8)：83-86.

[25] 彭雪娟, 李东林, 崔妙玲, 等. 护理不良事件信息管理系统的开发与应用 [J]. 护理研究, 2015, 25：3134-3135.

第八章　患者安全与法律

　　患者安全是医疗领域中生命健康的重要内容之一，也是医疗质量管理的关键性水准因素，国内外均对其予以高度重视。近年来，我国在实践层面上，通过完善患者安全保护的规范性法律法规，将患者安全融入医疗管理的各个环节，强化组织层面和医务工作者个体层面的双驱动式管理，并且将患者安全作为评价医院管理水平的重要指标。通过努力，我国医疗质量进步显著，患者安全得到了进一步保障。国际知名期刊《柳叶刀》文章显示，自 1990 年至 2015 年，中国医疗质量和可及性指数由 49.5 提升至 74.2，排名从第 110 位提高到第 60 位，进步幅度位居全球第 3 位。虽然我国患者安全工作取得较大的成绩，但仍需进一步改革和提升。本章从我国患者安全保障的问题出发，分析问题的本质原因。另外，本章对我国现行的患者安全法律制度和法律风险类型进行介绍，以展示我国法律对患者安全保障的整体样貌。最后，本章从法律视角出发，针对我国患者安全保障中的问题，提出进一步改善的意见。

第一节 患者安全的立法

一、我国立法对患者安全的相关界定

（一）我国立法用语中的"医疗质量安全"和"患者安全"的差异性

患者安全的用语是发源于美国的概念，WHO 于 2009 年发布的相关概念框架中将其定义为：将卫生保健相关的不必要伤害减少到可接受的最低程度的风险控制过程。患者安全用语是以患者安全为中心，强调构建沟通文化从而在卫生保健的过程中进行安全风险的控制。具体到我国，涉及患者安全的相关法律文件中，为数不少的规范性法律文件使用"医疗质量安全"和"医疗安全"的概念来表述患者安全。例如，2002 年发布和施行的《医疗事故处理条例》第一章第一条"为了正确处理医疗事故，保护患者和医疗机构及其医务人员的合法权益，维护医疗秩序，保障医疗安全……制定本条例"；2018 年发布和施行的《医疗纠纷预防和处理条例》第一章第三条"国家建立医疗质量安全管理体系……提高医疗质量，预防、减少医疗纠纷"和第二章第十条"医疗机构应当制定并实施医疗质量安全管理制度……优化服务流程，提高服务水平"；并且 2016 年实行的《医疗质量管理办法》和 2011 年实行的《医疗质量安全事件报告暂行规定》两份法律文件直接以"医疗质量安全"作为法规的命名元素。由此可见，"医疗质量安全"或"医疗安全"这一表述体现出保障医疗机构运行安全和医护人员行医安全、保障医患双方权益、预防医疗纠纷和医疗事故发生的含义。"医疗质量安全"或"质量安全"和"患者安全"均有保障患者安全之目的，其中医疗质量安全和医疗安全反映了我国长期以来医疗临床实践安全目标的落脚点是以"医疗机构和医务人员为中心"构建一种遏制和责备文化，而患者安全的概念是以"患者为中心"构建一种透明的沟通文化。

（二）"医疗质量安全"用语的缺陷分析

以医疗机构和医务人员为中心，所构建的这种遏制和责备文化，是医疗质量安全或医疗安全用语的应有之义。然而，我国传统医疗体系所建立的这种责备文化对医生犯错行为的容忍度非常低，究其缘由，由于我国医疗体系长期受"父权主义"思潮的影响，导致医师被作为医学知识的专有垄断者而被期待为不会出错，医疗错误在我国其实和"失败"是同义词。医疗质量安全用语下所催生的这种不承认错误的文化,又进一步发生连锁反应,从而导致医务人员畏惧医患纠纷,并且医疗机构的法务部门出于防御性策略而会倾向性地建议医疗机构对患者实施信息封闭策略以避免担负赔偿责任,最终会导致越来越多的人隐瞒差错。然而,上述中整个恶性循环的、隐藏风险信息的过程实则是在阻碍着人们及时识别和纠正医疗安全系统中的问题节点,并且在宏观上阻碍了医学事业的发展。这种不容错而导致进一步患者安全状况恶化的现象在1999年被美国医学科学院发布的报告《人非圣贤,孰能无过:构建更加安全的卫生体制》所披露,并引发了具有容错性和鼓励自我积极公布犯错信息的、建设患者安全的运动。因此,在尊重"医师也会出错"现实的基础上,变遏制和问责文化为透明和沟通文化,当医疗事件发生后,由医疗团队主动发现并向患者告知相关事实经过,同时致歉并提供补偿。这样的一个过程,对于医疗团队而言,其可以从中学习如何应对医疗伤害所造成的影响并领悟如何改善医疗系统、预防再度发生。对患者而言,透明的信息沟通可以让患者在第一时间了解事件的真相,从而避免经历申诉、调解、诉讼等权利救济途径所消耗的人力、财力、物力,反而是以最简便的方式使患者的知情权得以落实。

(三)美国"患者安全"立法中鼓励透明和沟通的经验介绍

在医院管理系统中,良好设计的信息公开和沟通机制可以避免医疗过错引发医疗不良事件。相反,在医患纠纷的解决过程中如果只是一味地强调民事经济、行政或刑事惩戒来遏制医疗过错的发生率,会反弹式地加重系统性医疗行为中问题节点的遮蔽力度,从而导致医疗服务质量和患者安全在大力度惩戒中愈演愈烈。因而,美国在经历了上述反思之后,开始推行以医疗沟通和道歉法为核心的医疗纠纷解决机制,从而更好地缓和医患矛盾,减轻医疗责任保险负担,切实落地患者安全保障。既然信息不畅通是医疗机构的系统性失灵的罪魁祸首,为保证患者安全,组织的管理体制设计就应立足于促进信息公开和流动。为保护和鼓励医疗机构就医疗不良后果向患者进行畅通的信息传递,部分州法规定了医疗过失道歉法,免除医方事后信息沟通的证据效力,并建立了医疗过失报告制度。2005年9月,希拉里·克林顿和巴拉克·奥巴马共同向国会提出了《全国医疗差错透露与补偿法案》,推动美国建立以信息披露和保护患者为主的医患纠纷处理机制,并创造鼓励医师披露医疗信息的氛围,并且他们专门发表署名文章,文章指出,要实现减少诉讼和畅通医患之间有效的沟通目标,就必须颠覆现有的责备性安全管理文化,彻底废除对侵权法惩罚性赔偿的依赖，制度性鼓励医生披露有关医疗过失的信息和畅通医患沟通渠道，着力实现"降低不必要不良事件的发生率、促进医患之间的沟通、保证患者有损害即合理获赔、减少医疗机构的责任险负担"几大目标。因而，依据美国的《全国医疗差错透露与补偿法案》，信息透明和医患沟通不仅能够预防和减少损害发生，而且能够有效缓解医患纠纷的张力。我国在"医疗质量安全事件报告"制度设计中有部分体现信息透明度的重要性，但是我国现阶段的患者安全制度设计并未充分地吸纳信息透明的本质性精髓并且严重忽视了医患之间的有效沟通。

（四）患者安全用语在我国的新趋势

近年来，随着全社会"以患者为中心"的意识逐渐增强，"患者安全"的理念越来越受到我国行业协会和主管部门的重视，以行业协会为率先代表，协会超越立法中的"医疗质量安全"的理念，率先推行"以患者为中心"的透明式和沟通式的安全风险控制模式。中国医院协会参考国际经验，发布《患者安全十大目标》并逐年更新，最新版的《患者安全十大目标》则着重强调且单列"鼓励患者及其家属参与患者安全"的目标，大力推行沟通式的医疗风险管控新模式。

二、我国医患安全的相关立法梳理

从目前关于患者安全的法律规范状态来看，我国属于分散立法模式，《民法典》《侵权责任法》《执业医师法》《医疗纠纷预防和处理条例》《医疗事故处理条例》《医疗机构管理条例》《医疗器械监督管理条例》《医疗质量管理办法》《医疗质量安全事件报告暂行规定》《关于进一步加强患者安全管理工作的通知》等法律法规皆有涉及患者安全，还有一部2020年6月1日起刚刚施行的《基本医疗卫生与健康促进法》，也有关于患者安全的条款。综观我国患者安全法律规范体系发现，我国患者安全相关法律条款分散，一些规范过于模糊、宽泛，导致实践操作中适用难度大，对医疗服务提供者、患者及第三方在遭遇医患纠纷解决时缺乏明确的指引，难以达到定纷止争的效果。鉴于此，国内很多学者建议，我国可以借鉴美国等采用的专门性立法模式，建构以患者权利为中心的患者安全专项法律，以提高患者安全法律规范适用效力。并且鉴于我国成文法系的立法传统与惯例，有部分学者建议先制定《患者安全条例》，包括：患者安全各方主体（医疗保健机构及其工作人员、患者及其家属、第三方机构、政府管理机构等）的具体权利、义务与评价规范，患者安全组织的准入制度、监督评估制度规范，患者安全信息系统建设规范，患者安全规制配套支持制度规范，患者安全纠纷解决机制规范等。

具体相关的主要规范性法律文件如表8-1-1所示。

表8-1-1　规范性法律文件

立法文件名称	立法效力级别	相关条文	年份
《民法典》	法律	第七编的第六章	2021
《基本医疗卫生与健康促进法》	法律	43、58、101	2020
《侵权责任法》	法律	第五、七章	2010
《医疗纠纷预防和处理条例》	行政法规	3、10、19、47	2018
《医疗机构管理条例》	行政法规	第四章	2016
《医疗事故处理条例》	行政法规	7、13	2002
《医疗器械监督管理条例》	行政法规	68	2017
《医疗质量管理办法》	部门规章	全文／重点为第五章	2016
《药品召回管理办法》	部门规章	全文	2007
《医疗器械召回管理办法》	部门规章	全文	2011
《医疗质量安全事件报告暂行规定》	部门规章	全文	2011
《关于进一步加强患者安全管理工作的通知》	部门规章	全文	2018

第二节　患者安全相关法律制度

综合目前我国患者安全有关规范性法律文件的具体内容，患者安全相关法律制度主要包含"医疗质量安全事件报告和预警制度""医疗产品质量控制制度""医疗服务质量控制制度""患者信息安全保障制度"四大部分，具体分析如下。

一、医疗质量安全事件报告和预警制度

（一）"存疑从有必报"原则

从我国立法看，发生医疗安全事件后医疗机构应向卫生行政主管部门报告的制度是医疗安全事件处理的必经程序。2011年，卫生部颁布的《医疗质量安全事件报告暂行规定》（简称"《事件报告暂行规定》"），以"建立健全医疗事件报告和预警制度，妥善处理

事件，提高医疗质量，落实医疗安全"为宗旨目标，初步建立了我国的医疗过失报告制度。和之前卫生部于 2002 年为落实《医疗事故处理条例》第 14 条的要求而颁布的《重大医疗过失行为和医疗事故报告制度》做对比，《事件报告暂行规定》第 9 条施行了"存疑必报"的原则，突破了 2002 年的规定中将报告范围界定为医疗事故的限制，而将义务性报告的医疗质量安全事件扩张为"日常管理中发现医疗质量安全事件""患者投诉医疗损害事件"和"其他提示存在医疗质量安全的事件"。"存疑必报"原则扩大了安全事件的报告范围，从而将尽可能多的对患者安全有风险的事件均纳入报告范围，更有助于患者安全的保护。

（二）强制报告制度下的非公开和非追溯原则

另外，从《事件报告暂行规定》的内容看，其采取了强制报告方式，并且附加了报告以纠纷解决、责任追究，并可以追溯事件。《事件报告暂行规定》第 16 条规定："对于涉及医疗事故争议的医疗质量安全事件，应当按照《医疗事故处理条例》的相关规定处理"，从而将医疗过失报告与纠纷解决联系在一起。但是，从鼓励披露医疗行动中不安全信息的角度来看，在制度设计上就需要消除医疗机构和医务人员关于事件报告会对其利益有损的顾虑，从而保障事件报告中真正所需的全部信息正常流动起来。在此基础上，报告应当是强制性的，以保障信息、数据的客观性、广泛性和全面性。但是，出于信息的流动性，医疗安全事件报告所形成的信息的用途必须限于"完善医疗机构患者安全管理"的目的，而不能用于事后追责的证据，否则会阻止报告信息的流动，因而应当坚持报告的非公开和非追溯原则。

二、医疗产品质量控制制度

广义上来看，医疗产品质量控制制度包含归责原则、缺陷产品召回、药品不良反应和药品损害事件及医疗器械不良事件监测报告制度。

（一）归责原则

《中华人民共和国侵权责任法》第 59 条确立了诊疗活动中医疗产品责任的一般归责制度，医疗产品责任原则上适用《中华人民共和国侵权责任法》第五章"产品责任"和《中华人民共和国产品质量法》关于产品责任的一般归责规定。医疗产品损害责任的归责制度，统一适用于药品、医疗器械、消毒制剂、血液及血液制品等医疗产品在医疗领域造成损害的责任。依据法律规定，医疗机构作为销售者，只有存在下面两种过错时，才承担产品责任：①由于销售者的过错使产品存在缺陷，造成他人损害，即产品缺陷的存在是由销售者的过错造成的。②销售者不能指明缺陷产品供货者的，销售者应当承担赔偿责任。销售者未能严格把好进货关，销售的是不能明确生产者的产品，因此其承担的是因不能确定缺陷产品生产者的赔偿责任。

（二）缺陷产品召回

医疗产品召回义务是指投放市场的医疗产品存在缺陷，可能或已经对患者的生命、健康造成严重损害，生产者依特定程序收回、退换缺陷医疗产品并承担与此相关费用的义务。我国目前法律已认可的医疗产品的召回主要涉及药品和医疗器械，其中《药品召回管理办法》于2007年12月10日起实施，《医疗器械召回管理办法（试行）》于2011年7月1日正式生效。另外，根据我国2010年实施的《侵权责任法》规定，召回义务的主体主要是医疗产品的生产企业，销售者则承担辅助召回义务。虽然目前学界对医疗机构是否为医疗产品的销售者尚存争议，但鉴于实践中一般都将其视同为销售者，医疗机构有义务积极辅助生产企业实施召回。

（三）不良事件监测报告

国家卫计委于2016年公布施行的《医疗质量管理办法》第三十五条规定：医疗机构应当建立药品不良反应、药品损害事件和医疗器械不良事件监测报告制度，并按照国家有关规定向相关部门报告。国家建立医疗质量（安全）不良事件报告制度，鼓励医疗机构和医务人员主动上报临床诊疗过程中的不良事件，促进信息共享和持续改进。医疗机构应当建立医疗质量（安全）不良事件信息采集、记录和报告相关制度，并将其作为医疗机构持续改进医疗质量的重要基础工作。

综合而言，我国政府部门试图通过立法规范的方式构建医疗产品安全性检测体系，从而实现药品安全风险信息沟通和安全隐患的及时排除，以提高医疗产品的安全性。

三、医疗服务质量控制制度

（一）行政治理

医疗服务由单纯的"以医疗为中心"逐步转向"以患者为中心"；医疗质量管理逐步

转向以全面质量管理、持续质量改进等理论为基础的医疗质量管理；以循证医学为基础发展而来的临床指南推广，融合临床指南、服务管理、成本控制等元素的单病种质量管理及临床路径的应用，使医疗质量标准更高、内涵更丰富。 具体而言，国务院办公厅在 2017 年发布的《关于建立现代医院管理制度的指导意见》中强调医疗机构应当组建医疗质量安全管理专业委员会，建立全员参与、覆盖医疗服务全过程的质量管控制度，严格落实首诊负责、三级查房、护理和手术及抗菌药物的分级管理、临床用血安全等医疗质量安全核心制度。

（二）立法规范

具体到医疗服务质量控制的立法渊源，2020 年 6 月开始施行的《基本医疗卫生与健康促进法》第四十三条规定："医疗卫生机构应当建立健全内部质量管理和控制制度……合理进行检查、用药、诊疗，加强医疗卫生安全风险防范……持续改进医疗卫生服务质量。"再者，国家卫计委于 2016 年公布施行的《医疗质量管理办法》第十条规定："医疗机构应当制定并实施医疗质量安全管理制度，设置医疗服务质量监控部门或者配备专（兼）职人员……加强医疗风险管理，完善医疗风险的识别、评估和防控措施……及时消除隐患。"

综合而言，我国患者安全的相关责任主体正在努力健全医疗服务质量控制制度体系，完善有关的管理相关工作制度，力图实现医疗服务质量管理的系统化、科学化、规范化、精细化，从而落实医疗服务质量安全目标。

四、患者信息安全保障制度

（一）行政管理上的五项基本要求

信息安全管理制度是十八项医疗质量安全核心制度之一，指医疗机构按照信息安全管理相关法律法规和技术标准要求，对医疗机构患者诊疗信息的收集、存储、使用、传输、处理、发布等进行全流程系统性保障的制度。 从 2018 年国家卫健委发布的《医疗质量安全核心制度要点》来看，其基本要求为：①医疗机构应当依法依规建立覆盖患者诊疗信息管理全流程的制度和技术保障体系，落实信息安全等级保护等有关要求；②医疗机构应当建立患者诊疗信息安全风险评估和应急工作机制，制定应急预案，保障患者诊疗信息管理全流程的安全性、真实性、连续性、完整性、稳定性、时效性、溯源性；③医疗机构应当建立患者诊疗信息保护制度，使用患者诊疗信息时应当遵循合法、依规、正当、必要的原则，不得出售或擅自向他人或其他机构提供患者诊疗信息；④医疗机构应当建立员工授权管理制度，明确员工的患者诊疗信息使用权限和相关责任，为员工使用患者诊疗信息提供便利和安全保障；⑤医疗机构应当不断提升患者诊疗信息安全防护水平，防止信息泄露、毁损、丢失，建立患者诊疗信息系统安全事故责任管理、追溯机制。

（二）立法上的法定保护义务

具体到我国相关法律依据，《执业医师法》和《护士条例》均规定，医疗机构及医务人员对患者的个人信息负有保密义务。《医疗机构病历管理规定（2013年版）》规定，医疗机构及其医务人员应当严格保护患者隐私，禁止以非医疗、教学、研究目的泄露患者的病历资料。公安部等四部委2007年下发的《信息安全等级保护管理办法》规定，三级甲等医院的核心业务信息系统安全保护等级原则上不能低于三级。卫生部2011年颁发的《卫生行业信息安全等级保护工作的指导意见》（卫办发〔2011〕85号）规定，医疗机构通过定级备案、建设整改和等级测评等工作，明确网络安全责任，建立长效工作机制，运用网络安全技术和设备，保障医院网络信息与数据安全。上述种种立法举措，均体现了我国政府对患者安全信息保障的重视，以及逐步构建合理有效的患者信息安全制度体系。

第三节　患者安全涉及的法律风险类型

下文探讨在医疗过失情形下，患者安全所涉及的由医疗过失导致患者损伤的法律责任风险类型，主要包括民事法律责任、行政法律责任和刑事法律责任三大类型的分析。综合而言，从法律责任的内容来看，民事责任、行政责任和刑事责任的惩戒力度在依次加大，其涵摄的范围在随之依次缩小，形成套叠式样貌。

一、民事责任风险

医疗过失导致患者损害发生，民事责任承担的法律依据是《侵权责任法》的第七章"医疗损害责任"。《侵权责任法》的出台基本上终结了以往医疗过失致损追责二元化的格局和中止了对医疗损害与医疗事故概念的争议和分歧，无论医疗事故还是非医疗事故，患者在诊疗活动中受到损害的，统一适用《侵权责任法》医疗损害责任的规定。 这意味着，今后所有医疗纠纷案例件都可以援引《侵权责任法》的相关规定。

确立归责原则的条款是《侵权责任法》第五十四条、第五十八条，一般情形下是过错责任原则，除特殊情形（违反法律、行政法规、规章及其他有关诊疗规范的规定；隐匿或者拒绝提供与纠纷有关的病历资料；伪造、篡改或者销毁病历资料）适用过错推定原则。 确立过失判断标准的条款是《侵权责任法》第五十七条，将医疗过失界定为"未尽到与当时的医疗水平相应的诊疗义务"。 确立免责条款的是《侵权责任法》第六十条，免责情形分为以下三大类：患方不配合规范诊疗的；紧急情形下医方已经尽到合理诊疗义务的；当时医疗水平难以诊疗的。 确立赔偿项目等具体条文决定其民事责任的承担的是《侵权责任法》总则部分的第十六条，医疗事故损害赔偿责任的范围是：医疗费、护理费、交通费等为治疗和康复支出的合理费用，以及因误工减少的收入；造成残疾的，还应当赔偿残疾生活辅助器具费和残疾赔偿金；造成死亡的，还应当赔偿丧葬费和死亡赔偿金。 另外，2021 年 1 月 1 日起实施的《民法典》的第七编"侵权责任"之第六章"医疗损害责任"基本沿袭了《侵权责任法》第七章的立法模式，只是略有变动，不影响上述分析，基本对《侵权责任法》的医疗损害责任相关规定予以全盘继受，本文不再赘述。

二、行政责任风险

行政责任的惩戒对象是医疗事故，医疗事故是指医疗机构及其医务人员因严重不负责任，造成就诊人人身损害或者因明显技术过失，造成就诊人死亡或残疾的不良事件。 医疗事故行政责任的判定，主要是通过和上述医疗过失引起的民事责任的区分来进行。

（一）违法要件的区别

构成医疗事故的行政责任中，医务人员的行为必须违反医疗卫生管理法律、行政法规、部门规章和诊疗护理规范、常规。 可见医疗事故的行政责任的违法构成要件应当是以法定义务为限的。 而根据民法理论，医疗过失的民事责任中，医方虽然没有违反法定义务，但是只要存在不合理欠缺，或未尽到应尽的注意义务，就可构成医疗损害民事责任。

（二）结果要件的区别

根据《医疗事故分级标准》的规定，医疗事故的结果要件以损害患者生命权、健康权和身体权为限，而医疗损害的结果构成要件与之相比则更为广泛，既包括侵犯患者人身权利（包括除生命权、健康权和身体权以外的其他人身权利），也包括侵犯患者财产权利。

（三）因果关系的区别

鉴于医疗事故是行政法追究行政责任的依据，所以认定医疗事故争议是否具备因果关系的要件，应当适用较为严格的绝对因果关系理论，这样更有利于限制行政权力滥用；而对于民事救济中的医疗损害，则应当适用相当因果关系理论，这样更有利于对受害人给予民事救济。

（四）免责条件的区别

医疗事故行政责任的免责条件相较于民事责任，其免责的条件更为宽泛。依据《医疗事故处理条例》第三十三条的规定，不属于医疗事故的情形包括：在紧急情况下为抢救垂危患者生命而采取紧急医学措施造成不良后果的；在医疗活动中由于患者病情异常或者患者体质特殊而发生医疗意外的；在现有医学科学技术条件下，发生无法预料或者不能防范的不良后果的；无过错输血造成感染不良后果的；因患方原因延误诊疗导致不良后果的；因不可抗力造成不良后果的。相比较于民事免责的三例情形而言，行政免责的范围更为宽泛，也体现了行政追责的谦抑性。

三、刑事责任风险

我国《刑法》第三百三十五条将患者安全所涉及的由医疗过失导致患者损伤的刑事追责界定为"医疗事故罪"，具体规定为：医务人员由于严重不负责任，造成就诊人死亡或者严重损害就诊人身体健康的，处三年以下有期徒刑或者拘役。

刑法第三百三十五条规定因医务人员严重不负责任导致就诊人死亡或身体健康严重受损的医疗行为予以刑法处罚。中外刑法理论界通常认为，犯罪过失的本质是具有注意能力的人对注意义务的违反。在司法实践中，一般认为医务人员实施了严重违反医疗卫生管理法律、行政法规、部门规章和诊疗护理规范、常规（以上均是注意义务的典型来源）的行为或医务人员在不具备注意能力的情况下冒险就诊的行为，属于严重不负责任；严重不负责任即是严重违反注意义务或超越承担，也是严重刑事医疗过失，从而满足医疗事故罪的主观构成要件。 其中，所蕴含的第一个问题是如何界定上述的严重违反，什么程度才算是严重？并且，民事医疗损害责任的过失与医疗事故罪的过失同属于医疗事故之过失，属于医疗事故的就应当引起医疗损害赔偿，但是否引起刑事惩罚则需要进一步判断该医务人员的过失程度的级别是否到达了"严重"。 因而，需要根据过失的严重程度来进一步将刑事责任从其中区分开来，只有相关医务人员在诊疗护理过程中的过失程度的级别达到严重时才能给予医务人员刑事处罚，否则只承担民事责任。 另外，我国立法在"医疗注意义务的来源、判断标准"和"医疗注意能力标准"问题上，并没有进一步做出具体的认定和说明，容易导致在是否构成医疗事故罪的判断上出错，因而需要在构成要件的拆分上予以更具体的解释和说明。

第四节　如何改善患者安全保障中的问题

一、建立以患者安全为中心的"利他"安全文化

（一）苛责文化导致医疗不良事件报告率偏低

医疗过程中发生错误的原因除人为因素外，主要是不科学的操作和流程的系统性原因，管理制度和流程仍待完善。 对医务人员的苛责文化是难以实现患者安全保障的；应当鼓励医务人员积极上报患者安全不良事件的有关信息，通过对错误的分析和学习来避免下一次患者安全不良事件的发生。 然而，我国目前存在医务人员不良事件报告率偏低的现象，这是医疗机构对医务人员的过失行为实行苛责对待的文化所导致。 如果医务人员报告不良事件会造成一系列严厉的处罚，如领导和同事的责难，个人和科室的经济利益受到损害等，那么这种苛责文化自然会降低医疗不良事件的报告率。 相关调查研究显示，医务人员表示医院对于不及时上报医疗不良事件的医务人员会给予大会通报批评、绩效考核扣分、罚款扣工资、院内存档等相关处罚，使医务人员为避免遭受惩罚而选择隐瞒不报，这反而不利于医疗错误的纠正。

（二）以患者安全为中心的"利他"安全文化

其实，医院安全管理成功的关键在于全院员工对以患者安全为中心的观点已达成共

识。积极的安全文化是接受人因失误的必然性，主动地寻找医疗流程中潜在的危机，从过去的惩罚个人转变为以患者安全为中心的学习模式，通过改善医疗流程的缺陷，阻断可能构成患者利益损害的路径。另外，需要特别注意的是，构建患者安全文化过程中，医院内部的奖励不良事件上报的机制不应当是粗放的金钱奖励而最好是荣誉奖励（如以积极推进上报流程系统改进的医务人员姓名来冠名优化后的流程称谓），从而培育一种以患者为中心的"利他"文化和思维，而不是金钱化的"利己"文化。

二、建立高于国家标准的不良事件上报系统及错误反馈机制

（一）国家标准是一种底线式的及格标准

建立不良事件报告系统对于改进医疗质量和保障患者安全具有积极的作用，可以帮助医务人员了解安全事件，尤其是可以预防事件的发生、过程及原因，从经验教训中学习，在以后的工作中注意预防。无论是 2002 年国家食品药品监督管理局启动的"药品及医疗器械不良事件监测上报"试点工作，2007 年中国医院协会启动的"患者安全（不良事件）自愿报告系统"，还是 2011 年卫生部颁布的《医疗质量安全事件报告暂行规定》，其均是一种从底线出发的管理思维，也即为全国医疗机构设立安全事件报告统一标准。然而，由于我国不同地区、不同级别的医疗机构具有较大的差异性，所以政府在兼顾偏远地区医疗机构和基层医疗机构的能力情况下所制定的标准，只能是一种合格标准而不是优良标准，因而医疗质量安全不良事件上报制度的国家标准必然存在诸多问题。

（二）有条件的医疗机构设置高于国家标准的自我标准

有条件的医疗机构（发达地区医疗机构和非基层医疗机构）不应当局限于现行法对不良事件上报系统所设立的国家标准，要勇于结合自身优势设置高于国家标准的医院内部自我标准。医院内部在设立高于国家标准的自我标准时，应当综合考虑以下三点功能：①报告系统采集风险信息功能；②分析系统评估、评价风险信息功能；③反馈系统预警风险信息功能。在整个建设系统的过程中，医疗机构需要牢牢地抓住对上报的案例进行根本原因分析，聚焦共性事件，提出标准化改进流程，对可能造成的医疗风险进行评估，达到提高医疗质量、减少损害发生的目的。

三、建立畅通的医患沟通机制和鼓励患者参与安全文化建设制度

（一）医患互信对于解决医患纠纷至关重要

医患关系是一种绝对信息不对称关系，患者对于相关信息的了解，完全有赖于医方的披露与沟通。对于医方道歉的保护，可以在最大限度上激励和保护医方向患者充分披露相关信息。另外，医患之间的信任对于解决医患纠纷具有重要意义。当前医患纠纷之所以多发，主要是由于患者担心医方运用其信息上的绝对优势地位，对其隐瞒相关信息，损害其合法权益。要避免此种情况，必须重塑医患信任，其途径即为促进和保护医方充分披露相关信息，并以道歉的诚挚态度，获得患者的谅解和信赖。

（二）鼓励患者参与安全文化建设，增强医患互信

可以对照的是，在相当比例的医患纠纷中，患者关注的不是金钱的赔偿，而是要求一个"说法"。医疗纠纷解决机制应当以维护患者安全为首要目标，而此种目标的达成，必须破除以追责为唯一目标的侵权责任模式，以医患的和谐关系构建，实现对医疗过失信息的充分披露与及时总结。因而，医护人员应当鼓励患者对医疗缺陷进行监督，参与辨识和核查程序，通过医患合作，增强医患互信意识，调动患者积极性，促进医患之间的有效沟通。通过建立危重患者沟通谈话制度，提升患者的安全知识，开展安全教育，让患者及其家属参与医疗决策，重视患者主体地位，实现以患者为中心的医疗服务理念。

四、走出以往自我标准的"窠臼"，积极对标司法标准

（一）医学自我主导标准的弊端

在医疗卫生领域，以牵涉到患者安全相关的医疗过失的判断标准为例，这些年伴随《侵权责任法》的颁布，中国传统司法立场也类似欧美国家正在转变中，即从传统医学主导的立场开始向司法主导的立场转变；然而，法官仍不愿轻易挑战临床标准，但他们似乎更愿意挑战个案中医师的注意程度。也或者是医疗机构内部在设立患者安全系统的过程中，会有中国医院协会发布的《患者安全十大目标》作为行业标准和国家卫健委发布的《关于进一步加强患者安全管理工作的通知》作为行政标准予以对标和落实。然而，行业标准和行政标准更多的是一种医学自我主导的标准。这种自我主导的标准有着天然侵略患者权益的弊端。原因在于，自我主导标准缺乏外界监督，较为容易导致医学界以自我

利益为中心而不自知的损害患者正当权益。

（二）医学应当积极对标司法标准

医疗机构应当积极主动研究中国裁判文书网关于患者安全和医患纠纷的典型判决，了解行业内其他医疗机构发生医疗诉讼及司法对此问题所建立的第三视角，跳出医学范畴去理解司法范畴中所界定的医疗过失标准和认定的医疗机构疏忽行为之处。鼓励医疗机构积极组织全体医务人员对典型的患者安全不良事件进行"医学＋司法"视角的全方位回顾性反思和学习，不能仅局限于医学团体的自我构建的世界观之中。

第五节　结　语

医疗机构以"医疗机构和医务人员为中心"构建的遏制和责备文化并不能很好地实现医疗质量安全的目的。相反，应当将"医疗质量安全"用语中的思维模式转换为以"患者为中心"构建透明和沟通文化，从而更好地保护患者安全。医疗机构可以从"医疗质量安全事件报告和预警""医疗产品质量控制""医疗服务质量控制""患者信息安全保障"四个方面出发构建患者安全的四大支柱，将患者安全在机构内部较为全面地建立起来。目前，我国医疗机构所构建的四大支柱仍存在着阻碍实现患者安全保障目标的缺陷和问题。本文针对主要问题，提出四点完善建议：①建立以患者安全为中心的"利他"安全文化；②建立高于国家标准的不良事件上报系统及错误反馈机制；③建立畅通的医患沟通机制和鼓励患者参与安全文化建设制度；④走出以往自我标准的"窠臼"，积极对标司法标准。

参考文献

[1] 郭晓薇. 国际视角下的中国获得感 [J]. 中国卫生，2017（12）：50-51.

[2] WHO. Conceptual Framework for the International Classification for Patient Safety[R]. Geneva：WHO press，2009.

[3] 张忠鲁. 患者安全：概念与实例 [J]. 医学与哲学（临床决策论坛版），2006（6）：12-16.

[4] 朱红，刘畅，金晓东，等. 不良事件报告制度与患者安全 [J]. 医学与哲学（B），2013，34（11）：1-3.

[5] 吴英旗. 坦诚对待医疗差错与医患纠纷的处置——以患者安全为视角 [J]. 医学与哲学（A）：人文社

会医学版，2016，37（2）：51-52.

[6] LINDA T，KOHN，JANET M，et al.To err is human：building a safer health system[M]. Washington（DC）：National Academies Press，2000：19-18.

[7] 满洪杰.医疗道歉法与医疗纠纷解决机制的发展——美国经验与中国进路[J].当代法学，2017，31（6）：92-101.

[8] CLINTON H R，OBAMA B.Making patient safety the centerpiece of medical liability reform. N Engl J Med，2006，25（21）：2205-2208.

[9] 吴纪树.患者安全法律规制的国际经验与中国路径[J].卫生经济研究，2018，378（10）：52-55.

[10] 王艳翚，宋晓亭.医疗产品召回制度及相关法律责任探析[J].前沿，2013（9）：72-73.

[11] 贺晓燕.上海市A区公立综合性医院医疗质量控制体系研究[D].上海：复旦大学，2014.

[12] 国家卫监委.关于印发医疗质量安全核心制度要点的通知（2018）[EB/OL].http://www.gov. cn/xinwen/2018-04/24/content_5285473.htm.

[13] 王胜明.中华人民共和国侵权责任法解读[M].北京：中国法制出版社，2010：269-270.

[14] 王岳.对医疗损害责任相关问题的探讨[J].中国司法鉴定，2010（2）：34-37.

[15] 赵秉志，刘志伟.犯罪过失理论若干争议问题研究[J].法学家，2000（5）：28-47.

[16] 金琳.医疗事故责任的刑民界限之厘清[J].中国检察官，2014（20）：64-68.

[17] 蒋婷婷，刘兰秋.患者安全视角下医务人员医疗不良事件报告现状及问题研究[J].中国医院，2017，21（11）：36-39.

[18] 韩光曙.医院的安全文化与医疗安全[J].中华医院管理杂志，2004，20（3）：129-131.

[19] 朱红，刘畅，金晓东，等.不良事件报告制度与患者安全[J].医学与哲学（B），2013，34（11）：1-3.

[20] 黄清华.论互联网＋患者安全的主要法律问题（中）[N].中国保险报，[2017-05-04]（4）.

[21] 叶树俊，刘志坚.医院实施医疗不良事件报告的体会[J].江苏卫生事业管理，2015，26（4）：54-55.

[22] 满洪杰.医疗道歉法与医疗纠纷解决机制的发展——美国经验与中国进路[J].当代法学，2017，31（6）：89-98.

[23] 王岳.英国侵权法视野下中国医疗过失的流变与展望[J].医学与哲学（A），2016，37（12）：5-8.

案例部分

第九章　患者身份识别

　　正确识别患者身份是中国医院协会《患者安全目标（2019 版）》的首要目标之一。患者身份确认是指医务人员在医疗活动中对患者的身份进行查对、核实，以确保正确治疗和检查。患者身份的准确辨认是医疗护理安全的前提，患者身份的正确识别是医疗安全的保障。

第一节　药物输错患者

2020 年 7 月 19 日，某医院发生一例护士药物输错患者事件。为避免此类差错事故的再次发生，利用根本原因分析方法对该事件进行追溯，并制定改进及预防措施。

一、事件回顾

2020 年 7 月 16 日早上，杨先生的父亲因肝硬化腹水出现吐血急诊入院，初步诊断为失血性休克、上消化道出血、严重的肝硬化腹水。医生告知了家属病情危重，随时有猝死可能，家属也在病危通知书上签字表示知情同意，医生把患者收治在 46 床，开药治疗后患者病情暂稳定。

2020 年 7 月 19 日凌晨 12 点多，冲药护士将病房静脉用药均冲配完毕后，按照往日习惯在每名患者的瓶贴上倒置手写了该患者的床号。杨先生父亲需要换药时便喊来了当班护士，当班护士来到治疗室扫了一眼冲好的静脉药，没有仔细确定便拿起了自以为是 46 床的头孢曲松钠走到了病房，到病房后，她没有仔细核对瓶贴上的信息，也并未询问患者的名字即给患者换上了药。凌晨 1 点左右，患者突然咯血，家属赶紧叫护士。此时家属突然发现输液瓶上写了一个"女"字，还有一个手写的数字"45"。家属认为 45 代表的是床号，他父亲是 46 床，那瓶药应该是给隔壁 45 床的药。几个小时后，杨先生的父亲抢救无效去世。

原来，杨先生的父亲即 46 床与旁边 45 床的女性患者用药都是同一厂家生产的同一批号的头孢曲松钠，用药剂量也一样，护士只扫了一眼药物名称和剂量，并未仔细看清床号便拿错了药。

对此，院方认为患者的死亡是病情变化导致的结果，与用药无关，但家属对此解释并不认可。医院做出书面说明：根据医院病历和抢救记录，患者于 2020 年 7 月 19 日凌晨 2 点半突然出现大汗、呕血、便血等不适症状，早上 7 点 07 分经抢救无效宣布临床死亡。

二、调查分析

（一）成立调查小组

将本案递交医院质量管理委员会，由质管办牵头成立事件调查组，包括质管办主任、院长、护理部主任、医务部副主任及事件发生科室主任、护士长、护理核心组员共 7 人。

调查小组根据严重度评估分级（severity assessment code，SAC）标准对本事件的严重度进行评估，本案例中患者最终死亡，在患者损伤严重程度方面判定为死亡，本事件在该院的发生频率为 5 年以上一次，故将本案例定性为 SAC 2 级（表9-1-1）。

表 9-1-1　事件的 SAC 评估

	死亡	极严重伤害	重度伤害	中度伤害	轻度伤害或无伤害
数周	1	1	2	3	3
1 年数次	1	1	2	3	4
1 年 1 次	1	2	2	3	4
2～3 年 1 次	1	2	3	4	4
3 年以上	2★	3	3	4	4

注：SAC 是依据损害严重程度与事件发生频率为两轴所呈现的风险矩阵，得分越低表示越严重。4级，低危事件；3级，中危事件；2级，高危事件；1级，极高危事件。

（二）资料收集

尽快收集资料，以免时间过长造成关键信息的遗忘。收集资料的方法包括人员访谈、设备调查、书面记录等。注意访谈技巧，访谈前事先拟定访谈问题，采取开放式提问，注意观察提问对象的表情动作，并做相应记录，以便评估反馈内容的真实性。

（三）事件还原

调查小组利用"三现"原则对不良事件进行现场还原（图9-1-1），可采取现场回顾、相关人物访谈、查阅病史等方法，旨在尽可能还原细节挖掘真相，有助于调查小组成员将讨论聚焦在事件的全流程，而非结论。

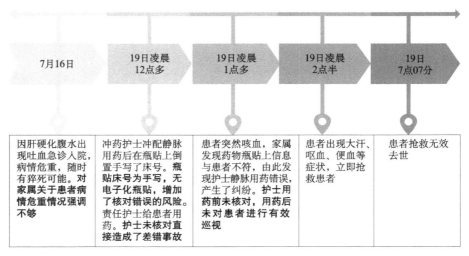

图 9-1-1　2020 年药物输错不良事件叙事时序

（四）根本原因分析

首先，组织调查小组成员开展头脑风暴，使用鱼骨图从人、机、法、环4个方面展开分析（图9-1-2），找出近端原因，通过要因分析表确定根本原因（表9-1-2）。

1. 人

（1）当班护士：缺乏查对意识；工作未遵守医院相关制度与流程；缺乏"慎独"精神；缺乏工作责任心。

（2）护士长：缺乏对于护理核查工作的有效性检查；缺乏对护士掌握护理相关制度情况的督查；培训不到位。

（3）行政人员：缺乏对在职人员的培训管理；缺乏对临床工作的监管。

2. 机

（1）识别设备：缺乏进行用药查对的电子设备；除口头核对外无其他核对方式，核对方案缺失；设备的缺失导致无法闭环管理。

（2）腕带：腕带缺乏可电子核对的二维码标识；缺乏对患者身份识别的方式。

3. 法

（1）制度：未有效落实查对制度；护士培训制度欠缺。

（2）流程：冲药及换药流程不明确；口头核对流程未落实；冲药护士及换药护士不是同一人。

4. 环

（1）环境：夜间值班护士及家属均较疲劳；同一病房患者及家属较多，光线不足，环境较嘈杂。

（2）环节：护患之间缺乏有效沟通；管理层面与家属沟通缺乏；未进行双人核对；患者未参与核对。

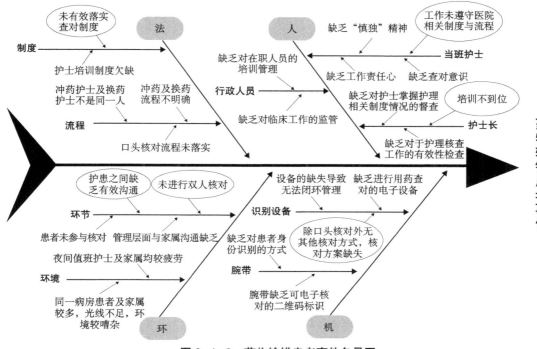

图 9-1-2　药物输错患者事件鱼骨图

表 9-1-2　药物输错患者要因分析评价表

不良事件	编号	要因			组员1	组员2	组员3	组员4	组员5	组员6	组员7	总分	选中
		大要因	中要因	小要因									
药物输错患者	1	人	当班护士	缺乏查对意识	3	3	3	3	3	5	3	23	
	2			**工作未遵守医院相关制度与流程**	5	5	5	5	3	5	5	33	★
	3			缺乏"慎独"精神	1	1	3	1	1	1	1	9	
	4			缺乏工作责任心	3	1	1	3	3	3	3	17	
	5		护士长	缺乏对于护理核查工作的有效性检查	3	3	3	3	3	3	3	21	
	6			缺乏对护士掌握护理相关制度情况的督查	3	3	5	3	3	5	3	25	
	7			**培训不到位**	5	3	5	5	3	5	5	31	★
	8		行政人员	缺乏对临床工作的监管	3	3	3	3	3	3	3	21	
	9			缺乏对在职人员的培训管理	3	5	5	5	1	3	3	21	
	10	机	识别设备	缺乏进行用药查对的电子设备	3	3	3	3	3	5	5	25	
	11			**除口头核对外无其他核对方式，核对方案缺失**	3	5	5	5	5	5	3	31	★
	12			设备的缺失导致无法闭环管理	3	3	3	5	3	3	3	23	

续表

不良事件	编号	要因			组员1	组员2	组员3	组员4	组员5	组员6	组员7	总分	选中
		大要因	中要因	小要因									
药物输错患者	13	机	腕带	腕带缺乏可电子核对的二维码标识	3	5	3	3	3	3	5	25	
	14			缺乏对患者身份识别的方式	3	3	3	3	5	3	5	25	
	15	法	制度	**未有效落实查对制度**	5	5	5	5	5	5	5	35	★
	16			护士培训制度欠缺	3	3	3	3	3	3	3	21	
	17		流程	冲冲药及换药流程不明确	3	3	3	3	3	3	3	21	
	18			口头核对流程未落实	3	3	1	1	1	3	1	13	
	19			冲药护士及换药护士不是同一人	3	1	1	3	1	1	1	11	
	20	环	环境	夜间值班护士及家属均较疲劳	1	3	1	1	1	3	1	11	
	21			同一病房患者及家属较多，光线不足，环境较嘈杂	1	1	1	3	1	1	1	9	
	22		环节	**未进行双人核对**	5	5	5	5	5	5	5	33	★
	23			**护患之间缺乏有效沟通**	5	3	5	5	5	5	3	31	★
	24			管理层面与家属沟通缺乏	3	3	3	3	3	3	3	21	
	25			患者未参与核对	3	5	3	3	5	5	3	27	

评价规则：评分（弱1分，中3分，强5分），参与人数7人，算出总分后排序，按照80/20法则选出6个要因

其次，根据以下3个问题查找根本原因。

（1）此原因不存在时，事件是否还会发生？

（2）此原因排除后，事件是否还会发生？

（3）此原因排除后，是否会有同类事件继续发生？

汇总本案例根本原因如下。

（1）核心制度未落实及缺乏监管。 第一，医院中明确规定了《护理查对制度》并制定了细化标准，其中包含了不同护理操作中需要查对的不同内容，其中三查八对（三查即操作前、操作中、操作后；八对即床号、姓名、药名、剂量、浓度、药物有效期、用药时间、用法）更是一切护理操作的基础。《护理查对制度》作为核心制度，护士应将护理查对牢记于心，并且严格按要求执行，以避免护理差错事件的发生。 而本案例中的护士没有核对瓶贴上的信息导致拿错了患者的用药，也未核对患者信息，直接造成了此次不良事

件的发生。 第二，护士在给患者用药后未进行有效的护理巡视，没有注意到患者的病情变化，也可能在不良事件中给患者带来更严重的后果。 第三，管理者对临床护士工作缺乏有效的监督，对护士核心制度的掌握缺乏有效的评价。

（2）缺乏有效核对方式。 该医院的核对方式仍限于口头核对，没有电子设备核对，核对方式过于单一使护理操作不能实现闭环管理，导致每一环节的重点人物、时间、药物等信息无法做到可追溯，导致患者身份识别错误这类差错事件的发生。 若护士进行了口头核对但家属未正确配合回答或护士未进行口头反向核对，那此类查对错误导致的不良事件仍有较高的发生率。

（3）医务人员强化培训投入不足。 护士缺乏有效的培训；护士长对培训管理不到位。 意识的提高在于平时的不断强调与实践的落实，可见培训的缺乏是护士查对意识差的重要因素。

（4）医、护、患缺乏有效沟通。 首先，护患沟通不到位。 护患沟通在护理工作中十分重要，有效的护患沟通可以让护士第一时间了解患者的需求，加强护患之间的信任，达到更优质的护理服务，也能及时观察到患者的病情变化，对患者疾病转归做出正确的预判。 本案例中的当班护士没有与患者或其家属进行有效的问答来确认患者信息，也未询问患者用药后的感觉与反应，对患者病情掌握不够，因此对患者病情发生变化没有做出预判。 其次，管理层面与家属未进行有效沟通。 院方将患者死亡的原因归咎于患者突然的病情变化，未及时承认医护人员的差错，导致家属的不认可与不信任，也给事件的后续处理与协商增加了难度。

三、改进措施

（一）积极落实相关制度与流程，加强监督与管理

（1）在医疗及护理中，任何操作前都应进行查对，查对制度的落实是预防差错的关键环节，严格做好三查八对，遵守相关操作流程，防止对患者造成不必要的伤害。

（2）将查对制度、给药流程纳入日常科室考核重点内容，每月进行典型案例的学习。

（3）完善奖惩制度，实施无惩罚的不良事件上报制度，激励上报，对隐瞒不报者给予惩罚措施，对不良事件情节严重者给予正确的惩罚，鞭策护士完成更高质量的护理工作。

（4）科室管理人员负责质控与督查，制定督查方案，每月汇总，召开讨论会议，针对检查结果分析原因，制定改进计划，实施改进措施，持续质量改进。

（二）至少采用两种方式进行身份识别

（1）院内每位患者应佩戴有其身份信息的手腕带，手腕带上有相应的二维码，便于护理操作及医疗操作前、中、后的有效查对及身份识别。患者入院时，护士应对其进行相关健康教育，告知其腕带的重要性及住院期间不可随意将腕带取下。可将腕带的佩戴纳入住院告知书中，在护士进行健康教育后，家属对住院告知书进行签字，表示知情同意。

（2）采用掌上电脑（personal digital assistant，PDA）等电子设备来核对患者信息及药物信息，PDA 上信息与患者腕带信息不匹配情况下自动拒绝执行相应医嘱。输液瓶贴采用电子瓶贴，每份瓶贴上带有相应的二维码，可用电子设备直接扫描患者手腕带二维码与瓶贴二维码实现电子核对，废除手工瓶贴，避免因字迹潦草或模糊等人为因素导致护理差错事故的发生；至少采用两种方式核对，除电子核对外，落实好口头核对流程（腕带或床头卡信息），采用反向提问核对方法（床号、姓名、性别、住院号／门诊号），防止因患者或家属回答不清导致护理差错的发生。采用电子设备核对与口头核对相结合的模式，避免因网络误差或电子设备误差带来的差错可能，实现住院患者静脉给药闭环管理，为降低给药不良事件发生率、提高临床护理质量安全提供保障，节约护理人员有效工作时间。

（三）改进在职人员培训管理，建立效果评价机制

（1）院内设立不良事件培训课程，在新职工入职培训中进行查对制度的培训，包括理论培训及案例培训，培训完成后进行考核，考核不及格者不予纳用。

（2）对在职护士进行分层次培训，对低年资护士进行专业知识、核心制度、工作流程、职业道德等方面的培训，对高年资护士进行药品管理、核心制度督查管理、法律法规等方面的培训，定期培训与考核评价。平时不定期进行抽查，根据抽查结果，发现薄弱环节，再次进行针对性培训。

（四）鼓励患者参与医疗安全，建立有效的医护患沟通制度

（1）鼓励患者主动参与医疗安全管理，尤其是身份识别、手术部位确认、药物使用、输血输液等治疗过程。

（2）医护人员缺乏良好的沟通技巧，会使敏感的医患关系变得更加脆弱。而有效的沟通能促进护患、医护、护际关系健康发展，建立相互理解、相互信任、相互支持的氛

围，同时医护也能通过沟通识别和满足患者的需要，最终提高护理质量。因此要培养医护人员的沟通技巧，重视建立良好的沟通制度，加大对医护人员相关沟通技巧的培训与宣传。为不擅长沟通的护士设立课程，鼓励护士参加，通过举例模式让大家更好地学习沟通技巧；可设立情景模拟活动，鼓励医护人员与患者进行有效的沟通。

（3）在医疗事故发生后，院方应及时了解患者或其家属的态度，换位思考了解家属情绪，对差错事故进行客观、深入的分析；勇于承认医护人员在差错事故中的过失行为，并对患者或其家属给予相应安慰。作为管理层面，应从大局观考虑，倾听患者或家属的意见，理清思路，对造成伤害的、与医护人员无关的缘由也应向患者或其家属做好解释工作。这样才是对患者及患者家属负责、对医院负责，由此方可促进医疗事业的发展。

四、点评

（一）专业视角点评

本例案件是一例典型的护理差错案件，由于护士未核对导致患者输错药物。究其本质，是核对意识的欠缺。任何护理操作本应在操作前、操作中、操作后都进行查对，而本案例中护士在这三个查对的重要时机竟一次都没有查对过。无论信息系统多不完善，口头核对总是必不可少的。由此提出以下几点建议：第一，建立健全医院护理查对及身份识别相关制度，定期进行培训与考核。培训形式可多种多样，有利于增加医护人员的记忆，便于在短时间内高质量地运用到临床当中去。第二，领导层面应对医护人员相关制度与职责的执行情况进行督察，设立奖惩制度，及时跟踪相关核查项目的落实情况，避免少数医护人员的不负责与侥幸心理，在护理查对方面要严抓狠打，最基本的红线问题决不能碰。第三，完善医院信息化系统，保障护理及医疗操作各环节重点人物、时间等要素可追溯。第四，加强护患之间的沟通，保证临床工作中的问题能够及时有效地解决，取得患者对医护人员的信任，促进护理事业的发展。

（二）法律视角点评

本案例系医务人员违反"查对制度"所引发的医疗纠纷案件。查对制度是我国十八项医疗质量安全核心制度之一，是指为防止医疗差错，保障医疗安全，医务人员对医疗行为和医疗器械、设施、药品等进行复核查对的制度。"执行查对制度，核实患者身份"是医疗十大安全目标的重要内容，护士在患者的具体诊疗过程中，不仅是给药的直接执行者，还是药物作用的观察者和患者合理用药的指导者。其在临床用药中，必须严格执行查对制度，准确、安全给药，并掌握正确的用药护理技术，注意患者的个体差异，观察和了解患者用药后反应，确保患者的用药安全。

《中华人民共和国民法典》明确规定，患者在诊疗活动中受到损害，医疗机构或者其医务人员有过错的，由医疗机构承担赔偿责任。医务人员在诊疗活动中未尽到与当时的医疗水平相应的诊疗义务，造成患者损害的，医疗机构应当承担赔偿责任。医务人员在临床工作中，应当遵守卫生法律、法规、规章和技术操作规范，尽到其应尽的高度注意义务，避免因机械性地执行日常工作任务而疏忽大意，对患者造成不必要的人身损害。

第二节　输液错输成血

某医院于 2016 年 2 月发生一例输错血事件，一名低年资护士工作失误，在没有医嘱的情况下，将 AB 型血错输给了 B 型血的男性患者，护士这一工作失误造成了患者全身寒战等不良输血反应，事发后医院及时采取了补救措施，当事护士已被停职，该县卫生局介入此事调查。

一、事件回顾

2016 年 2 月 19 日 11：00 男性患者罗某，66 岁，因便血、腹痛入院，诊断为痢疾，入住该院感染科病房 23 床。2 月 20 日 8：15 同病区 26 床男性患者陆某 62 岁，血型 AB 型，因上消化道出血，血红蛋白低于 60 g/L，医生开出医嘱输全血 1 个单位，床位护士 A（护师，工作 8 年）根据医嘱，与办公护士双人核对后对 26 床陆某进行采血做交叉配血试验，9：15，血库通知护士可以取血。9：45，A 护士从血库取回 AB 型血 1 个单位，在治疗室与 B 护士（护士，工作 2 年）进行了核对，医嘱、血型单、交叉配血试验结果等信息核对无误，准备即刻给 26 床陆某输血，就在此时一名患者家属到治疗室找 A 护士，说他们检查完成，需要 A 护士快点到床旁给患者接吸氧管、固定胃管等，A 护士就跟着那位家属走了。9：50，B 护士见 A 护士未返回，心里想已经和 A 护士核对过了，就拿了输血器用生理盐水排气后，直接插上血袋后，独自一人到病房给患者输血，当时陪护在一旁的女儿提出质疑，询问了 B 护士："这病还得输血？为什么要输血？是不是因为父亲便血太多，所以要输血？"这名护士就"嗯"了一声，也没有和患者本人及陪护在一旁的患者女儿核对患者姓名，在患者左侧手臂上输上了血，看了下滴管确认通畅，觉得也不是滴得很快（没有调节滴速），就离开了。10：15，A 护士回到治疗室，B 护士就和 A 护士说了，已给患者输上血了，A 护士就随口说了句："你打针速度蛮快的呀"，B 护士说："没有打针，他本来就有静脉通路的呀"，A 护士说："26 床肯定没有静脉通路的"。B 护士感觉不对，急忙跑到病房，发现刚才是给 23 床罗某输上了血，自己跑错了房间，并将已输了一半的血袋撤下迅速离开了，此时患者已出现全身寒战、腰酸等不适症状，陪护家属感觉不对劲儿，想找医生进行询问，但没找到床位医生。10：30，一名护士长过来告诉家属，刚刚的输血确实是护士的工作出错，错将 26 床患者的 AB 型全血输给了 23 床罗某，而罗某的血型是 B 型。随即医院方面迅速对罗某进行相关救治，2 月 20 日 19：15，罗某被转院至省人民医院，经过常规的输液治疗后，2 月 28 日康复出院。

二、调查分析

（一）成立调查小组

由护理安全管理委员会成员、护士长、教育护士、高年资护士、医务科、科主任、检验科的工作人员共 7 人组成事件调查小组，通过人员访谈、收集资料，还原事件的经过。调查小组根据 SAC，输错血不良事件在该院发生的频率很少（3 年以上），患者罗某在被输错血后，因非疾病因素发生了输血溶血反应，所以将本事件定性为 SAC 2 级，高危事件，属于极严重伤害（表 9-2-1）。

表 9-2-1 输错血事件的 SAC 评估

	死亡	极严重伤害	重度伤害	中度伤害	轻度伤害或无伤害
数周	1	1	2	3	3
1 年数次	1	1	2	3	4
1 年 1 次	1	2	2	3	4
2～3 年 1 次	1	2	3	4	4
3 年以上	2	★2	3	4	4

注：4 级，低危事件；3 级，中危事件；2 级，高危事件；1 级，极高危事件。

（二）填写不良事件叙事时序表

调查小组利用"三现"原则对输错血不良事件进行还原（图9-2-1）。

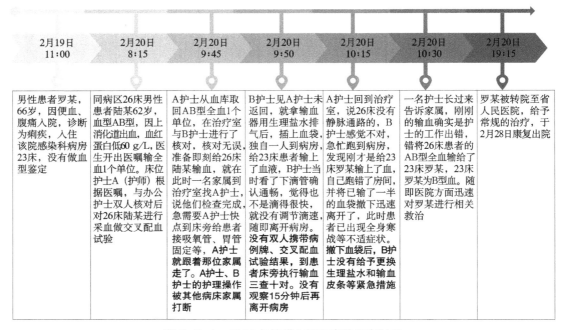

图9-2-1 2016年输错血不良事件叙事时序

（三）根本原因分析

首先，利用头脑风暴法，使用鱼骨图从人、机、法、环4个方面分析（图9-2-2），通过要因分析表找出要因（表9-2-2）。

1. 人

（1）护士长：当天病房患者总数34人，一级护理人数3人，共安排了5名床位护士、1名办公护士上班。A护士看管的患者6位，其中有2位一级护理，23床和26床均为A护士看管；B护士看管位患者6位，无一级护理患者，护理人员安排合理。在平时工作中缺乏对临床输血安全重点环节的督查，导致护士缺乏安全输血意识；临床输血操作相关内容培训、考核不到位。

（2）护士B：①主观能动性过强，看见自己的搭班护士在忙，认为已完成双人核对工作，可自行帮助A护士进行输血操作；②输血安全、风险意识差，没有养成识别患者身份的工作习惯；③与患者家属沟通无效，发生不良事件后，没有对患者进行紧急处理。

（3）护士 A：高年资护士在执行输血操作时，被其他一级护理患者家属打扰中断后，没有寻求其他护士帮助，而是自己去处理患者的病情，也没有叮嘱 B 护士，等她处理完患者后再去 26 床床旁双人核对执行输血操作，没有监管低年资护士。

（4）患者及其家属：没有主动参与身份识别的意识，未与护士进行身份确认；缺乏输血治疗的医疗常识。

2. 机

（1）信息化设备：没有移动护理信息系统、PDA 应在临床输血环节中规范使用。

（2）血库发出的血袋：无患者病区、床号、姓名、住院号等信息；无二维码。

（3）患者腕带：医院无电子手腕带，患者信息全部是手写的，不能很好地起到身份识别作用。

（4）病房临时输液医嘱的瓶贴不能打印。

3. 法

（1）制度：没有双人携带病历牌、血型单、交叉配血试验结果，到患者床旁执行输血三查十对；没有执行查对腕带识别患者身份制度；未执行输血医嘱查对制度。

（2）输血技术规范：没有按照输血先慢后快原则，护士在床旁观察 15 分钟；发生输血不良反应时，未按照紧急处理流程执行。

（3）护理中断预警机制：未建立；没有优先级别事件处理原则。

4. 环

（1）病区环境：9：00—10：00 是病房最繁忙的时间段，有患者外出检查返回病房、医生查房后变动医嘱、给患者上静脉治疗等，环境嘈杂。

（2）病房布局：每间病房三张床，同样的布局，23 床和 26 床是在相邻的房间同一个位置。

（3）治疗室：陪护可以随意进入治疗室，门口没有"治疗重地，非请勿入"的警示标识。

（4）医疗安全文化氛围：缺乏对患者及其家属主动参与查对身份信息的宣传，以及缺乏输血治疗相关常识的健康教育。

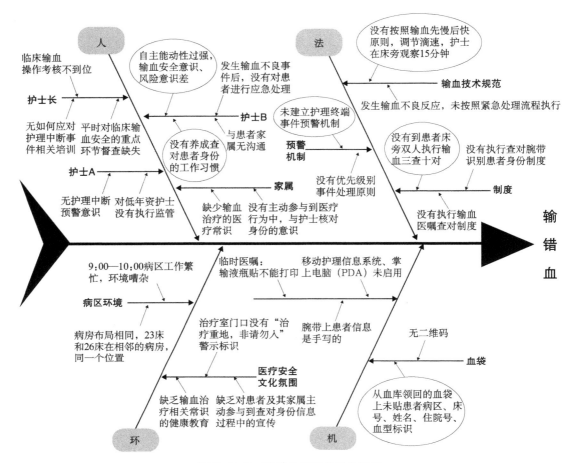

图 9-2-2 输错血原因分析鱼骨图

表 9-2-2 输错血不良事件要因分析评分表

不良事件	编号	要因			组员1	组员2	组员3	组员4	组员5	组员6	组员7	总分	选中
		大要因	中要因	小要因									
输错血	1	人	护士长	平时工作中缺乏对临床输血安全重点环节的督查	3	3	3	3	3	3	3	21	
	2			临床输血操作相关内容培训、考核不到位	5	3	3	3	3	3	3	23	
	3			缺乏对如何应对护理中断事件的相关培训	3	3	3	3	3	3	3	21	
	4		护士 A	无护理中断预警意识	5	3	3	5	3	3	3	25	
	5			缺乏对低年资护士的监管	3	3	3	5	3	3	5	25	
	6		护士 B	**主观能动性过强，输血安全意识、风险意识差**	5	5	5	5	5	5	5	35	★

续表

不良事件	编号	要因			组员1	组员2	组员3	组员4	组员5	组员6	组员7	总分	选中
		大要因	中要因	小要因									
输错血	7	人	护士B	**没有养成查对患者身份的工作习惯**	5	5	5	5	5	5	5	35	★
	8			与患者家属无沟通	3	3	5	3	3	3	3	23	
	9			发生输血不良事件后，没有对患者进行应急处理	3	3	3	5	5	3	3	25	
	10		患者家属	没有主动参与到与护士一起核对患者身份的意识	5	3	3	5	5	3	3	27	
	11			缺乏输血治疗相关的常识	3	3	3	3	3	3	5	23	
	12	机	信息化设备	没有移动护理信息系统、PDA在临床输血环节中的规范使用	3	3	3	3	3	3	3	21	
	13			临时医嘱：输液瓶贴不能打印	3	3	3	3	5	3	3	23	
	14			腕带上患者信息是手写的	3	5	3	3	5	3	3	25	
	15		血袋	**血袋上无患者的信息**	5	5	5	5	5	5	3	33	★
	16			无二维码	3	3	3	3	3	3	3	21	
	17	法	制度	没有执行查对腕带识别患者身份制度	5	3	5	5	3	3	5	29	
	18			**没有在患者床旁双人执行输血三查十对**	5	5	5	5	5	5	5	35	★
	19			没有执行输血医嘱查对制度	3	3	5	5	5	5	3	29	
	20		输血技术规范	**没有按照输血先慢后快原则，护士在床旁观察15分钟**	5	5	5	3	5	5	5	33	★
	21			发生输血不良反应后，未按照紧急处理流程执行	3	5	3	3	3	3	3	23	
	22		预警机制	**未建立护理中断事件预警机制**	5	5	3	5	5	5	3	31	★
	23			没有优先级别事件处理原则	3	3	3	5	3	3	3	23	
	24	环	病区环境	9：00—10：00病区工作繁忙，环境嘈杂	1	3	3	1	3	3	3	17	
	25			病房布局相同，23床和26床在相邻的病房，同一个位置	3	3	3	1	3	3	3	19	
	26		医疗安全文化氛围	治疗室门口没有"治疗重地，非请勿入"警示标识	3	3	3	3	3	3	3	21	
	27			缺乏对患者及其家属主动参与到查对身份信息过程中的宣传	3	5	5	3	3	3	3	25	
	28			缺乏输血治疗相关常识的健康教育	1	3	3	1	1	3	3	15	

评分规则：评分（弱1分，中3分，强5分），参与人数7人，算出总分后排序，按80/20法则选出6个要因

其次，根据以下 3 个问题查找根本原因。

（1）此原因不存在时，事件是否还会发生？

（2）此原因排除后，事件是否还会发生？

（3）此原因排除后，是否会有同类事件继续发生？

汇总本案例根本原因如下。

（1）低年资护士的输血安全、风险意识差，没有养成查对患者身份的工作习惯。《身份识别制度》《输血查对及安全管理制度》为护理八大核心制度之二，是低年资护士包括新护士进入临床前必须掌握的核心制度。在本案例中，护士为低年资护士，对于输血查对及相关重点环节的掌握、意识与实践度较低，科室对低年资护士的核心制度培训不到位，输血安全管理制度、输血相关知识、输血操作的培训和考核缺乏，以及在平时工作中，护理管理者缺少对输血重点环节的督查，没有建立输血标准评价体系，造成低年资护士不能识别在整个输血过程中存在的许多安全隐患，对输血安全意识淡漠。

（2）医院血库发出的血袋上，没有类似瓶贴样的标识，上面无患者病区、床号、姓名、住院号、血型等信息，不便于临床护士的核对，存在安全隐患。

（3）护理安全核心制度执行不严格。第一，医院护理管理制度中《身份识别制度》明确规定，输血治疗前，护士必须严格执行查对制度，可以采用 PDA 扫描腕带及口头核对和（或）查看床头卡相结合方式，至少使用两种以上患者身份识别方法，让患者（家属）陈述患者姓名并核对床号、姓名、住院号。第二，《输血查对及安全管理制度》中强调，输血时，必须由两名护士携带病历牌或 PDA 共同到患者床旁核对患者姓名、性别、年龄、床号、科室、住院号、血袋号、血型及交叉配血试验结果、有效期、血液成分及剂量等，确认与输血报告相符后，再次核对血液质量，用符合标准的输血器进行输血。在本案例中，B 护士完全没有执行护理安全核心制度中的身份识别制度、输血三查十对制度。

（4）输血技术规范未正确执行。技术规范中规定输血过程中应先慢后快，再根据患者失血量、贫血程度、病情和年龄调整输血速度，护士在床旁观察 15 分钟后方可离开，每 15～30 分钟巡视一次。出现输血反应时，应立即停止输血，用静脉注射生理盐水维持静脉通路，配合检查、治疗、抢救。本案例中，护士 B 给患者输上血后，就离开病房了，在发现给患者输错血，并且患者已出现溶血反应时，不但没有立即采取紧急处理措施，也没有想到要将给患者造成的伤害降到最低程度，完全违反了输血技术规范。

（5）没有建立护理中断事件预警机制。护理中断事件（nursing interruptions, NI）是指护理人员在提供规范的护理服务过程中遇到的打断事件、分散护士注意力的外来行为。此种事件对护理安全提出了严峻考验。本案件中，病房上午 9：00—10：00 是最繁忙的时间段，患者外出检查回病房，家属进治疗室找护士，导致 A 护士的护理操作被患者家属打断，护理部没有建立护理中断事件的预警机制，所以 A 护士没有掌握优先处理原则。

三、改进措施

（一）提高护士识别患者身份的能力

（1）培养和建立护理人员护理安全管理的信念和态度，以更好地将科学规范行为践行在身份识别腕带的应用和执行中。

（2）严格执行身份识别制度，加强低年资护士进入临床前护理安全核心制度的培训，使其内化成护理人员工作本能。患者是整个护理操作过程中身份识别的主体，在其身份识别中起着重要作用，患者及其家属的主动参与及最大限度的配合，能使身份识别更安全。护士要学会邀请患者参与到核对过程中来。

（二）加大相关法律法规及规章制度的学习

（1）医院要对不同层级的护士制定不同的培训方案，对于低职称低年资护士要加强安全文化的培训，培训内容包括法律法规知识、《临床输血管理制度》、《临床输血护理标准操作规程》、《临床输血应急预案》，培训后经过考核，合格后才能在上级护士的指导下进行输血技术操作。

（2）结合临床开展警示教育，同时不定期开展输血反应情景模拟演练，考核护士对常见输血反应的知晓情况，不断强化临床护士的法律意识和安全意识。

（三）创建学习型安全科室氛围

（1）科室建立护理安全核心制度专用夹，由科室安全管理小组成员利用交班时间进行护理安全核心制度巩固讲解，加深核心制度在科室护理人员脑中的记忆。

（2）科室内对可能存在的安全风险因素进行开放性讨论，健全科学有效的原因分析机制，识别和管理护理实践中可能会导致护理不良事件发生的高风险因素，预防或减少护理不良事件的发生，创建科室安全护理和患者安全文化的氛围。

（四）规范核心制度督查方案措施

建立核心制度执行督查机制，制定输血扫码的督查方案。成立科室输血安全管理小组，成员可以包括护士长、护理小组长及部分骨干护士等，组长由护士长担任。护理核心制度是保障护理安全的基础，护理管理者应进行梳理，找出核心制度中的关键点。如在患者身份识别制度中，采取 2 种以上的标志识别患者身份。关键点是反向核查，护士如果不清楚核心制度中的关键点就不能意识到潜在的重大隐患及严重性。

（五）采用信息化患者身份识别措施

（1）使用移动护理信息系统，即基于无线网络及 PDA 对患者信息采集、录入、查询、医嘱执行、电子病历书写等服务的系统，可提高执行医嘱与患者身份识别的准确性。

（2）使用 PDA 扫描识别核对技术，运用 PDA 配合二维码腕带识别方法，护理人员只要使用 PDA 设备扫描血袋条形码和患者腕带二维码，就可确定血袋信息与患者是否对应，对患者的身份进行查对、核实，同时，PDA 进行计时，分别在输血开始后 15 分钟、输血中每小时、结束时和结束后 4 小时等时间点提醒护士进行巡视，对输血执行流程进行了优化，提高效率，为输血安全性的保障和提高提供支持。

（3）血库配瓶贴打印机，可以在血袋上贴上受血者基本信息：病区、床号、姓名、住院号、血型。

（六）建立护理中断事件标准化预警机制

（1）根据对患者安全结局的严重程度及危害程度的评定，设定红黄预警项目，即"正在执行的操作若被打断则可能导致红黄预警项目发生，威胁到患者安全。"统一预警标准，从根本上营造预警氛围，在护理人员中形成预警意识。

（2）护理人员在输血、发药、手术患者交接查对等高风险操作时，可以在身上穿件黄色马甲，上面写有"重要操作，请勿打扰"的警示，同时主动寻求"无中断区"或"少中断区"，可以在治疗室挂上警示牌如"治疗重地，非请勿入""请保持安静"等，为护士提供一个安静的环境，从而有效减少与患者密切接触的护理中断事件。

四、点评

（一）专业视角点评

（1）输血在临床抢救和疾病治疗中起着不可替代的作用，但由于其流程复杂、关键环节较多，在整个输血过程中存在着许多安全的隐患，稍有疏忽就会危及患者生命，输血安全至关重要。护士作为输血操作的最终执行者，在保证输血安全中扮演着重要的角色。护士在执行输血过程中若发生失误，将可能造成严重的差错事故，因此输血过程中的安全问题更是护理管理者管控的重点。可以将失效模式与效应分析（FMEA）这一管理工具应用在临床输血管理中，FMEA 是基于团队的、系统的、前瞻性的分析方法，识别一个流程出现问题的原因，提供建议和改进措施，持续质量改进。

（2）临床护士安全输血标准知、信、行水平参差不齐，缺乏主动学习输血相关知识和法律法规，对于输血标准习惯地认为只要符合输血指标便可以输血，对于减少输血可能性的认识较低，请患者参与到临床操作过程中的核对观念还未转变。

（3）护理队伍不断扩大呈年轻化趋势，如何对低年资护士进行安全输血知识及技能培训，这就要求用创新的方法探索科学有效的安全输血培训模式。如 PDCA 循环是应用于质量管理的科学化和标准化的循环体系，通过计划、执行或实施、检查、处理 4 个阶段的管理，规范安全输血培训管理。

（4）鼓励医务人员上报分享不良事件，定期进行不良事件分析讨论会，预见护理安全高风险因素，完善管理制度，做好有效监督管理，及时采取预防措施。

（二）法律视角点评

本案是由于护士的责任心不强、疏忽大意、未履行查对制度而导致操作错误，造成患者人身损害的医疗纠纷案例，医疗机构及其医务人员存在以下三个方面的法律责任。

（1）民事责任方面。依据《中华人民共和国民法典》第一千二百一十八条之规定，因护士的过错造成患者的人身损害的，由其执业的医疗机构承担损害赔偿责任。本案中，护士存在未严格执行查对制度的过错，该过错对患者的身体健康造成了损害，且该损害后果与护士的过错行为存在直接的因果关系，医疗机构对该患者需要承担相应的民事赔偿责任。

（2）行政责任方面。依据《医疗纠纷预防和处理条例》第四十七条之规定，因本案例护士存在未按规定实施医疗质量安全管理制度之过错，卫生主管部门将会对该医疗机构及其相关责任人员予以责令改正，给予警告，并处 1 万元以上 5 万元以下罚款的处罚；情节严重的，对直接负责的主管人员和其他直接责任人员给予或者责令给予降低岗位等级或者撤职的处分，对有关医务人员可以责令暂停 1 个月以上 6 个月以下执业活动的行政处罚。

（3）刑事责任方面。患者如果因为护士执行护理安全核心制度不严格，导致其死亡或者身体健康受到严重损害的后果，根据《中华人民共和国刑法》第三百三十五条规定，则有可能涉嫌医疗事故罪而被追究刑事责任。

第三节　能力提升之路 —— 正确识别患者身份

自 2006 年起，我国开始发布患者安全目标，2019 年颁布了中国医院协会《患者安全目标（2019 版）》，正确识别患者身份在历年患者安全目标中均被纳入第一条，2017 年中华护理学会也将患者身份识别列为护理质量通用性敏感性指标。由此可以看出正确识别患者身份在患者安全管理中的重要性。2018 年国家医政医管局下发《医疗质量安全核心制度要点》的第十点查对制度的基本要求中指出：查对制度应当涵盖患者身份识别，每项医疗行为都必须查对患者身份，应当至少使用两种身份查对方式。正确识别患者身份目标主要包括以下五点：①严格执行查对制度，确保对正确的患者实施正确的操作和治疗。识别时应至少使用两种标识确认患者身份，如姓名、病案号、出生日期等，但不包括患者的床号或病房号。②在实施输血、特殊用药等关键治疗时，应采用双人核对识别患者身份。③对术中患者、精神疾病、意识障碍、语言障碍等特殊患者，应有身份识别标识（如腕带、床头卡、指纹等）。④鼓励应用条码扫描、人脸识别等身份信息识别技术，但仍需口头查对。⑤加强新生儿身份识别管理。

在临床实践中，优质护理要求对患者的身份进行反复查对、核实，以确保正确的治疗、检查用于正确的患者。但我国各级医疗单位因患者身份识别错误而导致的不良事件发生率仍然较高。既往文献研究调查发现，临床中患者身份识别错误率仍高达 20%。在对上海市三级甲等医院护理不良事件的调查中发现，患者身份识别错误发生率排在第二位。儿科患者语言表达能力及依从性相对较差，加上儿科患者陪护人员多及更换频率高，使医护人员在医疗活动中对患者身份识别的难度增加。

患者身份识别错误分析其原因如下。

（1）身份识别核对内容多、流程复杂。

（2）腕带有时候包裹于患者衣服内，找寻腕带需花费时间，因此降低身份识别正确执行的依从性。

（3）护士慎独精神较欠缺、身份识别意识较淡薄，管理者监督力度不够。

（4）护理常规要求为患者进行操作前要进行"三查八对""输血三查十对"，但实际工作中，在中午、晚夜班、周末这些人手少的时段护士忙于执行医嘱，有时会减少或忽略患者身份核对。

（5）医护人员缺乏沟通技巧，未履行职责，未讲解其药物的作用、不良反应及注意事项及检查的目的等，未真正落实优质护理。

如何正确识别患者身份，可以有以下策略。

（1）基于核心制度的患者安全管理。正确识别患者身份并落实查对制度是任何安全医疗、护理行为的首要前提。进行患者安全管理时，以预防为首要职责，可从核心制度着手，将制度融入日常流程与规范中，在关键环节设置核对、校验、提醒的机制，形成有效安全屏障，最大程度保障患者安全。

（2）至少使用两种确认患者身份的方法。核对患者身份时除床号外还应至少采用2种方式，如姓名、手腕识别带；对能够有效沟通的患者，采用双向核对，要求患者说出自己的姓名，确认无误后方可执行护理操作。

（3）采用科技系统辅助患者身份识别。利用PDA，通过扫描患者腕带和治疗单的二维码进行核查，最大限度地避免患者身份识别错误的发生。PDA是当前应用比较广泛的一种身份识别技术，将其应用于临床护理工作中，能够有效地联合计算机、条码技术和无线网络技术，通过扫描条码来确认给药及检验的标签，以此识别患者的正确信息。

（4）引导患者有效参与患者安全。在临床工作中，患者身份识别的主体始终是患者。医务人员在确认患者有正常沟通能力时，应充分发挥患者的主体作用，引导患者有效参与患者安全，这不仅能够有效地提高患者身份识别正确率，还能增进医患和谐。

（5）联合应用电子信息技术。随着电子信息识别技术的快速发展，未来患者身份识别的方法已由传统的确认方式向更加简单方便的电子识别方式转变，二维码识别、射频识别、面部识别等技术均有可能应用于临床实际工作中。

（6）营造安全的医院文化，鼓励不良事件上报。当错误发生后应及时弥补错误造成的不良后果，同时尽快启动相应流程，选择合适的工具与方法，探究错误的原因，改善系统，最大限度地避免同类错误的发生。

（7）建立监控体系，加强患者安全培训。采取多元化培训，对护士进行专项培训、将意识淡薄的护士邀约参加护理不良事件讨论等，使护理人员知晓身份识别流程，将操作前实施规范正确的身份识别变成护理人员的一种自觉行为。建立监控体系，将患者身份识别作为科室、护理部的重点质控内容，并纳入绩效考核，强化患者身份识别制度意识，排除人为操作失误，保证患者安全。

（8）做好人力资源配备。医院应做好人力资源配备，护士长应根据患者收治情况合理弹性排班。根据护理工作的需求，充分发挥高年资护理人员的作用，结合患者人数、病情及护士的工作能力合理搭配。

（9）有效沟通，缓解患者压力。医护人员与患者沟通要讲技巧，要注意沟通时间、地点、方法，评估患者的受教育程度，善于利用语言交流和非语言交流技术。有效的沟通能缓解患者的心理压力，提高患者对医护的信任度和医护患配合度。

参考文献

[1] 陈易一. 输液查对流程在预防护理差错中应用的效果 [J]. 解放军护理杂志，2009，26（10）：63-67.

[2] 付丽园，石彩晓，兰富菊，等. 信息化闭环管理在儿科住院患者静脉给药风险管理中的应用 [J]. 全科护理，2020，18（13）：1630-1632.

[3] 庞景元. 浅谈和谐的医患沟通 [J]. 临床医药文献电子杂志，2019，6（31）：190-191.

[4] 李佳，李任萍. 临床工作中的护患关系和护患沟通 [J]. 当代护士，2009（1）：98-99.

[5] 刘佳微，张文光. 重症监护室护理中断事件的研究现状与对策 [J]. 护理研究，2020，34（3）：473-476.

[6] 熊亮，朱丽辉，谢鑑辉，等. 儿科护士操作前患者身份识别正确执行现状及影响因素分析 [J]. 医学临床研究，2019，36（11）：2088-2091，2094.

[7] 陈颖，王晓娟. 基于 PDCA 的临床低年资护士安全输血培训模式研究 [J]. 宁夏医学杂志，2016，38（9）：862-864.

[8] 姚洁，任伟，王欣，等. 基于 HIMSS EMRAM 7 的临床用血信息化管理 [J]. 中国卫生质量管理，

2019，26(1)：22−24.

[9] 薛晓艳，靳剑峰，张芳，等.信息化闭环管理在输血安全中的应用[J].现代临床护理，2019，18(10)：60−63.

[10] 薛淑萍，陈东杰，张学芳.PDA系统在提高患儿腕带佩戴率中的应用[J].齐鲁护理杂志，2017，23(14)：57−58.

[11] 王玲玲，李萍，张秀敏.标准化预警降低护理中断事件的效果分析[J].护理学杂志，2019，34(14)：47−50.

[12] 汪蓉，杨宝义，李龙倜，等.失效模式与效应分析在ICU输血安全管理中的应用效果[J].中国医学导报，2019，16(26)：186−188.

[13] 闫佳佳，陈彬.临床护士安全输血标准知信行调查研究[J].护理研究，2017，31(22)：2733−2737.

[14] 周洁.基于PDCA循环的医院质量管理模式研究与应用[D].太原：山西医科大学，2017.

[15] 张红梅，焦静，李艳梅，等.护理质量敏感性指标体系的构建[J].中华护理杂志，2017，52(z1)：55−58.

[16] 张琦，秦薇，张玉侠.1例手术患者身份识别错误的根本原因分析[J].中国护理管理，2020，20(1)：54−57.

[17] 赵丽，孙峥，姚远，等.HIMSS信息平台联合"三查八对"在降低患者身份识别错误率中的应用[J].中国医疗设备，2019，34(8)：112−114，119.

[18] 陈少雄，郑秀慧.医疗安全不良事件的原因分析与管理对策[J].中国现代医生，2018，56(15)：143−145.

[19] 童晓菲，周璇，宗雨晴，等.上海市三级甲等医院护理不良事件的调查[J].解放军护理杂志，2016，33(18)：22−25.

[20] 陈仲会，刘玲，甘江苏，等.护理操作身份识别执行正确率现状及影响因素分析[J].齐鲁护理杂志，2020，26(7)：59−61.

[21] 李娟.PDA对降低患者身份识别护理缺陷的效果分析[J].实用临床护理学电子杂志，2018，3(50)：69−71.

[22] 吴慧艳，孙洪微.患者安全目标标准化护理管理的实践与应用效果分析[J].中国医院管理，2020，40(8)：94−96.

第十章　医护患有效沟通

近年来医患矛盾激化、医疗纠纷案件频发，严重影响医患之间应有的信任和理解，医患关系成为社会关注的热点问题。导致医患关系紧张的因素复杂多样，缺乏有效的医护患沟通是重要的因素之一。医护患沟通是整个医疗过程中的一个重要环节，医务人员需要增强沟通意识，提升医患沟通技能，重视在临床工作中的医患沟通工作，切实做好与患者的有效沟通。通过医护患间有效的沟通，增加患者对医务人员的信任，有效缓解和减少医疗纠纷的发生，对于医患关系及医院正常运作秩序有积极推动作用，从而构建和谐的医患关系。

第一节 眼用全氟丙烷气体事件

　　2015 年 7 月，某 1 市医院和某 2 省医院使用天津某公司生产的眼用全氟丙烷气体为患者进行眼科手术，术后部分患者出现不同程度的眼内不良反应，并成为轰动全国的"眼用全氟丙烷气体"事件。在此案中，医护及医患及时沟通，及时填报了医院医疗质量安全事件，并报告医院医务处。医院认定为群体不良事件，加强医患沟通，采取补救措施尽可能减少有害气体对患者造成的损害，同时向国家、省级食品药品监管部门、卫生行政部门上报。经相关行政部门调查后，国家食品药品监督管理局于 2015 年 7 月 9 日发出特急文件，在全国范围内暂停销售使用该批次眼用全氟丙烷气体并对已发出的产品进行召回。同年 7 月 27 日，中国食品药品检定研究所出具检验报告，认定天津某公司生产的批号为 15040001 眼用全氟丙烷气体的含量、皮内反应不符合规定，检定结果不合格。由于有医护患的及时沟通和医院及时处理与主动上报，才将患者损害降到最低。同时通过国家层面对不合格医疗产品进行了判定和处置，确保其他患者不再使用该产品，从而保障了潜在患者的安全。

一、事件回顾

（一）诊疗经过

　　某 2 省医院自 2002 年开始使用天津某公司生产的眼用气体。2015 年 6 月，医院按惯例向该公司购买了生产规格为 15 mL 的眼用全氟丙烷气体（C_3F_8）40 支 [医疗器械注册证号：国食药监械（准）字 2014 第 3221571 号；产品批号：15040001]。该产品于 2014 年 9 月 5 日经国家食品药品监督管理总局审查符合医疗器械产品市场准入规定，准许注册，主要适用于玻璃体切割、视网膜脱离等眼科手术。

　　2015 年 6 月底，医院眼科病区医护人员发现一些眼底手术后患者出现眼内不同程度的不良反应，病区医护相互沟通、病区医师与手术室护师相互沟通、病区医患沟通，并及时在院内医疗质量安全事件上报系统中进行上报，同时向医务处汇报。医务处立即向分管副院长、院长、书记汇报，同时召集护理部、感染管理办公室、医学装备处、眼科、手术室、医学检验科等部门、科室进行调查、讨论，确定该事件为群体不良事件，涉及患者

26例，临床表现均为眼内纤维素性渗出、晶状体混浊、视神经萎缩、视网膜血管阻塞等，基本排除医源性原因。

（二）处置经过

1.成立组织，救治积极

事情发生后，医院立即成立"全氟丙烷气体"事件处置领导小组，多次召开会议，以全力救治患者为第一要务。医院在2015年7月3日怀疑眼用全氟丙烷气体存在质量问题，即请全国知名眼科专家来院会诊，讨论原因，确定补救手术方案，当晚即对在院的7名患者进行"玻璃体腔灌洗＋硅油注入"补救手术。同时通知其他已出院但使用过眼用全氟丙烷气体的19名患者来院复查，除了1名未来外，其他18名患者均来院复查，并对其中的15名患者进行了补救手术，1名患者到上海做了补救手术。医院还根据专家会诊意见，紧急购进复方樟柳碱注射液及布林佐胺滴眼液用于扩血管、降眼压，还使用维生素、能量合剂、皮质类固醇激素等全身与局部应用。医院为患者全额垫付了补救手术费用、检查费、医药费等，并负责患者的复查及进一步治疗。

2.及时上报信息，召回问题产品

针对上述不良反应，医院在第一时间即2015年7月3日、4日向国家、省、市卫生行政部门、食品药品监督部门、药品不良反应监测中心做了汇报。国家食品药品监督管理局立即派专家组来院调查，对医院不良事件的原因分析及患者后续救治表示认可。7月9日，国家食品药品监督管理局发出特急文件，要求在全国暂停销售使用该批次眼用全氟丙烷气体并对已发出的产品进行召回。经中国食品药品检定研究所检验，医院于9月1日收到出具日期为2015年7月27日的《检验报告》，结论为：按YZB/国4936—2014《眼用全氟丙烷气体》、GB/T 16886.10—2005检验，天津某公司生产的批号为15040001的眼用全氟丙烷气体的含量、皮内反应不符合规定，检定结果不合格。

2015年12月3日医院收到《国家卫生计生委医政医管局关于眼用全氟丙烷气体群体不良事件处理协调会的函》，12月7日医院及某1市医院、某1市卫生计生委、天津市卫生计生委、某2省卫生计生委抵京参会，会上国家卫计委对医院前期的患者救治和事件处置表示肯定。

3. 事件处置进展

该起事件涉及患者 26 人，大多数患者视力接近失明状态，严重影响今后的生活。事件发生后，多数患者不愿通过诉讼途径解决纠纷，表示要集结其亲属共同到医院讨要说法，并到各级信访部门、食品药品监管部门、卫生行政部门等上访。医院积极接待投诉患者，告知解决途径与方法，引导其走诉讼途径解决问题。其中一名患者听从医院建议，将医院和天津某公司起诉到法院，为该起群体事件的依法处理打下基础。同时为了维护患者的合法权益，确保医院国有资产不受损失，医院在 2015 年 10 月向人民法院起诉天津某公司，并保全 741 万财产，以备患者赔偿之需。

在诉讼中，人民法院于 2016 年 1 月 26 日委托医学会就此案进行医疗损害鉴定，鉴定报告分析指出：医方手术方案选择正确，手术操作及术后处理符合医疗常规。患者术后视力及眼球组织结构的损害系天津某公司生产的眼用全氟丙烷气体（批号：15040001）不合格所致。患者术后视力及眼球组织结构的损害与医方诊疗过程中使用不合格气体存在因果关系，其为直接因素。2016 年 3 月 10 日，人民法院委托司法鉴定所对此案进行司法鉴定，鉴定意见指出：患者因医疗损害致左眼中毒性视网膜病变，现左眼视力属盲目 4 级，构成人损八级伤残。被鉴定人护理期为 150 日，护理人数为 1 人，营养期为 120 日。2016 年 4 月 7 日，人民法院就此案开庭审理，并宣布择日宣判。

就在第一例患者开庭审理之日，2016 年 4 月 7 日记者突然来院采访，医院相关部门积极与媒体沟通，如实回答其提出的问题，在介绍事情经过时也希望媒体客观报道，顾全大局，正确引导。然而医院发现其第一篇报道断章取义、部分失实，不利于缓解医患矛盾和保持社会稳定。4 月 8 日，医院通过媒体对外发布《关于使用天津某公司生产的眼用全氟丙烷气体引起不良反应的情况通报》，社会反响良好。其后中央电视台也关注该起群体事件，医院积极配合、实事求是，为其客观报道提供事实依据。

二、调查分析

1. 成立调查小组

医院在收到临床科室上报的相关医疗质量安全事件时，即刻成立了由医务处牵头的调查小组，包括了护理部、医学装备处、感染管理办公室、眼科、手术麻醉科、医学检验科、药剂科等职能部门和科室。

2. 积极上报

患者安全是医疗管理的核心要素，医院在开展院内调查的同时，在原因未明的情况下，针对上述不良反应，医院主动在第一时间即 2015 年 7 月 3 日、4 日向国家、省、市卫生行政部门、食品药品监督部门、药品不良反应监测中心进行汇报。

3. 根本原因分析

医院在行政部门出具调查结果之前，根据院内调查，实时召开调查小组会议，以提升医疗质量，促进患者安全为主旨，进行根本原因分析。

分析要点根据会议记录，回溯如下。

医院 2015 年 6 月 5 日至 2015 年 6 月 29 日期间眼科手术患者中有 35 例眼内注入天津某公司生产的眼用全氟丙烷气体（C_3F_8），其中有 26 例（22 例严重，4 例较轻）术后出现眼内急性炎症反应，临床表现为：手术眼视物模糊，有轻度或明显眼部疼痛或眼球压痛，结膜混合性充血但无明显分泌物，角膜清亮或轻度水肿，无角膜后沉着物即 KP（−），房水闪辉即 Tyn（+），前房无积脓，人工晶状体前后表面尤其是后囊膜后见大量灰白色或黄白色渗出物（1 例患者自身晶状体后出现纤维素性渗出物），玻璃体腔混浊，气体吸收缓慢。因有气体故眼底窥不清，眼压正常。

（1）1 例视网膜脱离患者于 2015 年 6 月 19 日单纯行眼内注气（C_3F_8）后出现眼内非感染性炎症反应。

（2）医院眼科医疗组分眼后段组、外伤组、眼表组、白内障组、青光眼组。眼后段组注气 34 人，发生炎症反应 25 人。眼外伤组手术的患者中仅有 1 例患者行玻璃体腔注气（C_3F_8）手术，手术后眼内也出现了同样的急性炎症反应。其他组的手术无注气，无炎症反应。

（3）2015 年 6 月 29 日同一医疗组进行的 10 例玻璃体手术，有 7 例眼内注气（C_3F_8），全部发生反应，6 例炎症反应重，1 例炎症反应轻。有 2 例行玻璃体切除术＋硅油注入术，无手术后炎症反应。有 1 例行硅油取出术，无手术后反应。

（4）基本排除医院感染。出现急性炎症反应的 7 例住院患者经全身静脉滴注头孢替安（4 g/d）、甲泼尼龙（60 mg/d）治疗后病情无好转，取气后病情无恶化，眼内纤维素性渗出物明显减少，眼部炎症暂时得到控制。遂将7例患者眼内玻璃体腔液体及晶状体后囊膜后的渗出物做厌氧菌、需氧菌、真菌培养，结果阴性。

（5）用同批号眼用全氟丙烷气体事件进行动物实验，发现实验样本眼内出现同样损害反应。

本起事件是医院处理重大群体事件、重大舆情事件的成功案件，主要是该院注重医护沟通，坚持患者安全至上、实事求是的原则。

三、改进措施

尽管本起事件是不合格的眼用全氟丙烷气体所致，医院还是根据对前期的处置实践展开了回顾性分析和总结，对日后在患者安全管理过程中可能出现的问题进行了探讨，同时对患者安全管理的相关措施进行了持续改进。

（一）继续坚持医护患沟通

针对不常见的眼科手术后的眼内急性炎症反应，病区医师及时与科室护士、手术室护士、患者进行有效沟通，畅通交流渠道，医护患彼此信任，也确保了原因分析的客观性。

（二）加强医疗质量安全事件上报管理

结合本案例，医院优化 OA 系统设置，对院内医疗质量安全事件上报流程进行完善。医院结合本院业务流程，根据《三级综合医院评审标准实施细则》和《医疗质量安全事件报告暂行规定》等规定，围绕医疗质量安全事件上报的背景、作用和意义修订了适合该院实施的《医疗质量安全事件报告暂行规定》，从制度层面明确了院内上报医疗质量安全事件的主体、流程、奖惩等，充分发挥医疗质量安全事件上报工作在医疗质量和患者安全管理中的前置预警作用。

（三）扩大医疗安全教育维度

通过开展医务人员医疗纠纷案件法庭庭审旁听活动、新进医师到医院医患纠纷处置中心轮转、将法律法规知识纳入医院"三基"考试日常内容、建立医务人员医疗安全教育档案、开设患者安全科室讲坛等工作，将医疗安全教育的维度扩大，强化全院医务人员的患者安全至上意识，将患者安全理念落实于日常诊疗服务过程中。

四、点评

（一）专业视角点评

此案例为患者安全管理的典型案例，能够充分体现通过医院的主动作为将群体事件化危为机，危在于该案例是发生于院内的群体事件，同时在于对患者的重要器官造成了不可逆的影响；机在于该事件未引起医患之间的直接冲突，患者在医院的积极态度下，积极通过诉讼程序维权，医院也通过诉讼途径保全产品生产公司的财产，避免了国有资产的损失，医院在后续治疗过程中给予患者治疗权利和保障。同时，2015 年 7 月，某 1 市和某 2 省两地医院均向卫生行政部门、食品药品监管部门报告了疑似眼用全氟丙烷气体导致患者不良反应的医疗质量安全事件，涉事批次产品销售地区涉及全国 25 个省（区、市），涉事企业已于 2015 年 7 月 28 日完成对 2015 年生产的两个批次（生产批号为：15040001、15040002）共计 8632 盒眼用全氟丙烷气体的召回工作，避免了全国其他患者受到不合格眼用全氟丙烷气体的损害。

第一时间的上报、及时的调查、迅速的反应机制是该起事件前期处置过程中的重中之重。医院能够利用现代化医院管理的方法，以包容的心态，在事件未经相关行政部门定论之前，以医疗安全为核心上报医疗质量安全事件，是眼用全氟丙烷气体事件发生、发展过程中不幸中的万幸。

在我国，医疗质量安全事件上报工作可以追溯到 1987 年。1987 年国务院发布施行的《医疗事故处理办法》第七条规定：对发生医疗事故或医疗事件的医疗机构实行医院内部报告制度，个体医务人员向当地卫生行政部门报告。2002 年卫生部和国家中医药管理局印发《重大医疗过失行为和医疗事故报告制度的规定》和《关于统一使用重大医疗过失行为和医疗事故报告工作软件的通知》，要求使用医疗事故和重大医疗过失行为报告系统进行报告。2011 年《医疗质量安全事件报告暂行规定》《卫生部办公厅关于统一使用医疗质量安全事件信息报告系统的通知》通过国家卫生部颁布施行，要求各级卫生行政部门和医疗机构按照"逢疑必报"原则通过医疗质量安全事件信息报告系统报告医疗质量安全事件。

目前，患者安全目标和等级医院评审等细则规定均将上报医疗质量安全事件作为重要条款，但是由于各级各所医疗机构管理理念的差异，大部分医疗机构存在"因报而罚"

或"报喜不报忧"的管理理念，很多医院管理者在医院管理实践中不能够紧跟信息化管理的发展方向，不能够对潜在的医疗隐患进行前置预警。

患者安全的文化内涵建设离不开医疗质量的提高和医疗技术的发展，但是医疗纠纷的频发暴露的是医疗风险的广泛存在，由于范围广、突发性、严重性等是医疗风险的特点，将医疗质量安全事件上报系统当作医院管理抓手，搭建患者安全预警及监测数据库，能够对医疗质量的持续提升和医疗风险的有效预防产生非常重要的影响。目前，医院管理数据化平台在信息科技突飞猛进的带动下全面推进，医院管理实践面对医疗"大数据"时代的到来应该做好充分的准备，医院管理者须以医疗质量安全事件上报系统作为管理抓手之一，根据医疗质量安全事件上报系统中的有效事件进行医疗数据分析、医疗风险监控、促进医疗质量改进，从而加强医疗质量管理，提高患者安全。

（二）法律视角点评

医疗机构及其医务人员在诊疗活动中应当以患者为中心，加强人文关怀，严格遵守医疗卫生法律、法规、规章和诊疗相关规范，恪守职业道德。出现医疗纠纷后，医疗机构有义务告知患者或其亲属以下事项：①解决医疗纠纷的合法途径，包括双方自愿协商、申请人民调解、申请行政调解和向人民法院提起诉讼等。②有关病历资料、现场实物封存和启封的规定。③有关病历资料查阅、复制的规定，告知患方有权复印包括主观、客观病历在内的所有病历材料。若患者死亡，还应当告知其近亲属有关尸检的规定。本案例中，医院对投诉患者积极引导其走诉讼途径解决问题，有利于医患矛盾的快速化解。

医疗机构应当依照有关法律、法规的规定，严格执行药品、医疗器械、消毒药剂、血液等的进货查验、保管等制度。禁止使用无合格证明文件、过期等不合格的药品、医疗器械、消毒药剂、血液等。因药品、消毒产品、医疗器械的缺陷，或者输入不合格的血液造成患者损害的，患者可以向药品上市许可持有人、生产者、血液提供机构请求赔偿，也可以向医疗机构请求赔偿。患者向医疗机构请求赔偿的，医疗机构赔偿后，有权向负有责任的药品上市许可持有人、生产者、血液提供机构追偿。因此，本案例中无论医院还是天津某公司，均应对其存在的过错承担民事赔偿责任。

另外，国家建立医疗质量（安全）不良事件报告制度，鼓励医疗机构和医务人员主动上报临床诊疗过程中的不良事件，促进信息共享和持续改进。医疗机构应当建立医疗质量（安全）不良事件信息采集、记录和报告相关制度，并作为医疗机构持续改进医疗质量的重要基础工作。医疗机构未按照规定报送医疗质量安全相关信息的，卫生行政部门会根据情节给予医疗机构和相关责任人员相应的行政处罚。

第二节　天价 B 超事件

2016 年 2 月，某医院医师一次性给患者开具一个部位 B 超 10 次，患者缴费 1274.50 元，造成较大舆情。医院及时发现舆情，并根据医院规定，成立事件调查小组，利用根本原因分析法对事件进行追溯，定位问题根本原因，进行系统改进，避免类似事件再次发生。

一、事件回顾

2016 年 2 月 29 日，某患者至某院消化内科就诊，诊断为胆囊结石伴胆囊炎、胰腺炎，医师开具消化系统 B 超，数量应为 1，手误操作数量录入为 10，打印导诊单。患者拿着导诊单到人工挂号窗口缴费，共缴费 1274.50 元，其中自己支付现金 192.61 元，医保支付 1081.89 元（缴费前医保账户余额仅 1081.89 元），患者质疑费用是否过多，询问收费员是否正确，收费员回答没错。患者缴费后到 B 超登记室登记部位并排序，患者等待叫号后到相应检查室进行检查，检查报告当场给患者，患者拿到检查报告后再到医师处复诊，医师根据检查报告和病情开具口服药，患者缴费拿药后离开医院。患者回家后，其儿子发现 B 超费用太贵，在论坛上发帖反映，瞬间引起社会舆论。医院舆情监控部门发现此帖后立即向门诊部反馈，门诊部及时联系患者给予道歉、退回多收费用，患者表示满意，该事件未进一步发酵。

二、调查分析

（一）成立调查小组

发生舆情后，医院由门诊部牵头组织成立 RCA 工作小组，包括门诊部主任和副主任、门诊收费处负责人、医学超声科负责人、信息中心负责人、内科住院总医师、门诊部工作人员，由门诊部主任担任组长，收集相关资料，还原事件经过并找出问题。

（二）调查事件

（1）通过调查了解确认出现何种问题（what）、在何处发生（where）、在何时发生（when）、如何发生（how）、达到何种程度（extent）及当事人及相关人员访谈明确在何时、何处、出现何种问题、如何发生、达到何种程度，以说明"做错了什么""造成了什么后果"。

具体 3W1H1E 分析如下。

What：单次腹部 B 超收了 10 倍的费用；

Where：门诊一楼 7 号收费窗口；

When：2016 年 2 月 29 日 8 时 48 分；

How：医嘱录入错误，收费员未核对直接收费；

Extent：患者进行腹部 B 超检查支付了 10 倍的费用。

（2）访谈相关临床人员、财务收费人员、B 超预约人员、B 超检查人员，回顾分析当时各自的主客观因素（表 10-2-1）。

表 10-2-1　相关人员访谈记录

	人员性质	主观	客观
医生	副主任医师	1. 按照诊疗规范开具医嘱，手误导致输入数量为 10 2. 开具医嘱后，未仔细核对医嘱	1. 系统未提示数量出错 2. 导诊单上没有显示医嘱的数量、金额
收费人员	会计	1. 总收费 1274.50 元，现金收取 192.61 元，收取金额不是很高 2. 无法判断医生的诊断和医嘱是否正确 3. 思想上未重视患者提出的疑问	1. 系统未提示数量异常 2. 收费是一项机械性的工作
B 超登记人员	护士	1. 登记时核对医嘱与需检查部位是否一致 2. 一般情况下，会查看检查费用	1. 患者早上 8：57 在窗口登记，为登记早高峰 2. 登记人员工作繁忙，没有查看费用
B 超检查人员	主治医师	1. 根据系统排序叫号，患者到检查室检查 2. 核对患者症状和需检查部位是否一致	1. 系统未提示数量异常 2. B 超检查人员无须关注 B 超费用，直接做检查

（3）事件还原并确认问题（表10-2-2）。

表 10-2-2　天价 B 超事件还原

时间	事件
2016 年 2 月 29 日 08 时 06 分	患者挂号
2016 年 2 月 29 日 08 时 46 分	医师首次接诊，开具消化系统 B 超检查，医嘱数量将"1"错录为"10"
2016 年 2 月 29 日 08 时 49 分	患者缴费，收费员根据医嘱收取普通 B 超 10 倍的费用
2016 年 2 月 29 日 08 时 57 分	B 超室登记，登记人员未发现收费错误
2016 年 2 月 29 日 09 时 15 分	B 超室检查，检查医师未发现收费错误
2016 年 2 月 29 日 09 时 23 分	患者到消化内科复诊，医师开药，医师未发现收费错误

（三）根本原因分析

首先，利用头脑风暴法，使用鱼骨图从人、机、法、环4个方面展开分析，找出近端原因（图10-2-1）。

1. 人

（1）B 超室工作人员：

1）B 超室登记人员登记时，没有核对发票的意识。

2）B 超室医生检查时，没有核对发票的意识。

（2）收费员：

1）收费员的核对意识慢慢减弱，收费机械性，未进行医嘱核对。

2）工作责任心不强，风险意识差，患者对价格有疑问进一步询问时，未进行核对，而是敷衍过去。

（3）临床医生：

1）医师对电脑使用不规范，录入医嘱时因姿势不当导致手掌小鱼际部位按压到小键盘上的"0"。

2）责任心不够强、工作态度不严谨、不细心，保存医嘱时也未仔细检查导致医嘱录入错误。

（4）患者因素：

1）患者缺乏医学常识，没有仔细核对缴费明细。

2）个人自付费用不是很高，思想上未重视。

3）信任医师，没有对医生开医嘱的行为产生怀疑。

2. 机

（1）系统：HIS系统不完善，医院HIS系统对同一医嘱的数量没有警示提醒。

（2）导诊单：导诊单上未显示医嘱的数量和金额。

3. 法

（1）制度：

1）缺乏沟通机制，未能及时有效的沟通。

2）缺乏奖惩机制，医务人员没有发现问题的动力。

（2）流程：医务人员未严格按照规范流程进行核对。

4. 环

（1）环境：患者就诊人数较多，医务人员工作繁忙，就诊环境嘈杂。

（2）环节：医患沟通不到位。

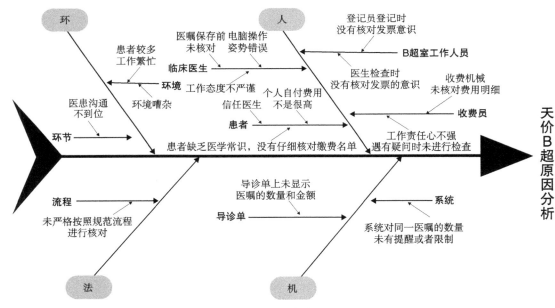

图10-2-1 天价B超事件原因分析鱼骨图

其次，根据以下3个问题查找根本原因。

（1）当这个原因不存在时，问题还会发生吗？

（2）如果这个原因被纠正或排除，问题还会因为相同因素而再次发生吗？

（3）原因纠正或排除以后，还会导致类似事件发生吗？

经过 RCA 分析得出，该案例发生的根本原因是：

（1）信息系统不完善：系统对同一医嘱的数量未有提醒或者限制。如果医师开具医嘱出错或者超过正常数量，保存时系统显示无法保存，请医师查对医嘱，医师更改正确后才可以保存医嘱，若医师仍然不改，则系统无法保存。需从源头上解决，改进系统，防止其他类似的事件发生。

（2）缺乏沟通机制：在患者缴费存在疑问时，收费员如果和医师沟通一下，医师核对一下医嘱，发现错误，及时更改，就会避免发生舆情。

（3）医务人员责任心不强：门诊医师开完医嘱后未认真核对，收费员在患者有疑问时未与医师进一步沟通，B 超登记人员在登记时未能仔细核对信息，都是因为医务人员责任心不强，如果任何一个人发现了问题，及时更改，就会避免误会产生。

三、改进措施

找到根本原因只是解决不良事件的一半工作，必须制定具体并有可操作性的改善计划和行动规划，并贯彻改善措施，以防止下一次事件的再次发生。改进计划的制定和执行按照 PDCA 循环法和等级医院评审标准的 A、B、C 判定要求进行。

（一）计划（plan）

根据 RCA 分析确定的检查多收费的根本原因，制定了改进计划，从检查错误的防范想到检查检验错误的防范，从门诊的错误防范想到门诊、急诊、住院的错误防范，形成门诊部的通知，在全院下发，并放在医院办公平台上。同时院领导在全院干部大会上进行布置与提要求，要求各科室传达到每位员工。

（二）执行（do）

1. 改进信息系统

改进信息系统可以根本上解决，信息中心在门诊、急诊及住院医师站设置了检查检验数量异常提醒功能，当医师开具同一检查检验项目数量超过一次时，系统会自动跳出提醒确认框，请医师核对所开检查检验项目数量是否正确，然后确定或关闭提醒确认框，从而避免差错。

2. 建立有效沟通机制

现如今，很多医生只限于看病，不善于与患者进行交流，某些患者及其家属也对医务人员及医务工作缺乏理解，医患之间缺乏沟通。沟通是人与人之间信息的传递和反馈过程，有效及时的沟通可以事半功倍，防范医疗纠纷的发生。当患者产生疑问时，医务人员始终坚持以患者为中心的服务理念，换位思考，利用自己的专业知识和工作便利为患者查询和解释，也可以利用工作平台帮助患者联系医师，提醒医师核对医嘱，及时发现问题。

3. 加强医务人员的责任心

患者往往认为医务人员的责任心不强、粗心大意、弄虚作假等造成了误诊误治和医疗纠纷的发生，导致了医患关系紧张。责任心决定工作态度，强烈的责任心是把工作做好的前提。医院通过座谈会、讲座等形式，强化工作人员工作责任心的教育，加强工作技能和沟通技巧的培训，提高工作人员的工作能力，适应工作变化的要求，切实为患者解决实际问题。

（三）检查（check）

门诊部通过信息系统对医嘱进行抽查，未发现检查项目数量超过一次的医嘱。

（四）处理效果与持续改进（action）

门诊部未再接到有关检查多收费的投诉。

与信息中心进行沟通，对医嘱中药品超剂量使用、配伍禁忌等方面进行提醒及限制，将在下一轮 PDCA 循环中落实与改进，不断提高患者安全水平。

四、点评

（一）专业视角点评

（1）深入开展患者安全活动，确保患者的人身安全、财产安全。患者安全目标是倡导和推动患者安全活动最有效的方式之一，是绝大多数国家的通行做法。我国积极响应世界卫生组织世界患者安全联盟工作，中国医院协会从 2006 年起连续发布《患者安全目标》，历次的患者安全目标中都强调医务人员的沟通和患者参与患者安全。如当前的中国医院协会《患者安全目标（2019 版）》的目标五为加强医务人员之间的有效沟通，目标八为鼓励患者参与患者安全。

（2）针对医疗工作中存在的问题，应用管理工具，持续改进。《医疗质量管理办法》要求医院人员要科学管理，应用管理工具管理医院，提升质量。当前的医院评审条款的设计也是按照医疗质量管理工具进行的，在 C 条款、B 条款、A 条款中体现了 PDCA 循环。如《江苏省三级综合医院评审标准实施细则（2012 版）》要求医院针对工作中发现的问题要有持续改进的相关措施。医院发现问题后，运用管理工具和管理方法进行分析和持续改进，避免发生类似事件，提高医疗质量。卫生部办公厅印发的《三级综合医院评审标准实施细则（2011 年版）》就是要求医院能够积极运用质量管理方法和工具进行持续质量改进。质量改进的前提是明确质量改进项目存在问题的根本原因，针对性制定整改措施。根因分析作为一种常见的质量管理模式，是通过回顾性分析不良事件发生的原因，找出系统与流程中存在的风险缺陷，从错误中反思，学习及分享经验，提出针对性预防措施，做到改善流程、事前防范，减少或避免类似事件的再次发生。运用根因分析法可以从根本上发现问题，解决问题，提升医疗水平，提高医疗服务质量，增强医护人员的工作积极性，避免医患矛盾，使患者的生命安全得到保障。

（3）医患双方信息存在不对称，医患要增加沟通、互相信任，在社会普遍反映看病难看病贵的情况下，处于弱势一方的患者会用放大镜看待问题，加上舆论的导向，使医院处于被动。患者发现问题后可以与医院及时沟通，医院在发现问题、解决问题的同时，希望患者多些信任和理解，共同构建和谐医患环境。

（二）法律视角点评

《基本医疗卫生与健康促进法》要求医疗卫生机构应当遵守法律、法规、规章，建立健全内部质量管理和控制制度，对医疗卫生服务质量负责。医疗卫生人员应当遵循医学科学规律，遵守有关临床诊疗技术规范和各项操作规范及医学伦理规范，使用适宜技术和药物，合理诊疗，因病施治，不得对患者实施过度医疗。

患者安全事关人民群众生命和健康，是医疗管理的核心，也是健康中国建设、深化医药卫生体制改革各项工作顺利推进的重要基础。为防止医疗差错，保障医疗安全，国家卫健委发布的《医疗质量安全核心制度要点》中明确规定了查对制度，即医务人员对医疗行为和医疗器械、设施、药品等进行复核查对的制度。要求医疗机构的查对制度应当涵盖患者身份识别、临床诊疗行为、设备设施运行和医疗环境安全等相关方面。《医院工作制度与人员岗位职责》（2011 年版）亦规定了医嘱制度，要求医师写出医嘱后，要复查一遍。本事件中，医生开具消化系统 B 超检查，未核实数量；收费员对收费项目未进行核对，亦未对患者的疑问进行耐心合理的解答，均违背了医疗质量的相关规定。

医疗机构要充分认识患者安全管理工作在推进健康中国建设、保障医疗质量安全、构建和谐医患关系方面的重要意义，将保障患者安全作为医疗管理的重要内容，加强患者安全管理工作，不断提高患者安全管理水平，减少医疗服务中可避免的不良事件。

第三节　能力提升之路 —— 医护患有效沟通

医患关系是医务人员在医疗活动中的多种关系中最基本的社会人际关系，包含平等关系、道德关系、服务关系、利益关系、文化关系和法律关系等。在广义的医患关系中，"医"不仅是指医生、护士、医技人员，还包括管理后勤服务人员和医疗群体等；"患"不仅是指与患者有血缘关系的亲属、监护人、单位组织等群体，特别需要注意的是，还包括在重症监护中或不具备行为能力的患者，如昏迷患者、婴幼患儿、精神疾病患者、醉酒人群等。因此，广义的医患关系是以医生、护士为主体的群体一方和以患者为中心的群体另一方，在医疗服务过程中形成的相互关系。狭义的医患关系仅指医生和患者之间因疾病诊疗而形成的关系。

当下医患关系紧张，伤医事件时有发生，医患之间缺乏必要的信任，医护患之间的有效沟通就显得尤为重要。医患关系有 3 种类型：主动 - 被动型、指导 - 合作型、共同参与型，主要针对的是医患之间沟通的深度和有效性，最好的结果是医护患之间能够建立有效的沟通渠道，共同参与，合作共赢，共同应对疾病，使患者早日恢复健康。在医患关系的影响因素中，医疗服务的安全和质量是首要的，其次就是医患双方的有效沟通，这里强调的是有效沟通，即医护患之间能够达成共识。在临床实际中，引发医患纠纷的主要原因之一就是无效沟通。医学是需要和人打交道的学问，沟通十分重要，特鲁多医生的墓志铭"有时是治愈，常常去帮助，总是去安慰"就说明了这一点——技术有局限，沟通无限制，良好的沟通有时候可能比药还要有用。

　　1977 年，美国医学家恩格尔首次提出了新的医学模式，即生物－心理－社会医学模式。主要表现在：①强化医学服务的根本宗旨。要求医务人员在工作中将患者看作是一个完整的人，既重视生理治疗，又重视心理治疗。②确立双向作用的医患关系。医务人员和患者在临床治疗过程中，相互尊重双方的权利和义务，互相影响，让患者发挥自己的主观能动性，参与医疗的整个过程。③扩大服务范围。从生理学、心理学、社会学等不同层次来观察疾病，运用综合科学措施来防治疾病。建立有效的医护患沟通，不仅需要正确面对和有技巧地处理好医护患关系，还需要科学地运用沟通工具与策略。

一、正确面对和处理好医护患关系

（一）医务人员应明确与患者的关系

　　医疗行业提倡"以患者为中心"，在提高医疗质量的同时为患者提供优质的服务，提高患者的满意度，建立良好的医患关系。医务人员同时也要考虑到，医患之间是一种特殊的民事法律关系，既有主体间的平等性，又有患者单方的选择性，还有等价有偿的不完整性。医患之间有契约关系、合同关系或法律关系。医务人员违反了规章制度，发生了差错事故，要承担相应的责任。医务人员在职业中应自觉遵守职责，同时也是强制性、客观性要求医务人员要培养医德医风，需要在工作中倾注感情，使患者感到温暖，这就是医护患的基本关系。医务人员势必兼顾这两方面，才能做好工作。

（二）医务人员应具有责任心和同理心

　　医务人员为患者的健康而工作，责任重大。一方面，医务人员要全心全意为患者服务，工作必须认真细致，事前多加考虑，不论是多么熟悉的操作，都要一丝不苟，避免疏忽大意。另一方面，医务人员的服务对象不仅是生物学意义上的患者，还是社会学意义上的患者。患者常因疾病满怀忧虑，寻找医务人员减轻疾病的痛苦，医务人员不能简单粗暴地拒绝患者。如果在治疗中只注意病、不关注人，很难取得最好的治疗效果。医务人员应将患者放在首位，以患者为中心，为患者着想，设身处地为患者考虑最佳的诊疗方案，学会换位思考。

（三）尊重患者的知情权

　　在移动互联网时代，信息丰富，患者不再一无所知，许多患者就诊之前已经通过各种媒介了解其自身情况，也更愿意主动参与临床决策。因此，知情同意适用于医务人员采取的每一项诊断和治疗措施。医务人员须认真履行告知义务，保护患者知情权，把握好准确、通俗和患者易于接受的语言，不闪烁其词、不过于轻描淡写，本着实事求是、科学、认真的态度耐心细致地解释，充分告知患者即将采取的诊断试验和治疗方案，让患者明白诊断、预后、检查、治疗、用药等医疗环节，指导患者做出正确的认知和选择，尊重患者的权利和选择。在开展有创治疗和一些特定的医疗技术等前，需要和患者签署知情同意书。患者自动放弃治疗要求出院或拒绝抢救等均在详细写明后果的前提下要求患方签字。知情同意应首先由患者本人做出决定，患者由于疾病情况不能亲自做出决策的，可由家属代替，部分诊疗家属也应该知情同意。知情同意书是医患沟通的一种文件形式，也是法律保障，一方面能使患者行使自己的知情权、选择权；另一方面也使医务人员的医疗行为得到有效保护，保证了医疗安全。

（四）医务人员应掌握必要的语言沟通技巧

医务人员与患者的谈话应该因人而异，根据不同性格的患者选择不同的谈话形式，同时注意语言沟通中应遵守的原则。

1. 目的性原则：与患者沟通前，做好准备，明确沟通目的，使沟通有效。

2. 规范性原则：语言的系统性和逻辑性，促进和谐医护患关系的建立。

3. 尊重性原则：关怀体贴患者，多用商量劝慰的语气，加强情感交流态度谦和，促进身心健康。

4. 治疗性原则：避免使用刺激性语言伤害患者，从患者的感受出发，促进疾病的康复。

在与患者沟通的时候，还应该注意患者的理解能力，用患者能够听得懂的话语进行沟通，患者不能很好地理解专业化术语，需要转化成生活化、口语化的语言，使患者能够真正理解传达者的意思，专业的医护人员要学习使用科普化的语言体系来和患者进行沟通。

（五）医务人员应与家属建立良好关系

医务人员要了解患者，还要了解其家庭和社会背景，要考虑到医疗条件、休息、手术、隔离等。人是有社会属性的，不能忽视"治病"与"治有病的人"的原则性区别。缺乏家属的支持和理解，许多治疗是不可能成功的，医务人员需要把家属工作放在重要地位，如进行有创的、风险性大的诊疗操作就要了解家属的支持情况，与家属沟通，告知患者可能出现的并发症、危险，理解患方的观点，包括文化、宗教、心理上的要求，在此基础上与家属达成共识，作出患者、家属、保健单位均可接受的治疗计划。

二、用沟通工具与策略

传统医学教育注重个人临床能力的培养，对团队合作方面的培训较少，使临床工作中不同专业背景的医务人员间易出现无效沟通，甚至因团队合作不良导致医疗差错乃至医疗事故的发生。因此，如何开展医疗团队合作培训成为保障医疗安全、提高医疗品质的重要课题。

提高医疗质量和患者安全的团队策略和工具包（team strategies and tools to enhance performance and patient safety，TeamSTEPPS），是基于近年来被广泛应用于民航界的机组资源管理而开发，经过认证、并能有效提高医疗质量和患者安全的团队培训模式，旨在将团队合作技能与临床实践有机整合，用于改善医疗服务中的团队表现，以提高医疗质量、医疗安全和医疗效率。TeamSTEPPS 定义了 4 项可被训练的团队合作核心技能，即领导力、情境监控、相互支持和有效沟通，是目前应用较成功的医疗团队合作培训项目，其效能已被证实。其中，沟通是医务人员日常工作中的必备技能，必须不断加强。有效沟通的工具和策略是 TeamSTEPPS 中的重要组成部分，使用面亦很广泛，包括 SBAR（现况 - 背景 - 评估 - 建议）、Call-out、Check-back、Hand-off。

（一）SBAR

SBAR 口诀用于医疗人员进行重要信息的传递过程中，如床旁交接班。其内容包括以下 4 项。S（situation）：患者现况，目前诊断、病情变化及现存的问题；B（background）：背景，既往史、特殊用药史；A（assessment）：评估，现有重要检查诊断、主要结果；R（recommendation）：处置及建议，目前的治疗及后续治疗计划。SBAR 沟通模式是医护人员之间快速准确传递病情的一种标准沟通模式，减少了因沟通不良造成的不良事件，改善患者状况，显著影响患者的住院时间和预后，明显提升了护士的评判性思维能力及综合素质。

（二）Call-out

Call-out 用于沟通重大或紧急信息。在紧急情况时可同时告知所有团队成员，帮助团队成员预先准备下一步骤，并直接告知特定责任人执行相应的任务。

（三）Check-back

Check-back（复读确认）用于闭合环形沟通，即团队中一方说出指令，另一方收到指令后复述并立即予以回馈，收到回馈的一方再次复述收到的指令，从而形成一个闭合的环形沟通，以确保沟通双方信息的准确性，用于急救中会使混乱场面变得有序。

（四）Hand-off

Hand-off（转交）不同于 SBAR 口诀，其主要用于转交患者给他人处置，包含了信息和责任的转移，因此其过程中必须有机会提问、澄清与确认。转交过程的口诀为"I pass the baton"，即：introduction：自我介绍，姓名、部门、职称；patient：患者性别、年龄、所在地；assessment：患者主诉、症状、体征及诊断；situation：目前状况，含近来变化、未确定的问题、对治疗的反应；safety：重要检查检验结果、社会经济状况、药物过敏及其他需要注意事项，如跌倒、隔离等；background：其他疾病、之前是否曾有类似病史、家庭史、目前用药；actions：已提供或应给予的处置；timing：急迫程度、期望优先给予的处置和时间表；ownership：由谁负责；next：预期可能发生变化及应变计划。

参考文献

[1] 郭笑，尹姗姗，姬崀，等. 河南省医疗纠纷现况及对策研究[J]. 中国医院管理，2016，36(12)：33-35.
[2] 王越，丛莉，刘建国. 某三甲医院 332 例医疗纠纷案回顾性分析与管理对策研究[J]. 医学与法学，2019，11(6)：48-52.
[3] 霍添琪，孙晓宇，孙佳璐，等. 和谐社会下医患关系现状分析及对策探讨[J]. 中国医疗管理科学，2016，6(2)：66-69.
[4] 贾宣东，李文成. 根原因分析：简化的工具和技术（选登）[J]. 中国卫生质量管理，2017，24(1)：128-129.
[5] Epps H R, Levin P E. The TeamSTEPPS Approach to Safety and Quality[J].J Pediatr Orthop, 2015, 35(5 Suppl 1)：S30-S33.
[6] 虞智杰，杨华，毛秀英，等. 提高医疗质量和患者安全的团队策略和工具包（TeamSTEPPS）简介[J]. 中华全科医师杂志，2017，16(6)：487-489.
[7] AHSAN A, SETIOWATI L, WIEKE NOVIYANTI L, et al.Nurses' team communication in hospitals：A quasi-experimental study using a modified TeamSTEPPS.J Public Health Res, 2021, 10(2)：2157.

第十一章　手术安全

　　手术室是医院对患者实施手术、检查、治疗及抢救的重要场所，工作量大，人员流动大，工作节奏快，患者病情复杂，意外情况发生多，容易引发医疗纠纷甚至医疗事故。手术安全包含多个环节，如术前讨论与访视及准备、手术安全核查、手术标本安全、术中用药安全、术中电外科安全、术中清点安全、术后麻醉复苏与病情观察等。涉及术前、术中、术后等各个环节，涉及手术医生、手术室护士、麻醉医生等多个人群。因此手术患者安全管理已成为医院患者安全管理的重中之重。本章重点讲述手术室手术清点错误和开错手术部位两个案例。手术物品清点和手术安全核查都是保障手术安全的重要措施，是手术室最基本和最重要的制度之一，规范进行手术物品清点是杜绝手术物品遗留患者体内的保证。如果手术物品清点失误，致使异物遗留在患者体内，对患者将会造成不可逆的损害，也造成医疗纠纷。正确的安全核查是确保患者身份、手术部位、手术方式是否正确的关键环节。这些错误一旦发生，则造成的危害巨大，甚至是灾难性的错误。

第一节　手术清点错误

某医院于 2019 年 5 月发生 1 例手术清点错误事件。根据医院相关制度规定，质管办将此事件定性为警讯事件，成立事件调查小组，利用根本原因分析法对事件进行追溯，并制定了改进措施。

一、事件回顾

2019 年 5 月，女性患者，66 岁，于 13：00 入手术室进行全子宫伴双附件切除术。巡回护士林某一人跳两个手术房间做巡回护士，术前与其中一间洗手护士金某按常规清点敷料及器械，清点纱球数目时，另一间洗手护士呼叫巡回护士林某，巡回护士去了另一个房间，洗手护士金某自己进行了纱球的清点，林某回来后，只是听洗手护士金某口头报纱球数 8 个，就在术中清点单上记录纱球数为 8 个。术中增加 3 个纱球，林某与洗手护士金某共同清点核对。关腹前，两人常规清点敷料器械，清点纱球时发现纱球数少一个，巡回林某在台下寻找纱球未果，立即汇报主刀医生，洗手护士和手术医生共同在台上寻找，手术医生在患者腹腔内寻找，未在腹腔内找到纱球，手术医生决定先关腹。巡回护士林某汇报手术室护士长，再次寻找，现场寻找未找到后，手术医生开医嘱床旁摄片，护士长联系放射科进行床旁腹部摄片，摄片结果确认腹腔内没有异物遗留，手术医生关闭腹腔，手术结束后送患者进麻醉复苏室进行复苏。患者离开手术房间后，巡回护士与洗手护士、护士长继续在手术房间内寻找纱球，翻遍手术敷料、垃圾桶后仍未找到。考虑是由于术前未行两人核对纱球的数目，所以不能确定纱球总数为 11 个，洗手护士金某想起可能第一次清点纱球的数量就为 7 个。

二、调查分析

（一）成立调查小组

由医院护理部牵头成立事件调查组，包括医院质管办主任、护理部主任、医务科主任、片区科护士长及事件发生科室主任、麻醉科科主任、护士长共 7 人。

（二）填写不良事件叙事时序表

调查小组利用"三现"原则对不良事件进行现场还原（图11-1-1）。

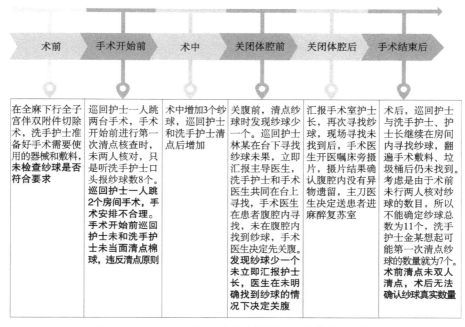

图 11-1-1　2019 年手术清点错误不良事件叙事时序

（三）根本原因分析

首先，利用头脑风暴法，使用鱼骨图从人、机、法、环4个方面分析（图11-1-2），通过要因分析表找出要因（表11-1-1）。

1. 人

（1）巡回护士：临床经验不足、责任心不足、缺乏对洗手护士的监管。

（2）洗手护士：年资短、沟通能力差、对违反操作规范的严重性认识不足。

（3）手术医生：对清点记录不重视、医生未参与清点、操作不规范。

（4）护士长：考核督查时没有强调红线意识、预见性不强、考核访视不严格、手术人员安排不合理。

2. 机

（1）纱球：厂家生产后质检不合格、纱球包装内容与实际数量不符。

（2）清点单：未按要求使用、未按制度执行、清点方式不规范。

3. 法

（1）制度：清点制度制定不合理、不利于临床实施。

（2）流程：术前清点流程未落实、急诊手术临时改变术式、术后无法确认纱球真实数量。

（3）清点方法：清点物品多而复杂、手术进程快来不及清点、清点方法不统一。

（4）不良事件上报：寻找纱球未果未汇报护士长、医生急于结束手术、医生未能找到纱球就要求关腹。

4. 环

（1）内环境：巡回护士同时跳 2 个手术房间、工作量大。

（2）外环境：垃圾桶太小、污物盆容器不合理、光线不足、布局不合理。

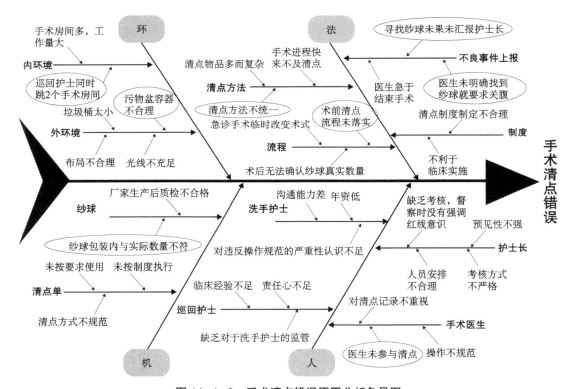

图 11-1-2　手术清点错误原因分析鱼骨图

表 11-1-1　手术清点错误要因评分表

不良事件	编号	大要因	中要因	小要因	组员1	组员2	组员3	组员4	组员5	组员6	组员7	总分	选中
手术清点错误	1	人	护士长	考核督查时没有强调红线意识	5	3	3	5	3	3	3	25	
	2			预见性不强	3	3	3	5	3	3	3	23	
	3			考核方式不严格	5	3	3	3	3	3	3	27	
	4			手术人员安排不合理	3	3	3	3	5	3	5	25	
	5		手术医生	对清点记录不重视	5	5	1	5	3	3	3	25	
	6			**医生未参与清点**	5	5	5	5	3	3	3	29	★
	7			操作不规范	5	3	3	5	3	3	3	25	
	8		巡回护士	临床经验不足	3	3	3	3	3	3	3	21	
	9			责任心不足	3	3	3	3	3	5	3	23	
	10			缺乏对于洗手护士的监管	3	5	1	1	5	1	5	21	
	11		洗手护士	年资低	5	5	1	5	3	3	3	25	
	12			沟通能力差	5	3	3	3	3	5	5	27	
	13			对违反操作规范的严重性认识不足	3	5	1	1	5	1	5	21	
	14	环	内环境	**巡回护士同时跳2个手术房间**	5	5	5	5	3	5	3	31	★
	15			手术房间多，工作量大	3	3	1	3	3	5	3	21	
	16		外环境	垃圾桶太小	3	1	5	5	5	5	3	27	
	17			**污物盆容器不合理**	3	5	5	5	5	5	5	33	★
	18			光线不足	3	1	5	1	1	3	1	15	
	19			布局不合理	3	3	3	3	5	5	5	27	
	20	法	制度	清点制度制定不合理	5	1	3	5	1	3	5	23	
	21			不利于临床落实	5	3	3	3	3	5	5	27	
	22		流程	**术前清点流程未落实**	3	5	5	5	5	5	5	33	★
	23			急诊手术临时改变术式	5	3	3	3	5	3	5	27	
	24			术后无法确认纱球真实数量	5	5	1	5	3	3	3	25	
	25		清点方法	清点物品多而复杂	3	1	5	1	1	3	1	15	
	26			手术进程快来不及清点	3	3	5	3	3	5	1	23	
	27			**清点方法不统一**	5	5	5	3	5	5	5	33	★
	28		不良事件上报	寻找纱球未果未汇报护士长	3	3	3	3	3	5	1	23	
	29			医生急于结束手术	3	5	1	1	5	1	5	21	
	30			**医生未明确找到纱球就要求关腹**	5	5	5	5	3	3	3	29	★

续表

不良事件	编号	要因			组员1	组员2	组员3	组员4	组员5	组员6	组员7	总分	选中
		大要因	中要因	小要因									
手术清点错误	31	机	纱球	厂家生产后质检不合格	5	3	5	3	3	3	3	25	
	32			**纱球包装内与实际数量不符**	5	5	5	3	5	5	5	33	★
	33		清点单	未按要求使用	3	1	5	1	1	3	1	15	
	34			未按制度执行	3	3	5	3	3	5	1	23	
	35			清单方式不规范	5	3	5	1	1	1	1	17	
评分规则：评分（弱1分，中3分，强5分），参与人数7人，算出总分后排序，按80/20法则选出7个要因													

其次，根据以下 3 个问题查找根本原因。

（1）此原因不存在时，事件是否还会发生？

（2）此原因排除后，事件是否还会发生？

（3）此原因排除后，是否会有同类事件继续发生？

汇总本案例根本原因如下。

1. 个人原因

（1）医生未参与清点。

（2）术前清点流程未落实。

（3）清点方法不统一。

2. 管理原因

医生未明确找到纱球就要求关腹。

3. 环境原因

（1）巡回护士同时跳 2 个手术房间。

（2）污物盆容器不合理。

4. 设备原因

纱球包装内与实际数量不符。

三、改进措施

（一）完善手术清点制度

（1）按《手术室实践指南》要求，完善《手术室物品清点制度》。

（2）手术室质量改进小组制定《手术清点督查表》，每日对手术室护士清点情况定期检查。根据存在的问题制定相应的整改措施，健全或修订手术室物品清点制度及考核体系。

（3）每月重点检查手术清点制度的执行情况，针对检查的问题提出改进。

（二）完善手术室安全督查机制，针对重点环节、重点人群、重点时机进行重点督查

（1）手术室成立质量安全控制小组，对重点环节、重点人群、重点时机进行重点督查。①重点环节：巡回护士跳台物品清点、医生突然改变手术方式、撤台物品清点、患者突发意外时和意外发生后物品的清点等；②重点人群：针对新护士、经常犯错误的护士；③重点时间：突然增加手术台数、夜间手术等。

（2）合理进行手术排班，尽量做到新老搭配，同时合理安排手术，尽量减轻手术工作负荷。

（3）护士长及质控小组在巡视检查的过程中及时指出巡回及洗手护士在清点工作中存在的问题，并指导改进。

（4）手术室质量安全控制小组每周总结安全清点等检查工作，每月分析研究讨论工作中存在的问题，有针对性地做下一步工作计划，并寻求上级支持和帮助。

（三）培训手术室清点规范，举一反三，增强护士安全意识

（1）转变思维，护士长亲身体验，按照手术室清点操作规范进行清点，换位思考如何在"忙乱中"确保清点落地。

（2）根据关键点、薄弱点，依据《手术室实践指南》和《手术室清点制度》拍摄手术室清点操作规范标准视频，并以小组形式展开培训，互相查找清点错误的环节。①手术前，巡回护士需检查手术间环境，不得遗留上一台手术患者的任何物品。每台手术结束后应将清点物品清理出手术间，更换垃圾袋；洗手护士应提前 15～30 分钟洗手，保证有充足的时间进行物品的检查和清点；清点时，洗手护士与巡回护士须双人查对手术物品的数目及完整性，巡回护士进行记录并复述，洗手护士确认；②手术中，严禁用器械或敷料等物品另作他用，术中送冰冻切片、病理标本时，严禁用纱布等包裹标本；手术物品未经巡回护士允许，任何人不应拿进或拿出手术间；医生不应自行拿取台上用物，暂不用的物品应及时交还洗手护士，不得乱丢或堆在手术区；洗手护士应及时收回暂时不用的器械；术中需改变手术方式，扩大手术范围并临时增加手术用物时，应按规定清点、检查、核对、登记；应减少交接环节，手术期间患者病情不稳定、抢救或手术处于紧急时刻，不得交接班。 如有术中交接班，接班护士与交班护士应共同核对清点两遍后交接并签名；关闭体腔前，手术医生应配合洗手护士进行清点，确认清点无误后方可关闭体腔；术前怀疑或术中发现患者体内有手术遗留异物，取出的物品应由主刀医生、洗手护士、巡回护士共同清点，详细记录，按医院规定上报。 ③手术敷料清点，手术切口内应使用带显影标记的敷料。 清点纱布、纱条、纱垫时应展开，并检查完整性及显影标记。 手术中所使用的敷料应保留其原始规格，不得切割或做其他任何改型。 特殊情况必须剪开时，应及时准确记录。 体腔或深部组织手术中使用有带子的敷料时，带子应暴露在切口外面。 当切口内需要填充治疗性敷料并带离手术室时，主刀医生、洗手护士、巡回护士应共同确认置入敷料的名称和数目，并记录在病历中。

（3）对带教老师进行清点操作标准培训，达到统一的带教标准。 同时对带教老师的清单规范进行检查，保证每个老师教学统一。

（4）举一反三，针对手术室护理中的"五不准"环节均进行亲自体验并逐步完善流程，梳理每一环节的关键点、薄弱点，确保培训有的放矢。

（5）通过案例解析分享和情景模拟演练的方式，增加护士的清点安全意识，每个人牢固树立安全意识，忙而不乱，认真执行清点的规章制度。

（6）开展护理质量、安全教育，提高各级护理人员自我管理和慎独精神。

（四）开展手术室安全文化建设，加强手术室安全管理

（1）由护理部牵头，在手术室开展安全文化建设，成立安全质量控制小组，设置安全核查员，每日巡视，督查手术室关键环节，并且指导年轻护士规范操作，提升安全意识。

（2）每日晨间交班反馈前一日督查情况，每周一次总结、每月一次总体反馈，充分利用激励机制，奖罚分明。

（3）片区内召开专题护理质量与安全会议，进行事件讨论分析，制定相应的整改措施。

四、点评

（一）专业视角点评

此案例为一起清点操作不规范引起的警讯事件，是由于护士未严格执行清点制度，手术室人力不足、手术室制度不完善等多方面因素引起的警讯事件。针对此事件，建议如下：第一，手术室需要配备足够的人力，合理排班，尽量减少一个巡回护士跳 2 台甚至多台手术的情况。第二，在护理部支持下开展安全文化建设，设置手术室安全核查员，每日巡查问题及时汇总并汇报，此项工作虽然烦琐，但可为手术室护士起到监督和指导的作用，不断深入临床，使检查员工作不仅仅是清点，对手术室各环节的安全也能起到监督保障的作用。第三，建立系统的手术室安全管理体系，管理者不断深入临床，紧紧围绕着培训、考核、督查、反馈这样的安全闭环管理，不断深化护士的安全意识，真正将清点安全文化建设落到实处。第四，建立手术室意外情况的应急处理预案，每月对应急预案进行演练，医护人员在发生紧急意外情况时能迅速有效地处理意外情况，保障患者安全。第五，鼓励医务人员上报分享不良事件，完善管理制度，做好有效监督，并及时采取预防措施。

此案例处理过程中，清点意外发生的应急处理基本正确，当物品数目及完整性清点有误时，立即告知手术医生共同寻找缺失的部分或物品，必要时根据物品的性质采取相应辅助手段查找，确保不遗留于患者体内。当找到缺失的部分和物品时，洗手护士与巡回护士应确认其完整性，并放于指定位置，妥善保存，以备清点时核查。如果采取各种手段仍未找到，应立即报告主刀医生及护士长，使用 X 线辅助确认物品不在患者体内，需主刀医生、巡回护士和洗手护士签字、存档，按清点意外处理流程填写不良事件报告，并向上级领导汇报。

手术室质量安全工作需要护士的严谨和慎独，工作中的任何小的失误都可能造成差错，给患者带来痛苦甚至使患者付出生命代价。工作中，需要医务人员始终保持清晰的思路，把握重点环节，严格执行各项制度，保持强烈的责任心，才能保证每一台手术都顺利安全地完成。

（二）法律视角点评

手术安全核查制度是我国十八项医疗质量安全核心制度之一，是指由具有执业资质的手术医生、麻醉医生和手术室护士三方分别在麻醉实施前、手术开始前和患者离开手术室前，共同对患者身份、手术部位、手术方式等进行多方参与的核查，以保障患者安全的制度。为加强医疗机构管理，指导并规范医疗机构手术安全核查工作，保障医疗质量和医疗安全，2010 年 3 月，卫生部办公厅发布了《手术安全核查制度》，对手术安全核查的内容及流程做出了具体规定。此后，国家卫生健康委员会又于 2018 年 4 月发布《医疗质量安全核心制度要点》，明确了手术安全核查制度的基本要求。

近年来，纱布、纱球遗留体内引发的医疗纠纷数量不在少数，遗留物容易影响患者病情的恢复，引起脏器不同程度的感染及伤害，甚至有一部分患者因遗留物感染而死亡，该问题已引起社会大众的广泛关注与议论。医务人员在诊疗过程中，要严格执行诊疗常规和卫生管理规范，避免因疏忽大意给患者造成二次伤害。正如一代名医张孝骞老师所说："行医如临深渊，如履薄冰。患者把最宝贵的生命交给了医院，医务人员在工作中稍一粗心大意，就有可能致人伤残，甚至危及生命。所以医疗工作不能有半点马虎和轻率"。只有坚持以患者为中心，严格遵守医疗质量安全核心制度，才能最大限度地规避执业风险，减少医疗纠纷的发生。

第二节　开错的手术部位

某医院于 2019 年 7 月发生 1 例起于手术部位标记错误，终于不规范的手术安全核查。根据医院相关制度规定，质管办将此事件定性为警讯事件，成立事件调查小组，利用根本原因分析法对事件进行追溯，并制定了改进措施。

一、事件回顾

2019 年 7 月 16 日 8：30，男性患者，53 岁，因车祸头部着地，被"120"送至某医院手术室进行行急诊开颅手术，临时接管患者的神经外科住院医生 A 急匆匆地来到手术室参与了麻醉前核查，当时患者已经意识不清，麻醉医生进行全麻诱导，同时 A 查看了患者的 CT 报告及 CT 片。等患者全身麻醉后，A 与助手共同安置手术体位，并根据 CT 片进行手术部位标记，随后进行了常规消毒、铺巾。上级医生 B 于 8：45 完成查房后赶到手术室，在切开患者头皮前查看了手术标记，确认无误后开始了常规的开颅手术。然而时间一分一秒地过去了，B 在手术一侧一直没有找到病灶，只能决定先关颅。关颅后行 CT 检查结果提示患者病灶仍在，B 再次比对两次 CT 报告，发现原来是 A 混淆了左右手术侧向，患者是右侧病灶，而 A 将术前标记画在了左侧，B 立即向科室主任汇报了该情况，医院领导和科室主任了解情况后，高度重视，上报不良事件。

二、调查分析

（一）成立调查小组

由医院医务科牵头成立事件调查组，包括医院质管办主任、护理部主任、医务科主任、片区科护士长及事件发生科室主任、麻醉科主任、护士长共7人。

（二）填写不良事件叙事时序表

调查小组利用"三现"原则对不良事件进行现场还原（图11-2-1）。

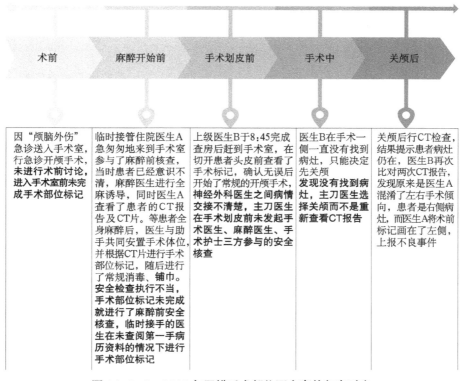

图 11-2-1　2019 年开错手术部位不良事件叙事时序

（三）根本原因分析

首先，利用头脑风暴法，使用鱼骨图从人、机、法、环4个方面分析（图11-2-2），通过要因分析表找出要因（表11-2-1）。

1.人

（1）巡回护士：未在术前安全核查、转运交接未核查手术部位标记。

（2）洗手护士：未按照规范要求执行、对标识核查的重要性认识不足。

（3）手术医生：病情交接不清楚、业务能力不足、手术医生对患者病情掌握不熟。

（4）麻醉医生：未提醒进行"Time Out"核对、预见性不强、核对意识淡薄。

2. 机

（1）标记笔：标记后颜色褪掉太快、标记工具各式各样。

（2）标识：标识方式每个专业不一致、每个医生标识手法不一样、标识随意。

3. 法

（1）术前准备流程：术前讨论不充分、未按照要求标记、手术进程太快。

（2）不良事件报告：主刀医生急于手术、未进行 CT 复核确认患者病灶部位。

（3）交班流程：神经外科医生之间病情交接不清、主刀医生未发起"Time Out"核对。

（4）安全核查：安全核查执行不当，未进行麻醉前安全核查、未在查阅第一手病例资料的情况下进行手术部位标记。

4. 环

（1）内环境：人力不足、外科医生催促快点上台手术。

（2）外环境：患者身上堆物看不清标记、急诊手术标记匆忙。

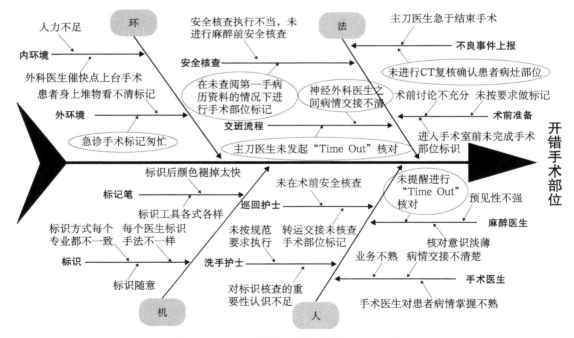

图 11-2-2　开错手术部位原因分析鱼骨图

表 11-2-1　开错手术部位要因分析表

不良事件	编号	要因			组员1	组员2	组员3	组员4	组员5	组员6	组员7	总分	选中
		大要因	中要因	小要因									
开错手术部位	1	人	麻醉医生	未提醒进行"Time Out"核对	5	5	5	3	5	5	5	33	★
	2			预见性不强	3	3	3	5	3	3	3	23	
	3			核对意识淡薄	5	3	3	3	3	5	5	27	
	4		手术医生	病情交接不清楚	5	5	1	5	3	3	3	25	
	5			业务能力不足	3	5	1	3	3	3	3	23	
	6			手术医生对患者病情掌握不熟	5	3	3	3	3	5	5	27	
	7		巡回护士	未在术前安全核查	3	3	3	3	3	3	3	21	
	8			转运交接未核查手术部位标记	3	5	1	1	5	1	5	21	
	9		洗手护士	未按照要求规范执行	5	5	1	5	3	3	3	25	
	10			对标识核查的重要性认识不足	3	5	1	1	5	1	5	21	
	11	环	内环境	人力不足	5	1	3	5	1	3	5	23	
	12			外科医生催快点上手术台	5	5	5	3	5	5	5	33	★
	13		外环境	患者身上堆物看不清标记	3	3	3	3	3	3	3	21	
	14			急诊手术标记匆忙	5	3	3	3	5	3	5	27	
	15	法	交班流程	神经外科医生之间病情交接不清	5	5	5	5	3	5	3	31	★
	16			主刀医生未发起"Time Out"核对	5	5	5	5	3	5	5	33	★
	17		术前准备流程	术前讨论不充分	3	1	5	5	5	5	3	27	
	18			未按照要求做标记	5	3	3	3	5	3	5	27	
	19			手术进程快	3	3	3	3	5	5	5	27	
	20		安全核查	安全核查执行不当，未进行麻醉前安全核查	5	5	1	5	3	3	3	25	
	21			在未查阅第一手病历资料的情况下进行手术部位标记	5	5	5	5	3	5	3	31	★
	22		不良事件上报	主刀医生急于结束手术	3	3	5	3	3	5	1	23	
	23			未进行CT复核确认患者病灶部位	5	3	3	5	5	5	5	31	★
	24	机	标笔记	标识后颜色褪掉太快	3	3	3	3	3	1	5	21	
	25			标识工具各式各样	3	3	5	1	1	5	1	19	
	26		标识	标识方式每个专业都不一样	3	1	5	1	1	3	1	15	
	27			每个医生标识手法不一样	3	3	3	3	3	5	1	23	
	28			标识随意	5	3	5	1	1	1	1	17	

评分规则：评分（弱1分，中3分，强5分），参与人数7人，算出总分后排序，按80/20法则选出6个要因

其次，根据以下 3 个问题查找根本原因。

（1）此原因不存在时，事件是否还会发生？

（2）此原因排除后，事件是否还会发生？

（3）此原因排除后，是否会有同类事件继续发生？

汇总本案例根本原因如下。

1. 个人原因

（1）神经外科医生之间病情交接不清。

（2）主刀医生未发起"Time Out"核对。

（3）麻醉医生未提醒进行"Time Out"核对。

2. 管理原因

（1）未在查阅第一手病例资料的情况下进行手术部位标记。

（2）未进行 CT 复核确认患者病灶部位。

3. 环境原因

外科医生催促快点上台。

三、改进措施

2008 年，世界卫生组织公布《关于安全手术的 10 个事实》，推出"全球第二大挑战：安全手术，拯救生命"，将手术安全核查清单（surgical safety checklist，SSC）在全球范围内推广，并鼓励根据具体情况进行改编。2010 年，我国卫生部发布《手术安全核查制度》，手术安全核查在全国各医院得以实施。

（一）完善手术安全核查制度

（1）手术室质量改进小组根据根本原因选择改进方案并结合现状，制定《手术安全核查执行督查表》，对手术室安全核查情况定期检查。

（2）针对术前未认真执行安全核查的根本原因，提出改进。麻醉开始前、手术开始前、患者离开手术室前均严格执行安全核查制度。建立手术室每日督查、医务科每月抽查机制，督促医护人员养成术前规范手术部位标记和规范执行安全核查的习惯。

（3）梳理规范的手术安全核查流程。

（二）完善手术室安全督查机制，针对重点环节、重点人群、重点时机进行重点督察

（1）手术室成立质量安全控制小组，设立安全核查员，协助护士长做好全程监控。

（2）针对重点环节、重点人群、重点时间段进行重点监控。

1）重点环节：①麻醉开始前：手术医生不到位，不进行安全核查；②手术开始前：严格执行"Time Out"程序，安全核查未进行，器械护士不能传递刀片或者接电刀；③患者离开手术室前：安全核查未做，不离开手术室。

2）重点人群：针对新护士、重视程度不够的护士进行重点考核。

3）重点时间：针对夜间特殊情况、急诊手术，护士长通过调取监控录像督查安全核查是否按照规范进行。

（三）培训手术室安全规范，增强护士安全意识

本案例的重点在于手术部位标记错误的防范。手术团队在术前应阐明手术患者情况，讨论患者安全潜在问题，如手术方式、手术体位、特殊情况、手术标记、特殊需要等，既能促进团队成员间的沟通，又能减少失误及非预期延误发生。

（1）转变思维，由护士和医生一起，按照规范手术室安全核查流程，进行分角色情景扮演，使手术团队（手术医生、麻醉医生和器械护士、洗手护士）中的每个角色知晓自己在安全核查中负责的内容，同时也知晓其他角色所承担的内容。才能形成医护联合、互相补台、互相监督、落实安全核查的长效机制。

（2）根据关键点、薄弱点，依据《手术室实践指南》和《手术室安全核查制度》拍摄手术室安全核查标准视频，并开展小组活动，互相查找清点错误的环节。

（3）通过理论及操作考试，对培训的效果及时反馈。

（4）制定手术安全核查标准流程，由医务科、护理部、麻醉手术科负责人共同参与制定，并形成手术安全核查的标准操作流程（standard operating procedure，SOP）。

（5）每月收集真实差错案例，对全员进行警示教育，提高手术安全意识。

（四）开展手术室安全文化建设，加强手术室安全管理

手术室作为医院核心科室，安全文化建设的目的是打造护士正确的安全价值观，将安全理念灌输到每个护士的心里，在科室宣扬安全文化，护士安全理念的转变从"要求零差错"的结果式管理转变为"追求无差错"的过程式管理。安全文化建设人人参与，上下班次的护士会相互补漏，下一班护士会主动发现上一班护士的问题，并及时反馈整改，规范护士的日常工作行为，形成同质化，再针对重点人群、关键环节、重点时间段做到全过程质量监控，最后实现从"要我做"变成"我要做"的工作态度转变。

四、点评

（一）专业视角点评

本案例为一起神经外科手术案例，和其他外科手术相比面临更大的挑战，例如：由于发际线后标记困难，手术部位标记的时间往往会在手术室内才进行；而患者多在手术前就可能存在意识障碍，多数患者及家属并不能参与到手术安全核查中来；即使患者处于清醒状态，因对疾病认识及手术知识的缺乏，患者往往难以准确确认其病变部位；病变部位及侧向辨别很大程度上依赖于影像学资料。因此，需要手术团队成员准确了解患者病情，并结合专业知识进行判断。

导致手术部位错误的常见原因有：医生手术负荷重、急诊、患者肥胖、患者畸形、特殊设备或多个手术医生、多个手术、未标记手术部位、未使用核查表、患者评估不充分、人力不足、分心、缺乏相关信息和组织文化等，而手术团队成员、手术患者及其家属之间的无效沟通也常导致此类错误的发生。

手术部位错误的发生率在日常手术工作中还是比较罕见的，一旦发生，则会造成严重后果。目前并不缺少具体的保障手术部位正确的工具或推荐做法，也不缺乏先进的管理理念，关键在于实践标准的规范、培训与监测的常态化和临床实践的依从性与持久性。

常态化运用质量管理工具，对实践标准的规范、培训与监测持续进行常态化、细节化管理。定期监测外科系统临床实践，对手术申请、手术排台、术前手术部位标记、核查到手术结束进行督导和监控，发现风险点，不断完善流程及标准，并持续培训。细化、规范化的实践标准，重点在于评估现有手术部位标记制度的合理性、科学性，强调知晓病情并参与手术的有资质的人员负责手术部位标记，规定手术部位标记的参与者、标记时间，要求在患者清醒和知晓的情况下标记或家属参与确认标记。

规范的手术安全核查，应规定了谁主持、谁参与、如何参与，统一了实践标准，保障了人力配置，减少了操作变异，避免了形式化，确保了手术团队和安全核查充分发挥作用。 通过临床实践的规范化培训，使员工充分认识正确的安全核查流程，树立防范意识，知道怎么做、为什么做，从而提高实践的依从性与持久性。

（二）法律视角点评

"开错刀"是指医务人员搞错了患者身体的左右侧、伤病的部位，甚至搞错了患者身份的手术行为。 这些"手术部位错误、手术操作错误及手术患者错误"被称为"不可饶恕性事件"，这是医务人员绝对不应该发生的错误，属于严重的安全问题。"开错刀"对于医学界以外的人们来说，简直是匪夷所思，这是由于医务人员违反手术安全核查制度所造成的严重后果。

为加强我国医疗质量管理，规范医疗服务行为，保障医疗安全，国家卫生健康委员会根据有关法律法规，制定了《医疗质量管理办法》，规定医务人员应当恪守职业道德，认真遵守医疗质量管理相关法律法规、规范、标准和本机构医疗质量管理制度的规定，规范临床诊疗行为，保障医疗质量和医疗安全。 卫生部办公厅于 2010 年发布了《手术安全核查制度》，国家卫生健康委员会于 2018 年出台了《关于发布医疗质量安全核心制度要点的通知》，其都对手术安全核查进行了相关规定。

《中华人民共和国民法典》第一千二百一十八条规定，患者在诊疗活动中受到损害，医疗机构或者其医务人员有过错的，由医疗机构承担赔偿责任。 故医疗机构应当对因医务人员违反手术安全核查制度所造成的患者人身损害承担民事赔偿责任。

另外，《医疗纠纷预防和处理条例》对未按规定制定和实施医疗质量安全管理制度造成患者人身损害，情节严重的，对直接负责的主管人员和其他直接责任人员给予或者责令给予降低岗位等级或者撤职的处分，对有关医务人员可以责令暂停 1 个月以上 6 个月以下执业活动；构成犯罪的，依法追究刑事责任。 因此，落实手术前安全核查制度，不但可以有效降低手术错误率，预防并减少医疗纠纷的发生，更是对患者、对医务人员自身安全的有效保障。

第三节　能力提升之路 —— 手术安全

手术室是医院的重点部门，存在风险大、专业性强、技术要求高的特点，把手术室各项工作做好的关键在人，如何最大限度地调动工作人员的积极性和创新性，提高竞争力，提升手术室护士能力是手术室管理者重点关注的问题。人员素质直接影响着手术室工作效率及质量安全。

一、手术室人员配置

在手术室人员配置方面，按照《三级综合性医院评审标准（2011 版）》的要求，手术室护士与手术间比例不低于 3 ∶ 1，手术室工作经历 2 年内护理人员数占总数 ≤ 20%，手术室护士长具备主管护师以上专业技术职务任职资格和 5 年以上手术室工作经验。

人员配置还需要符合医院的工作目标，根据外科病床数、手术台使用率、急诊手术数、大手术数量和科研、教学任务的不同而定。随着外科学的迅猛发展，对手术室工作技术含量尤其是人员素质的要求也越来越高。在人员配置上应做到两个合理。一是人才梯次合理，各级职称人员应按一定比例构成一个较完整的人才知识结构，并随学科的发展进行不断调整，做到能级对称，各尽其能，促进人才培养和发展。二是年龄结构合理，根据手术室护理工作特点，按从事手术室工作护龄的长短，可将手术室护士划分为高、中、低年资 3 个年龄层次。高年资护士通常指在手术室工作 10 年以上的护士，他们有丰富的临床经验，阅历丰富、观察敏锐，可从事培训、科研和协助护士长进行管理工作；中年资护士指工作 5 ~ 10 年的护士，他们是临床一线工作的主要参与者，年富力强、有开拓精神，是护理骨干，可从事带教及安全管理工作；低年资护士指工作 5 年以下的护士，他们有朝气，精力充沛、思想活跃、行动敏捷、接受能力强，应多加引导和培养。在人员配置的年龄结构上应注意新老搭配。

二、手术专科化管理

手术技术不断向更细微、更复杂的方向发展，随着各专科迅速向纵深发展，对手术配合的专业性要求不断提高，以往全科式的护士已不能满足各专科发展的需要。具有扎实的基本专业技能、兼具丰富的专科知识和有专科管理经验的专科护士将取而代之，以护士分级管理为基础、以专科负责人为主导的专科化管理模式势在必行。手术室专科化管理的前提是护士有扎实的基础知识、丰富的临床护理经验，一名优秀的手术室护士需要

3～5年时间完成"三基三严"的训练，完成所有手术专科的轮转，掌握熟练配合手术的基本技能，掌握各专科手术的特点，并具备一定的应急能力和管理能力。应根据手术科室的手术种类、方式及数量，将手术室护理人员按业务水平、身体状况、年龄差别进行专科分组、定人配合，确保配合工作有序，忙而不乱。

（一）对护士专科分组的优势

（1）充分发挥各级护理人员的主观能动性、创造性，做到人尽其才，最大限度地发挥护士的潜能，实现护士的自我价值，专科组长可协助护士长进行二级管理。

（2）护士相对固定在一个组，每天安排该专科的手术配合，可以增加护士实践锻炼的机会，缩短专科培训周期，提高手术配合的效率和质量，提高医生和患者的满意度。

（3）有利于提高手术医生和护士之间的沟通效率，专科仪器设备和专科手术器械由专科组专人保管，便于管理和维护。

（二）专科组的设置

根据临床科室规模，手术种类及数量，可将护士分成若干个小组，如普外科专科组、骨科专科组、泌尿外科专科组、胸外科专科组、神经外科专科组、眼科专科组、妇产科专科组和腔镜专科组等，每组设一名组长、若干组员。

专科组长多由业务强，经验多，有责任感的中、高年资护士担任，每个专科可配备至少一名专科组长，承担本专科的临床、科研、教学等全面管理工作。专科组员由 N_2 以上护士担任，组员可相对固定，定期轮转，力求在全面发展的基础上进行专长培养。各级人员职责和工作标准应明确，做到工作明确、权责分明、科学管理。各专科组长均在护士长的领导下进行工作。手术室3年内护士需进行3年基础培养，不纳入专科组的范畴。

三、手术室护士层级管理和核心能力的培养

护士层级管理是手术室人力资源管理的必经之路，国内机构如广东省卫健委将手术室护士分为 N_0～N_4 五个层级，层层递进，护士有明确的职业发展目标，不同岗位的任职资格在不同的层级中有相应的规定。N_0 护士为入科的新护士；N_1 护士经过1年的手术室核心能力相关培训，能够正确执行手术室基本操作；N_2 护士工作4～5年，能胜任 N_2 核心能力，能够独立完成各科常见手术的洗手护士工作，能够配合完成各科常见手术的巡

回护士工作，能够了解手术室各项管理制度及工作质量标准；N_3护士工作6~8年，能胜任N_3核心能力，能完成普外科、泌尿外科、妇产科、五官科、整形科、骨科、普胸外科、颅脑外科及腔镜等常见手术的巡回配合；N_4护士工作9~10年，能胜任N_4核心能力，能够完成心脏、颅底显微手术、血管外科、器官移植、关节置换等高难度手术的配合，运用手术室各项工作质量标准指导下级护士工作，并能组织护理查房。

护士核心能力概念最早是2003年由国际护士会提出的，即"以护理专业起点为基础，完成护理基本教育课程，并在国家相应的法律法规允许的范围内从事国内护理工作，有能力并能自主地在所有照顾者机构中参与三级保健。"按照不同层级护士核心能力的要求，明确岗位要求，制定培训纲要，有助于管理者设置不同层级护士需要具备的能力，实现培训有目标性、针对性，高效率完成护士人才建设。

参考文献

[1] 郭莉.手术室护理实践指南（2020版）[M].北京：人民卫生出版社，2020.
[2] 李跃荣，易凤琼.手术部位标识错误的案例解析[J].中国卫生质量管理，2018，25（5），52-54.
[3] 魏革，刘苏君.手术室护理学[M].北京：化学工业出版社，2020.
[4] 吴欣娟.手术室护理工作指南[M].北京：人民卫生出版社，2016.

第十二章　感染控制与患者安全

自"医院"诞生之日起，医院感染就与患者安全结下了"不解之缘"。19 世纪 40 年代，匈牙利医生塞麦尔维斯创造性地提出手部消毒的概念，通过要求医护人员在接触产妇之前用漂白粉水洗手消毒，成功地使当时近 20% 的产褥热死亡率几乎降低到零，被誉为"产妇救星"。19 世纪中期前，外科手术无菌意识尚未建立，术后伤口感染如同驱之不去的幽灵时刻威胁着患者的生命安全，英国外科医生李斯特受巴斯德提出的细菌学说启发，通过对引发伤口化脓感染的问题进行分析，创造了李斯特外科消毒法，使用石炭酸（苯酚）对医护人员的手、使用的手术器械和敷料进行一系列消毒处理措施，成功将当时截肢患者的死亡率降低近 30%，将患者从化脓的噩梦中拯救出来，其建立的无菌手术准则大部分沿用至今。20 世纪 30 年代青霉素得到发现并投入应用，其对引起感染病原菌的杀灭作用拯救了千千万万患者的生命，使当时严重危害患者安全的如猩红热、化脓性咽喉炎、败血病、肺炎等"不治之症"得到有效的抑制。即便步入 21 世纪，医务人员与感染的斗争依然不曾停歇，如抗生素滥用产生的多重耐药菌感染问题已日益成为威胁现代医院患者安全的公共卫生问题。总而言之，医院感染预防与控制是医疗安全的重要组成部分，与患者安全密不可分。

第一节　重视医院感染聚集，维护患者安全

2019 年 9 月，某医院神经内科发生一起术后切口感染聚集事件，入住该科室监护室的术后患者，近 1 个月内竟有 3 人发生切口感染，且感染症状相似。出于现代医院的组织和架构特点，医院感染聚集的发生，往往是诊疗、管理过程中某个或多个细微环节的疏漏累积造成，犹如聚沙成塔、滴水穿石，一名患者发生感染往往容易累及多名患者，如果医务人员不能在感染发生的早期"慧眼识金"，定位危险因素、及时阻断感染蔓延，就可能引起医院感染暴发，严重威胁患者群体安全。

一、事件回顾

2019 年 9 月 6 日，某医院神经内科报告近 1 个月内其监护室陆续有 3 名气管切开患者发生术后表浅切口感染，怀疑有共同感染源或感染途径。遂由感染管理科组织开展调查。

二、调查分析

（一）成立调查小组

《医院感染暴发控制指南》中对"疑似医院感染暴发"的定义是：在医疗机构或其科室的患者中，短时间内出现 3 例以上临床综合征相似、怀疑有共同感染源的感染病例的现象；或者 3 例以上怀疑有共同感染源或共同感染途径的感染病例的现象。

《医院感染暴发控制指南》中对"医院感染聚集"的定义是：在医疗机构或其科室的患者中，短时间内发生医院感染病例增多，并超过历年散发发病率水平的现象。

神经内科报告的术后感染患者增多事件，虽尚未明确是否有共同的感染源或感染途径，但其短期内的数量激增已明显超过该科室过往散发发病率水平，可初步判定为医院感染聚集。遂由感染管理科组织成立事件调查组前往现场开展调查。

（二）基本情况调查

2019 年 3 月 1 日至 2019 年 9 月 6 日期间，神经内科监护室共有 16 名患者行气管切开术，手术由耳鼻喉科医生到患者床旁执行，4 名患者术后发生表浅切口感染，其中 3 例

感染均发生在气管切开术后 1 周内，患者基本情况见表 12-1-1。

表 12-1-1　患者基本情况表

编号	姓名	年龄	入院诊断	入院时间	气管切开时间	感染时间	标本	病原体	转归
1	高某	27岁	病毒性脑炎、肺部感染	2019年2月7日	3月8日	3月12日	脓液	3月13日：大肠埃希菌 4月13日：鲍曼不动杆菌 5月12日：大肠埃希菌 6月22日：铜绿假单胞菌	7月2日死亡
2	张某	41岁	中枢神经感染、肺部感染	2019年7月17日	7月25日	8月1日	脓液	8月2日：铜绿假单胞菌	8月13日出院
3	普某	49岁	脊髓炎、肺部感染、胸腔积液	2019年8月4日	8月14日	8月16日	脓液	8月19日：鲍曼不动杆菌	好转、在院
4	于某	35岁	病毒性脑炎、肺部感染	2019年8月7日	9月4日	9月5日	脓液	9月6日：鲍曼不动杆菌	好转、在院

（三）流行病学调查与分析

（1）核实发病情况，通过对现场医务人员展开询问、查看病历，发现 2019 年 3 月到 7 月间神经内科监护室共入住 12 例行气管切开手术的患者，仅 1 人发生切口感染，但 8 月入住的 4 例行气管切开手术的患者，竟有 3 例发生感染，8 月的发病率明显超过以往散发水平，确证存在医院感染聚集，至于是否为医院感染暴发或疑似医院感染暴发，又或者是医院感染假暴发，有待下一步调查。

（2）开展病例搜索，对神经内科监护室近半年行气管切开手术的患者信息进行调阅、询问，其中发生感染的患者信息整理如表 12-1-1 所示。

（3）根据采集到的信息进行描述性流行病学分析。

从流行强度及时间分布上看，2019 年 3 月 1 日至 7 月 31 日期间，气管切开术后发生表浅切口感染发病率为 8.33%；8 月 1 日至 9 月 6 日期间，气管切开术后发生表浅切口感染发病率为 75%。近 1 个月气管切开术后患者感染具有明显的时间聚集性，且患者发生感染时间不超过术后 5 天，均为入住监护室期间发生，推断近 1 个月监护室可能存在引起感染聚集发生的危险因素。

为便于探讨该起聚集事件在局部空间上的分布差异，为寻求危险因素提供线索，绘制了感染空间分布图（图 12-1-1）。可见当前在院的两位患者床位相邻，这种明显的空间聚集特征提示二者很可能存在共同的感染源，其感染途径极有可能来自于基于手的直接接触传播或基于环境的间接接触传播。

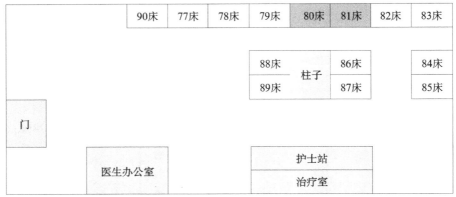

注：▨▨▨ 为行气管切开术后发生表浅切口感染患者。

图 12-1-1　感染空间分布

从人群分布上看，发生感染的患者均为神经内科监护室患者，由耳鼻喉科行气管切开术的其他科室患者未发生类似感染聚集，提示行气管切开术的医生及使用的器械可能不是本次感染聚集发生的危险因素。通过对耳鼻喉科医生的询问，了解到该科室医师负责全院患者的床旁气管切开术，术中所用电刀均为一次性无菌器材，气管导管及无菌纳吸棉（止血用）亦为一次性使用，但除神经内科外其他科室未报告由其执行气管切开术的患者发生感染，此结果进一步提示造成感染聚集的危险因素更可能存在于监护室本身。

（4）根据描述性流行病学分析结果做进一步的调查、分析。

目前该监护室仍在院的两位患者切口脓液检出细菌均为鲍曼不动杆菌，其为医院环境中常见的条件致病菌，可以定植在患者皮肤，也可以定植于环境物体表面，通过接触传播造成继发感染。对 2 株鲍曼不动杆菌进行药敏分析，结果显示除对庆大霉素、替加环素、妥布霉素药敏结果不一致外，其对另外 12 种抗菌药的耐药谱均一致，怀疑有共同感染源或感染途径。以此为线索推断其中一名患者的感染极可能是由另一名患者引起，由于监护室患者行动不便，病原体的传播媒介很可能来自于能够自由行动又会与患者发生肢体接触的医务人员，或者有细菌定植却未得到有效清洁消毒的环境物体表面。

根据推断分别对医务人员行动轨迹和环境物体表面清洁效果展开调查。对医务人员轨迹的调查采用现场观察法。观察资料整理如下。

①一名进修护士未行手卫生，佩戴重复使用的PE手套为患者行心电图检查，接触患者床单元及仪器设备物体表面后，未行手卫生又接触患者皮肤，护理结束脱PE手套，但未进行手卫生。

②一名本科室护士为患者拔针，戴PE手套，前后均未进行手卫生。

③一名本科室护士为患者吸痰，戴PE手套，前后均未进行手卫生。

④一名本科室护士未做手卫生，也未戴手套，为80床患者松袖带，接触患者及其周围环境物体表面后未行手卫生，至医生办公室交代事情，再回护士站接触电脑、鼠标，之后为81床患者进行吸痰操作，未行手卫生及佩戴手套，在察觉被调查小组观察后，戴上PE手套，操作结束脱手套，未进行手卫生。

根据以上观察资料可得出如下结论，神经内科监护室医务人员在为患者执行诊疗、护理操作时缺乏必要的手卫生，随机观察4名人员手卫生依从性为0。

对环境物体表面清洁效果的调查采用荧光标记法，使用特殊的记号笔对室内高频接触物体表面进行标记，该标记肉眼不可见，只有通过特殊的紫外光照射才能看到，如果期间该位置执行过有效清洁，标记在紫外光下应不可见或明显模糊，以此督查环境物体表面的清洁消毒执行情况。调查组共做荧光标记点10个，合格0个点，清除率为0（表12-1-2）。

表 12-1-2　环境物体表面清洁效果督查

编号	高频接触物体表面	核查情况（清除 √ / 未清除 ×）
1	10号机键盘	×
2	10号机鼠标	×
3	80床床头柜拉手	×
4	80床输液杆上段	×
5	81床监护仪按钮	×
6	81床微量泵按钮	×
7	81床右侧手柄	×
8	81床床尾栏杆	×
9	81床输液泵	×
10	监护室门禁按钮	×

对医务人员行动轨迹和环境物体表面清洁效果的调查结果显示，神经内科监护室患

者切口感染聚集事件，与近期科室医务人员手卫生意识松懈、环境物体表面清洁消毒缺失及护理操作未严格执行无菌规范有关。

三、控制措施

未清洁的手是病原体接触传播尤其是间接接触传播得以实现最重要的媒介，如果病区环境不清洁、消毒经常不到位，受污染的环境将引起持续的点源暴露，再经由与医护人员手的接触，引起人－人传播，如果医护人员手卫生意识差，感染将呈周期性聚集发生。在本次事件中，根据对医务人员行动轨迹和环境物体表面清洁效果的调查，对暴发原因提出假设，推断感染聚集与手卫生和环境物体表面清洁消毒缺失有关，并据此提出控制措施。

（1）要求神经内科加强手卫生培训，科室医护人员应掌握必要的手卫生时机。

（2）严格执行手卫生规范，科室设立手卫生监管员。

（3）加强监督，气管切开切口护理及吸痰操作应严格执行无菌操作规程。

（4）加强环境物体表面的清洁与消毒工作，尤其是高频接触物体表面，如呼吸机与监护仪操作面板、床栏、呼叫器、键盘、鼠标、灯开关等，应做强化清洁消毒。

此外，持续追踪事件进展和预防控制效果，及时进行报告、调整。

四、点评

（一）专业视角点评

医院感染的暴发、聚集并不神秘，很多事件的起因往往来自于周边不起眼的微小因素。绝大多数的医院感染可能由"万能的手"导致，医务人员的手既可能是引起感染传播的直接媒介，也可能充当"手－环境－患者"之间的间接传播媒介。

值得一提的是，不论是何种形式的医院感染暴发事件（真暴发、假暴发、疑似暴发、聚集），当发生时都应将流行病学调查的重点放在追踪高危风险因素及尽快提供干预措施上，而非拘泥于暴发定义辨别。对暴发形式的确证可以与干预措施同步进行，即边调查、边控制。因为只有及时做出反应，发现问题，控制事态发展，才能把院感暴发的苗头扼杀在萌芽状态，否则将"贻误战机"。

因为病原体采样与培养需要一定时间，在实际工作中，往往在培养结果出现之前，即根据专业知识给出经验性防控措施，在培养结果出现之后再对防控措施进行针对性调整。如果病原体培养阳性，同一种病原体可根据耐药表型初步判断是否同种同源，如果耐药表型基本一致，即可按同种同源处置。如果病原体培养阴性，或怀疑病毒感染，而临床症状相似，也应该考虑疑似院感暴发。在时间界定上，也不应拘泥于1周，而应该结合长期的监测数据，分析院感发生率是否出现了异常波动。在出现如碳青霉烯耐药肠杆菌、耐万古霉素肠球菌或者耐甲氧西林金黄色葡萄球菌等有重要流行病学意义的多重耐药菌时，应立即上报并采取严密防控措施，防范院感暴发。

（二）法律视角点评

预防和控制医院感染对保障医疗质量和医疗安全具有重要意义，患者安全事关人民群众生命和健康，是医疗管理的核心，也是健康中国建设、深化医药卫生体制改革各项工作顺利推进的重要基础，医疗机构应当将保障患者安全作为医疗管理的重要内容。

为加强医院感染管理，有效预防和控制医院感染，提高医疗质量，保证医疗安全，卫生部发布的《医院感染管理办法》，要求各级各类医疗机构应当建立医院感染管理责任制，制定并落实医院感染管理的规章制度和工作规范，严格执行有关技术操作规范和工作标准，有效预防和控制医院感染，防止传染病病原体、耐药菌、条件致病菌及其他病原微生物的传播。2016年《医疗质量管理办法》亦明确规定医疗机构应当加强医院感染管理，严格执行消毒隔离、手卫生、抗菌药物合理使用和医院感染监测等规定，建立医院感染的风险监测、预警和多部门协同干预机制，开展医院感染防控知识的培训和教育，严格执行医院感染暴发报告制度。

医疗机构应当为护士提供卫生防护用品，并采取有效的卫生防护措施和医疗保健措施。依据规定，医务人员应根据不同操作的需要，选择合适种类和规格的手套。操作完成后脱去手套，应按规定程序与方法洗手，戴手套不能替代洗手，必要时进行手消毒。本事件中，护士的操作明显不符合规定，可见医院的管理上存在很大的问题。医疗机构除应当加强对医务人员及消毒、灭菌工作人员的培训外，还应当制定具体的措施，保证医务人员的手卫生、诊疗环境条件、无菌操作技术和职业卫生防护工作符合规定要求，对医院感染的危险因素进行控制，避免类似本案例的感染事件的发生。

第二节　日常卫生习惯未引起重视引发群体感染性腹泻

2018 年 6 月，某医院核磁共振科发生一起群体性急性胃肠炎事件，累及科室半数员工。接到科室报告后，该院感染管理科迅速组织调查，并根据现场调查结果同步采取控制措施，及时阻断了疾病的进一步蔓延。为总结经验、避免类似事件再次发生，对该起事件流程及所涉及资料重新进行梳理。

一、事件回顾

2018 年 6 月 14 日上午 10：00，核磁共振科报告近 1 周内科室中多名医护人员发生腹泻，呈急性胃肠炎症状，遂由感染管理科组织开展调查。截至报告当日，该科室共有 19 人发病，发病时间相互临近，排除群体性食物中毒后，调查组初步断定该起事件是由细菌或病毒引起的感染性腹泻病，具备人传人可能。其后，通过现场走访、流行病学调查及临床症状分析，调查组高度怀疑该起事件是由诺如病毒感染引起的急性胃肠炎暴发，并迅速制定针对性传播阻断措施，控制措施与持续追踪同步进行。在持续追踪过程中，实验室检查报告显示发病者粪便或呕吐物标本经诺如病毒核酸检测阳性。同时，自开展控制措施起核磁共振科未发现新增病例，控制措施取得预期效果。

二、调查分析

（一）成立调查小组

由感染管理科组织成立事件调查组，调查组由临床、流行病学和检验等不同专业人员组成。调查组即刻前往现场开展调查。

（二）基本情况调查

截至报告当日，该起群体性腹泻事件发生地点仅局限于核磁共振科，邻近科室未发生相似疾病。共 19 人报告发病且发病人员局限于核磁共振科内部工作人员，就诊人员未报告相似疾病。首位腹泻病例为该科室入口登记室员工，2018 年 6 月 10 日白天在家中进食海鲜，于当晚凌晨发生腹泻，该症状持续到 6 月 13 日逐渐减轻。自 6 月 11 日晚间起，科室内医务人员陆续发病，临床表现均有腹痛、腹泻（稀水样便）症状，部分有发热、呕吐、肌肉痛症状，腹泻严重者一日 10 次以上。据调查，发病者性别、各年龄段均有分布，近期内科室人员无聚餐史，均在医院食堂或家中就餐。至 6 月 14 日，首位腹泻病例及部分发病较早人员腹泻已好转或减轻。

该科室为两层独立建筑，一层为患者就诊区，包括登记室、等候区、检查室及洗手间；二层为医务人员办公区，包括办公室、休息室及洗手间。经询问，患者活动范围仅限于一层，无特殊情况不会进入二层区域，科室工作人员上洗手间时多会选择二层，避免与患者共用一处。

科室内共 3 台饮水机，使用医院直供的桶装矿泉水，部分人饮用凉水，部分人饮用开水。有发病人员表示 2018 年 6 月 11 日至 12 日自己一直饮用自购小瓶矿泉水未发生腹泻症状，但于 6 月 13 日白天饮用过科室水后于晚间回家后发生腹泻。

科室保洁人员每周对科室环境进行一次彻底清洁消毒，包括地面、桌椅、门、电脑、厕所等，最近一次清洁消毒时间是 2018 年 6 月 9 日。

（三）流行病学调查与分析

（1）核实发病情况，通过对报告人员、首发病例及其他在场人员展开初步询问，询问内容包括临床症状、发病时间等信息。由于近期科室内部无聚餐，排除群体性食物中毒可能，初步判断该起事件是由细菌或病毒引起的感染性腹泻病，具备人传人可能。

（2）开展病例搜索，对该科室 2018 年 6 月 10 日至 2018 年 6 月 14 日期间发生腹泻者使用专用记录表进行病例信息收集、记录，在场科室员工进行现场信息采集，部分休假员工使用电话进行询问。采集内容包括发病症状和诊疗情况、就餐史（时间、地点、同餐人员等）、饮水史（饮水类型、饮水习惯等）、与类似病例的接触史（接触时间、地点、方式等）、其他值得注意的因素。

（3）根据采集到的信息进行描述性流行病学分析。

截止到 2018 年 6 月 14 日，核磁共振科共 19 人发生腹泻。首发病例马某，女，该科室一楼登记室员工，于 6 月 10 日晚发病，发病当天在家中与家人共同进食海鲜，仅本人发生腹泻。自 6 月 11 日晚间起，科内医护人员陆续发病，发病人员共同特征是均有腹泻（稀水样便）、腹痛症状，腹泻较频繁（多在 4 到 8 次，严重者 10 次以上），部分人员有发热、呕吐、畏寒、肌肉痛等症状。病程呈自限性，发病较早人员在发病 2 至 3 天后症状已减轻或好转。

从流行强度与波及范围上看，该起聚集事件仅在核磁共振科医务人员中流行，全科共 27 人，其中 19 人发病，患病率为 70.37%。

从时间分布上看，首发病例于 2018 年 6 月 10 日出现，之后其他人员陆续发病，发病高峰为 6 月 12 日，通过流行曲线（图 12-2-1，发病人数为纵轴，时间为横轴）推断暴露形式可能为持续同源传播，不排除人传人可能。

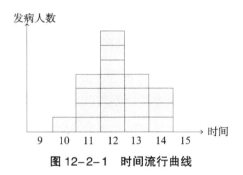

图 12-2-1　时间流行曲线

从空间分布上看，科室一层常驻员工有 8 人发病，科室二层常驻员工有 11 人发病，发病人员均表示只使用二层洗手间。感染性腹泻病常通过粪－口途径传播，据此推断本次暴发可能与洗手间使用习惯存在某种关联。进一步调查发现，该科室二层洗手间为男女混用，单人蹲坑式，洗手池设置在卫生间外，手触式水龙头，共用一块固体肥皂。

从人群分布上看，该起群体性腹泻事件发生地点仅局限于核磁共振科，邻近科室未发生相似疾病，且发病人员局限于科室内部工作人员，就诊人员未报告相似疾病。医、护、工人均有发病，发病年龄、性别没有明显聚集性。全部调查对象均无共同进餐史，不同办公室共用 3 台饮水机，桶装水来自医院直供，习惯饮开水或凉水的人群均有发病。

其他可能有关联的因素有：一名发病人员表示 2018 年 6 月 11 日至 12 日自己一直饮用自购小瓶矿泉水未发生腹泻症状，但于 6 月 13 日白天饮用过科室水后于晚间回家后发生腹泻。科室保洁人员每周对科室环境进行一次彻底清洁消毒，包括地面、桌椅、门、电脑、厕所等，最近一次清洁消毒时间是 6 月 9 日。

三、控制措施

通过文献查阅，得到以下信息：诸如病毒的传播途径包括人传人、经食物和经水传播。人传人可通过粪－口途径（包括摄入被粪便污染的食物或呕吐物产生的气溶胶）或间接接触被排泄物污染的环境而传播。食源性传播是诺如病毒感染暴发的主要形式，牡蛎等贝类海产品、生食的蔬果类是引发感染暴发的常见食品。潜伏期通常 12～48 小时，表现为急性胃肠炎症状，患者多有呕吐、腹痛、腹泻、发热，成人患者以腹泻居多，24 小时内腹泻 4～8 次，粪便为稀水便或水样便，无黏液脓血，也可见头痛、寒战和肌肉痛等症状。其感染病程较短，症状平均持续 2 到 3 天，病情多呈自限性。

根据以上分析，提出病因假设，初步推断该科室发生的群体感染性腹泻事件为首发病例带入，其进餐史、发病症状和发病时间符合诺如病毒感染特征。之后，由于科室内部员工有共用一个洗手间的习惯，如厕时推拉门把手、开关水龙头等动作都可能使病原体定植在环境之中，从而引起间接接触传播；该科室依旧使用手卫生规范明文禁止的固体肥皂进行洗手也是可能的传播途径之一，公用固体肥皂存在被病原体污染的可能。从传染源、传播途径到易感者的传染病流行环节基本清晰。此外，不同办公室交叉使用饮水机及疾病流行期间环境清洁消毒的缺失也是促成感染持续发生的重要因素。

根据病因假设制定了下列针对性控制措施。

（1）腹泻人员专门使用一个厕所，门上做标识，未腹泻人员及就诊患者、家属不得使用该厕所。

（2）腹泻人员进行粪便及血常规检查，采集粪便或呕吐物标本进行诺如病毒核酸检测。

（3）保持良好的手卫生，使用皂液和流动水洗手，严禁使用固体肥皂。

（4）加强环境、物体表面清洁消毒，如厕所门把手、饮水机面板、电脑键盘鼠标、桌面等高频接触部位。清洁人员工作时做好个人防护，清洁工具专区专用，及时清洗消毒。

（5）进行饮水机消毒，建议饮用开水。

此外，持续追踪事件进展和预防控制效果，及时进行报告、调整。

诺如病毒感染患者病程多呈自限性，以支持性治疗为主。患者排毒时间长，感染后 1～3 天达到排毒高峰，平均排毒时间为 11 天，因此在腹泻症状得到控制后，仍要求该科室持续加强清洁消毒工作 2～3 周。

四、点评

（一）专业视角点评

医疗机构发现疑似医院感染暴发时，应遵循"边救治、边调查、边控制、妥善处置"的基本原则，分析感染源、感染途径，及时采取有效的控制措施，积极实施医疗救治，控制传染源，切断传播途径，并及时开展现场流行病学调查、环境卫生学检测及有关标本采集、病原学检测等工作。在医院感染暴发调查与控制过程中，医院感染管理专职人员、临床医务人员、微生物实验室人员及医院管理人员等应及时进行信息的交流、更新、分析与反馈。

在收集资料阶段，应紧扣疾病的三间分布，通过分布特征的描述提供暴发线索，为锁定感染源、暴露途径及高危人群提供思路。

在分析资料、实施干预阶段，应紧扣传染病流行的三个基本环节，即传染源、传播途径和易感人群，切断任一环节即可阻断疾病蔓延。对传染病流行过程的分析，既是从看似复杂的线索中寻找医院感染来龙去脉的捷径，也是遏止医院感染继续传播、提出干预措施的必由之路。在制定控制措施时，针对感染源这一环节，应积极救治、隔离感染患者，同时，对与感染患者密切接触的其他患者、医院工作人员、陪护、探视人员做好医学观察，做到早发现、早诊断、早隔离、早治疗；针对感染途径这一环节，应做好环境的清洁消毒工作，可疑污染的物品应停止使用，或经严格消毒与灭菌处理及检测合格后方能使用；针对易感人群这一环节，对免疫功能低下、有严重疾病或有多种基础疾病的患者应采取保护性隔离措施，特定情况下也可实施特异性预防保护措施，如接种疫苗、预防性用药等，同时医务人员按规定做好个人防护。

此时，从医学的角度看，疾病感染过程基本清晰、干预措施也基本满足需求。但如果更进一步，从管理的角度看，可以借助如全面质量管理理论的"人机法环"或 PDCA 循环等管理理论对感染暴发涉及的"其他因素"和事件处置流程进行全面梳理，对预防控制措施做进一步的完善。

（二）法律视角点评

医院感染管理是各级卫生行政部门、医疗机构及医务人员针对诊疗活动中存在的医院感染、医源性感染及相关的危险因素进行的预防、诊断和控制活动。本次事件暴露出该医疗机构管理工作松懈，医院感染防控流于形式，医务人员缺乏消毒与灭菌的基本常识。

医疗机构要严格执行《医院感染管理办法》和相关技术规范，建立感染预防与控制责任制。要加强对医务人员的教育培训，培训内容应包括消毒、灭菌工作对预防和控制医院感染的意义、相关法律法规的要求、消毒与灭菌的基本原则与知识、消毒与灭菌工作中的职业防护等。加强感染监测，及时发现感染隐患，严格落实医院感染报告制度。切实提高防范医院感染的责任意识和能力水平，增强医务人员的责任意识，加强医院内部管理，高度重视医疗质量和医疗安全管理。另外还要按照相关法律法规、规章制度等要求，进一步落实医疗质量安全核心制度，采取有力有效措施，消除医疗安全隐患，防范化解风险，避免类似事件再次发生。

第三节　能力提升之路——感染控制与患者安全

目前，医院感染已成为严重的公共卫生问题。医院感染管理关系到患者安全和医务人员安全，关系到医疗质量与医疗安全。随着现代医学的发展，各种侵入性的检查和治疗手段不断增加，抗菌药物的滥用、人口老龄化、恶性肿瘤患者增多、新发传染病的出现等，让医院感染的表现形式更加复杂，这些都给感染防控人员及广大医务人员提出了更高的要求。

一、医院感染管理面临的突出问题

我国有组织地开展医院感染管理工作始于 1986 年，虽然起步较晚，但 30 余年来我国医院感染管理在组织建设、建章立制、开展监测、学术研究和交流、专业人员培训方面都取得了迅速发展，使我国医院感染管理工作步入规范化管理轨道。

但是，目前我国医院感染管理工作仍然存在许多问题，主要表现在：部分医院没有明确和落实对预防和控制医院感染、保证患者安全应负的责任，一味追求高精诊疗技术的发展，忽视感染预防措施的同步实施；部分医院对医院感染预防与控制工作重视不够，认为该项工作"只花钱，不挣钱"，在人力、物力、财力方面投入不足或者根本不投入，特别是医院在侵入性诊疗器械的消毒灭菌、医务人员手卫生、环境物体表面清洁消毒等基础性工作方面存在着诸多隐患；各级卫生行政部门对医院的监管力度不够，存在着对医院的问题、隐患失察，以及发现问题未予坚决纠正的问题；医院感染管理专业人员的知识和技术水平需要提高，医务人员预防和控制医院感染的意识需要增强等。

二、医院感染管理工作的开展方向

医院感染是医学发展的必然产物，只要有医疗活动，医院感染就不可能完全避免。

医院感染管理就是要将人为因素或医源性因素降低到可以接受的水平或是最大限度地控制其发生。所以，需要我们通过有效的监测，不断寻找易感因素、易感环节、易感人群、易感部位，采取有效的干预措施，也就是持续质量改进的过程。

目前医疗机构主要从以下几个方面开展医院感染管理工作：一是建立医用感染管理组织，构建医院感染防控三级网络；二是制定各项医院感染管理规章制度，作为有效开展医院感染防控工作的保证；三是开展医疗机构各类人员医院感染防控知识培训，强化全体工作人员的防控意识，只有在思想上重视了，行动才能真正落实到医疗活动的每个环节；四是开展医院感染病例及其危险因素相关监测，对医院感染病例、医院感染病例聚集／疑似暴发／暴发、环境卫生学及消毒灭菌效果、多重耐药菌等进行监测、分析及反馈，针对发现的问题提出改进措施，并指导实施；五是对医疗机构购入的消毒药械、一次性使用医疗用品进行审核，对其储存、使用及用后处理进行监督；六是对医疗机构的清洁、消毒灭菌与隔离、无菌操作技术、手卫生、医疗废物管理等工作监督指导；七是参与抗菌药物临床应用的管理工作；八是对传染病的医院感染控制工作监督指导；九是对医务人员有关预防医院感染的职业卫生安全防护工作提供指导；十是加强对重点科室（如手术室、感染性疾病科、重症监护病房、产科等）感染防控的监管工作；十一是根据预防医院感染和卫生学要求，对医疗机构的建筑设计、布局、重点科室建设及改扩建的基本标准、基础设施和工作流程提出改进建议。

三、医院感染管理工作者的能力提升

医院感染管理工作越来越强调依法管理，不管是卫生行政部门还是临床一线科室对医院感染管理部门的要求都在不断提高，如何在日常管理工作中严格执行国家的法律法规，遵循国内和国际指南开展相关的预防和控制工作是医院感染管理工作者必须思考的问题。

面对日益复杂的医疗环境，医院感染管理工作者只有勤于思考、潜心钻研，用各种规范、指南武装自己，丰富自己的内涵，提高自己发现问题、分析问题、处理问题的能力，及时帮助临床一线科室解决实际的困扰和感染的风险，才能摆脱形式化感控，得到认同和尊重。

参考文献

[1] 中华人民共和国卫生部 . 多重耐药菌医院感染预防与控制技术指南（试行）[Z]. 2011.

[2] 中华人民共和国卫生部 . 医院感染暴发报告及处置管理规范 [Z]. 2009.

[3] 中华人民共和国卫生和计划生育委员会 . WS/T 524—2016 医院感染暴发控制指南 [S]. 2016.

[4] 中华人民共和国卫生健康委员会 . WS/T 313–2019 医务人员手卫生规范 [S]. 2019.

[5] 中国疾病预防控制中心 . 诺如病毒感染暴发调查和预防控制技术指南（2015 版）[J]. 中国病毒病杂志，2015，5（6）：448–458.

[6] 中华人民共和国卫生部 . 医院感染暴发报告及处置管理规范 [Z]. 2009.

[7] 中华人民共和国卫生和计划生育委员会 . WS/T 524—2016 医院感染暴发控制指南 [S]. 2016.

[8] 王羽 . 医院感染管理办法释义及适用指南 [M]. 北京：中国法制出版社，2006.

[9] 王力红，朱世俊 . 医院感染学 [M]. 北京：人民卫生出版社，2014.

[10] 倪语星，张祎博，糜琛蓉 . 医院感染防控与管理 [M]. 2 版 . 北京：科学出版社，2014.

第十三章　提升用药安全

在医疗机构中，药物治疗是一项至关重要的工作，涉及医生下达药物医嘱、药师发放药物、护士给药治疗等一系列过程，临床药物的安全使用是保证医疗质量与患者安全的重要举措。用药错误是指患者实际接受的药物与医嘱之间存在差异。因各种因素造成的用药安全不良事件的发生，不仅会给患者及其家属带来生理与心理的痛苦，还会增加医疗资源的浪费。用药错误导致的后果远远高于其他护理不良事件，严重威胁患者安全，需要耗费大量人力、物力及财力进行善后处理。据 WHO 统计，在全球范围内，与用药错误相关的医疗成本估计为每年 420 亿美元，约占全球卫生总支出的 1%。因此，通过对用药安全不良事件的根本原因分析，从中吸取经验教训，进行有效的用药安全管理，对各级医院避免同类事件的再次发生具有重要意义。

第一节 备用药用药错误

某医院于 2019 年 6 月发生 1 例病区备用药用药错误事件。根据医院相关制度规定，质管办将此事件定性为轻度伤害，成立事件调查小组，利用根本原因分析方法对事件进行追溯，并制定了改进措施。

一、事件回顾

男性患者，王某，103 岁，入院诊断为自发性气胸，入院时体温 37.2 ℃，脉搏 93 次／分，呼吸 27 次／分，后予胸腔闭式引流治疗，入院第三天，2019 年 6 月 24 日 18：50 患者心率增快至 140 次／分，中班护士即刻汇报医生。19：00 医生开具医嘱：生理盐水（NS）20 mL＋西地兰 0.4 mg、NS 20 mL＋呋塞米 20 mg ST 静脉推注，中班护士核对发送医嘱后，打印临时医嘱执行单，此时两头班护士在抽血培养，医生被急诊叫离病区，中班护士自己核对后，用病区备用药执行医嘱，并在护理记录单内记录用药情况。19：30 工勤人员送药品及瓶贴至病区，两头班护士接到药品和瓶贴，自行核对、配置后再次给予患者静脉推注，19：45 用药结束告知中班护士临时用药医嘱已执行，发现重复用药。中班护士立即通知医生，后密切观察患者的心率变化，患者心率维持在 90 ～ 100 次／分，尿量 1000 mL，24 小时尿量 2400 mL，后经治疗患者好转出院。

二、调查分析

（一）成立调查小组

由质管办牵头成立事件调查组，包括质管办主任、医务部副主任、护理部主任、药学部副主任、计算机中心科员及事件发生科室主任、护士长共 7 人。

事件发生后第 1 天，采用访谈法对相关人员进行深度访谈，全面还原事件发生经过。访谈对象包括值班医生、中班护士甲、两头夜班护士乙（值班时间 16：00 至次日 8：00）。

（二）填写不良事件叙事时序表

调查小组利用"三现"原则对不良事件进行现场还原（图 13-1-1），24 小时内填写护理不良事件报告单。

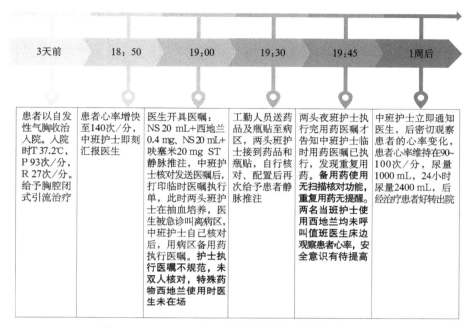

图 13-1-1　2019 年备用药用药错误事件叙事时序

（三）根本原因分析

首先，利用头脑风暴法，使用鱼骨图从人、机、法、环 4 个方面展开分析（图 13-1-2），通过要因分析表找出要因（表 13-1-1）。

1. 人

（1）护士：低年资护士风险意识薄弱；护士工作责任心不强，未严格执行给药查对；法律意识淡薄。

（2）护士长：中夜班岗位职责分工不明确；科室缺乏对于备用药品使用的规范管理；护士长对薄弱环节督导不到位。

（3）医生：西地兰用药需要医生在场观察病情，医生观察不到位；当班医生外出支援时，科内工作交班有欠缺。

（4）患者：患者高龄、患者对用药重视度不够；缺乏病情及用药相关知识。

2. 机

（1）PDA：备用药品使用时 PDA 无扫码核对功能；重复用药 PDA 无法提示。

（2）执行单：用药核对流程不统一；给药查对执行不规范，未打印执行单核对。

3. 法

（1）制度：缺少备用药品扫码使用核对流程；病区弹性排班不到位；用药医嘱执行时未认真执行双人核对流程。

（2）流程：护士给药操作违反操作规程，未双人核对；给药流程不完善。

4. 环

（1）环境：病房当天中班收治多名急诊患者，较为忙乱；中班一共只有两名护士，用药双人核对执行不到位。

（2）环节：操作过程未做好解释工作，患者不知晓自己用药情况；护患沟通不到位。

（3）护理文化：缺乏安全警示教育；缺乏护理法律法规相关知识。

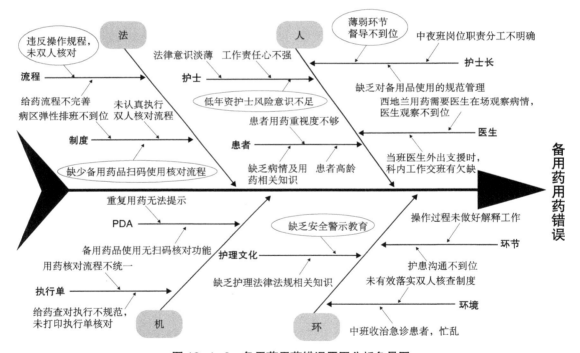

图 13-1-2　备用药用药错误原因分析鱼骨图

表 13-1-1　备用药用药错误要因分析评分表

不良事件	编号	要因			组员1	组员2	组员3	组员4	组员5	组员6	组员7	总分	选中
		大要因	中要因	小要因									
备用药用药错误	1	人	护士长	中夜班岗位职责分工不明确	3	3	5	3	3	3	3	23	
	2			缺乏对于备用药品使用的规范管理	3	5	3	3	3	5	3	25	
	3			**薄弱环节督导不到位**	5	5	3	5	3	5	5	31	★
	4		护士	工作责任心不强	5	3	3	3	3	5	3	25	
	5			**低年资护士风险意识不足**	5	3	5	5	5	5	5	33	★
	6			法律意识淡薄	3	5	3	3	3	3	5	25	
	7		医生	西地兰用药需要医生在场观察病情，医生观察不到位	3	5	3	5	3	5	3	27	
	8			当班医生外出支援时，科内工作交接有欠缺	3	3	1	3	5	3	3	21	
	9		患者	患者高龄	1	3	3	3	3	1	3	17	
	10			患者用药重视度不高	1	3	1	3	3	5	3	19	
	11			缺乏病情及用药相关知识	3	2	3	3	3	1	3	18	
	12	机	PDA	备用药品使用无扫码核对功能	5	3	3	3	3	5	3	25	
	13			重复用药无法提示	3	5	5	3	3	3	5	27	
	14		执行单	用药核对流程不统一	3	3	1	3	5	3	3	21	
	15			执行单未打印	3	1	3	1	3	3	3	17	
	16	法	制度	**缺少备用药品扫码使用核对流程**	5	5	3	5	5	5	3	31	★
	17			病区弹性排班不到位	3	1	5	3	5	3	3	23	
	18			未有效落实双人核查制度	5	3	3	5	3	5	3	27	
	19		流程	**违反操作流程，未双人核对**	5	3	5	5	5	5	3	31	★
	20			给药流程不完善	1	3	1	3	3	5	3	19	
	21	环	护理文化	**缺乏安全警示教育**	5	3	5	5	5	5	5	33	★
	22			缺乏护理法律法规相关知识	3	2	3	3	3	1	3	18	
	23		环境	病房当天中班收治多名急诊患者，较为忙乱	5	3	5	3	3	5	3	27	
	24			中班一共只有两名护士，用药双人核对执行不到位	5	3	3	5	3	3	3	25	
	25		环节	操作过程未做好解释工作	3	5	3	3	5	3	3	25	
	26			护患沟通不到位	3	3	5	3	5	3	5	27	

评分规则：评分（弱1分，中3分，强5分），参与人数7人，算出总分后排序，按80/20法则选出5个要因

其次，根据以下 3 个问题查找根本原因。

（1）此原因不存在时，事件是否还会发生？

（2）此原因排除后，事件是否还会发生？

（3）此原因排除后，是否会有同类事件继续发生？

汇总本案例根本原因如下。

（1）护理查对制度及操作规程执行不到位。 在医嘱执行过程中没有严格执行查对制度，由于护士责任心不强，工作忙乱，执行医嘱时未认真执行双人核对制度导致。 医嘱的处理、核对与执行等 3 个关键环节均发生漏洞，形成"奶酪效应"。 未严格遵守药品使用流程中的注意事项，西地兰是强心苷类药品，使用过程中要缓慢推注，并且医生必须在场，密切观察患者心率变化情况。

（2）给药查对流程不统一，执行单核对流程培训不到位。 首先，护士执行临时用药医嘱均未规范核对执行单，信息化建设逐步完善过程中，打印执行单的核对流程未及时修订并培训。

（3）备用药使用流程不规范。 缺乏患者参与核对、病区备用药 PDA 扫描核对功能，存在操作隐患。

（4）薄弱环节督导不到位。 中夜班护理人员不足、护理人员年轻化、治疗任务重、工作量大、未能执行双人核对制度。

（5）缺乏警示教育培训，知识培训不全面。 低年资护士由于知识缺乏，技术水平低，工作经验不足，风险意识、法律意识淡漠。 西地兰是快速强心药，能加强心肌收缩，减慢心率与传导，作用快而蓄积性小，治疗量与中毒量之间的差距大于其他洋地黄类强心苷，用于急性和慢性心力衰竭、心房颤动和阵发性室上性心动过速。 本案例中，中班及两头班护士未认真执行查对制度，对西地兰的使用注意事项不了解。 中班护士用药时医生未在场，且用药后没有及时观察患者的心率变化；两头班护士用药时也没有医生在场，且没有观察患者的心率变化。

三、改进措施

（一）规范执行各项查对制度及护理操作规程

严格执行给药查对制度、规范药物核对，特殊药品严格按操作章程执行。 本案例中，护士发送医嘱、打印执行单到用药全程是一个人，没有做到双人核对，且对于西地兰这种特殊用药，在使用过程中也并没有医生在场，仅护士一人独自给患者用药，用药时未规范记录药品使用时间、用途、剂量，用药后也没有及时观察患者的生命体征。

（二）细化给药查对流程，落实全院同质化培训

（1）护士长例会培训规范给药核对流程。通过图文并茂的 PPT 形式，细化规范给药查对流程，通过护士长例会、各科室例会逐层培训，指导护士重视用药观察。制作规范核对操作流程视频，确保培训人群全覆盖。

（2）细化给药查对操作流程，制作备用药扫描执行操作流程，完成培训及临床应用考核。

（三）规范病区备用药使用流程，提高护士专业能力

（1）优化信息管理系统。结合本案例，医院通过优化 HIS 系统设置，对病区备用药使用流程进行优化。病区配置条码打印机，使用备用药时先打印用药核对条码，使用 PDA 扫码核对，PDA 设置重复用药提醒，执行过的条码无重复执行功能，避免重复用药。

（2）严格落实医嘱核对制度。规定护理人员执行医嘱前必须认真阅读医嘱内容、核对患者及药品的所有信息。对有疑问的医嘱必须及时向医生反馈，核实清楚方可执行；对备用药、高危药品及输血等特殊医嘱应由两人核对无误后方可执行。

（3）加强学习，提高护士业务素质，加强专科理论知识和技术培训，提高护士应急能力。针对科室出现的问题，认真查找原因，制定完善的各班次护理操作流程，如查对医嘱流程、取药工作流程、输液流程等并严格执行。工作流程的设置，使护士分工明确，责任到人。各项护理工作合理安排，对低年资护士起到指导作用，避免由于工作繁忙导致的遗漏、疏忽，确保患者用药安全。

（四）完善给药安全督查机制，针对重点环节、重点人群、重点时机进行重点督查

（1）科室成立质量安全控制小组，设立质量主管，对重点环节、重点人群、重点时机进行重点督查。重点环节即转运交接、术后返室、自理药、高危药品使用等；重点人群即针对新护士、重视程度不够的护士进行重点考核；重点时机即针对交接班、晚夜间、节假日等特殊情况随时进行考核。

（2）护士长合理排班，尽量做到新老搭配，以老带新。

（3）护士长及质控小组在巡视检查的过程中及时指出护士在给药查对工作中存在的问题，并指导改进。

（4）科室质量安全控制小组每月总结给药查对等检查工作，每月分析研究讨论工作中存在的问题，有针对性地做下一步工作计划，并寻求上级支持和帮助。

（五）开展警示教育培训，举一反三，增强护士安全意识

（1）引发护理不良事件的四个基本要素包括：责任心不强、不遵守规章制度违反操作常规、技术水平低、沟通不到位，一旦发生后果严重。病区内每月通过典型案例落实警示教育培训，从而不断提高护士的安全意识，防止类似事件发生。

（2）加强在岗护士培训与考核。护士除入职时接受药品使用相关制度培训外，科室还应每年制定培训计划。培训结合案例进行说明，加以警示。院内发生的不良事件及时反馈，起到举一反三的作用。

四、点评

（一）专业视角点评

此案例为典型的"奶酪效应"事件，多个环节的不规范行为及管理制度流程缺陷导致错误发生。建议如下：第一，医院应结合实际，定期召开信息系统建设专题会，了解临床需求，综合评估，从系统设计、可靠性提升角度制定解决方案，打造成熟的信息系统，挖掘信息系统质控把关的能力，降低医务人员执业风险。第二，建立系统、规范的备用药管控体系。备用药管理是医疗安全工作的重要环节，相关部门应建立联动机制，加强沟通，形成备用药"医嘱－使用－记录－观察－评价－补充"全流程监管。第三，开展护理安全警示教育培训，提升护理人员风险防范意识，减少护理不良事件的发生，同时鼓励医务人员上报分享不良事件，完善管理制度，做好有效监督，并及时采取预防措施。

（二）法律视角点评

本案例系医务人员责任心不强、疏忽大意、未履行查对制度所造成的医疗损害案件，诊疗实践中医务人员如果因备用药给药错误造成患者人身损害，其所执业的医疗机构将因医务人员的过错行为承担相应的医疗损害赔偿责任。

《医疗质量安全核心制度要点》中明确要求医务人员要对医疗行为和医疗器械、设施、药品等进行复核查对。卫生部《医院工作制度》中亦规定了"查对制度"在各科室的执行标准，其中要求临床科室执行医嘱时要进行"三查八对"：摆药后查；服药、注射、处置前查；服药、注射后查。对床号、姓名和服用药的药名、剂量、浓度、时间、用法、有效期。清点药品时和使用药品前，要检查其质量、标签、有效期和批号，如不符合要求，不得使用。给药前，注意询问患者有无过敏史；使用毒、麻、限制药时要经过反复核对；静脉给药要注意有无变质，瓶口有无松动、裂缝；给予多种药物时，要注意配伍禁忌。各医疗机构应在此规定的基础上，分别制定出相应的查对制度和具体规定，以提高医院管理水平，保证医疗质量安全。

医疗机构作为提供医疗服务的专业机构，不仅要尽量加强自身的医疗技术水平，同时也要重视医疗法律风险的防范，提高医务人员的法律意识，认真落实各项医疗质量安全核心制度，避免医疗纠纷的同时亦要防止因违反规定而受到卫生行政部门的行政处罚。

第二节　抗菌药物使用不合理

某医院于 2019 年 9 月发生 1 例抗菌药物使用不合理、药物过敏反应事件。根据医院相关制度规定，质管办将此事件定性为四类事件，成立事件调查小组，利用根本原因分析方法对事件进行追溯，并制定了改进措施。

一、事件回顾

男性患者，周某，69 岁，因流涕、喷嚏伴咳嗽头痛 2 天，主诉自服强力枇杷露 + 克感敏（酚氨咖敏）。咳嗽加重，于 2019 年 9 月 18 日 21：38 来院就诊，急诊内科医师接诊，测量生命体征，体温 36.5 ℃，脉搏 72 次 / 分，呼吸 19 次 / 分，血压 134 / 70 mmHg，实验室指标提示：C - 反应蛋白 6.41 μg/mL；血小板 277×10^9/L；白细胞 9.2×10^9/L；中性粒细胞比值 61.6%。诊断为上呼吸道感染。患者既往无食物、药物过敏史，给予盐酸阿比多尔片 0.2 g，每天 3 次口服；橘红痰咳液（无糖型）20 mL，每天 3 次口服。

2019 年 9 月 19 日 16：10 患者再次来院于呼吸内科就诊，主诉就诊后服药 1 天症状无好转，现咽痛不适，主诉口服阿莫西林有效，要求配药。 查体：神清，气平，咽红，扁桃体不大，双肺呼吸音粗，未闻及明显干湿啰音，心律齐。 皮试阴性后给予阿莫西林胶囊 0.5 g，8 小时 1 次口服。

2019 年 9 月 19 日 21：59 患者再次来院于急诊内科就诊，主诉咽痛不适，咳嗽明显，口服阿莫西林效果不佳。 查体：神清，气平，咽红，扁桃体轻度肿大，散在脓性分泌物。患者拒绝进一步检查，给予乳酸左氧氟沙星氯化钠注射液 250 mL：0.5 g，1 袋，静脉滴注；甲硝唑氯化钠注射液 100 mL：500 mg，1 瓶，静脉滴注。

2019 年 9 月 19 日 22：27 输液室护士给予患者静脉输液，22：37 患者主诉下肢触电感，口唇麻木。 查体：血压 135/70 mmHg，双肺呼吸音粗，无明显干湿啰音，心率 78 次／分，律齐。 立即停止输液，更换输液器，予 NS 10 mL+ 地塞米松 5 mg，静脉注射，同时予低流量吸氧，西替利嗪片 5 mg，1 天 1 次口服，患者症状缓解后离院，嘱有不适及时复诊。

2019 年 9 月 20 日 16：27 患者来院复诊，于急诊内科就诊，主诉手足出现红疹，口唇、阴囊红肿伴局部皮肤破损，皮肤科会诊后拟重症型多形红斑、药物性皮炎收治入院。经治疗患者于 9 月 28 日治愈出院。

二、调查分析

（一）成立调查小组

由质管办牵头成立事件调查组，包括质管办主任、护理部主任、药学部副主任及事件发生科室主任、护士长等共 7 人。

事件发生后采用访谈法对相关人员进行深度访谈，全面还原事件发生经过。 访谈对象包括急诊内科医生、呼吸内科医生、皮肤科医生、输液室护士。

（二）填写不良事件叙事时序表

调查小组利用"三现"原则对不良事件进行现场还原（图 13-2-1），24 小时内填写护理不良事件报告单。

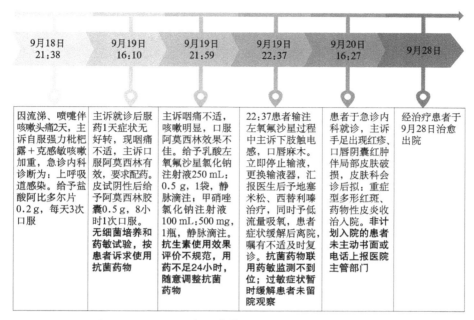

9月18日 21:38	9月19日 16:10	9月19日 21:59	9月19日 22:37	9月20日 16:27	9月28日
因流涕、喷嚏伴咳嗽头痛2天，主诉自服强力枇杷露＋克感敏咳嗽加重，急诊内科诊断为：上呼吸道感染。给予盐酸阿比多尔片0.2 g，每天3次口服	主诉就诊后服药1天症状无好转，现咽痛不适，主诉口服阿莫西林有效，要求配药。皮试阴性后给予阿莫西林胶囊0.5 g，8小时1次口服。**无细菌培养和药敏试验，按患者诉求使用抗菌药物**	主诉咽痛不适，咳嗽明显，口服阿莫西林效果不佳。给予乳酸左氧氟沙星氯化钠注射液250 mL：0.5 g，1袋，静脉滴注，甲硝唑氯化钠注射液100 mL：500 mg，1瓶，静脉滴注。**抗生素使用效果评价不规范，用药不足24小时，随意调整抗菌药物**	22:37患者输注左氧氟沙星过程中主诉下肢触电感，口唇麻木。立即停止输液，更换输液器，汇报医生予地塞米松、西替利嗪治疗，同时予低流量吸氧，患者症状缓解后离院，嘱有不适及时复诊。**抗菌药物联用药监测不到位；过敏症状暂时缓解患者未留院观察**	患者于急诊内科就诊，主诉手足出现红疹、口唇阴囊红肿伴局部皮肤破损，皮肤科会诊后拟：重症型多形红斑、药物性皮炎收治入院。**非计划入院的患者未主动书面或电话上报医院主管部门**	经治疗患者于9月28日治愈出院

图 13-2-1　2019 年抗菌药物使用不合理事件叙事时序

（三）根本原因分析

首先，利用头脑风暴法，使用鱼骨图从人、机、法、环 4 个方面展开分析（图 13-2-2），通过要因分析表找出要因（表 13-2-1）。

1. 人

（1）护士：护士缺乏抗菌药使用及观察相关知识；执行医嘱时有疑问未能积极主动沟通。

（2）医生：医生责任心不强；长期形成了不良用药习惯；抗菌药物合理使用知识欠缺。

（3）药师：被认可度不高；药师指导未辐射至门诊；临床药师人数不足；药师指导不力。

（4）患者：患者缺乏安全用药相关知识；用药依从性差；患者自身要求，过多干预医疗。

2. 机

（1）培训：医院抗菌药规范使用培训体系尚未建立；医院未将抗菌药培训列入常规培训内容。

（2）监督：医院管理机构、监督机制、分工不明确；相关公示惩戒措施不到位；检查同质化不够。

3. 法

（1）制度：科室未引起足够重视；抗菌药管理规范不完善。

（2）流程：药物过敏反应未及时上报；临床药师人数不够。

4. 环

（1）环境：信息系统不完善；重医轻药；单个患者看诊时间不足，医生评估不全面。

（2）环节：医院缺少多部门协作机制；医护药患沟通不足。

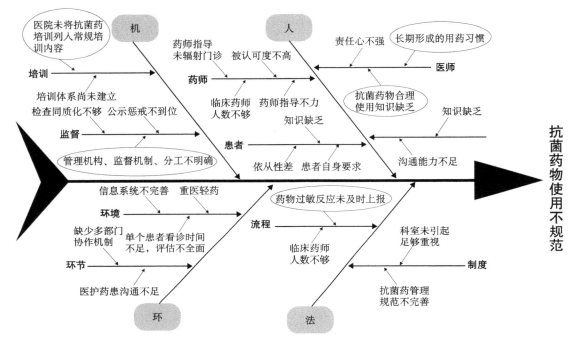

图 13-2-2 抗菌药物使用不合理原因分析鱼骨图

表 13-2-1 抗菌药物使用不合理要因分析评分表

不良事件	编号	要因			组员1	组员2	组员3	组员4	组员5	组员6	组员7	总分	选中
		大要因	中要因	小要因									
抗菌药物使用不合理	1	人	医生	责任心不强	3	3	3	5	3	3	3	23	
	2			**长期形成的用药习惯**	5	3	5	5	5	3	5	31	★
	3			**抗菌药物合理使用知识欠缺**	5	5	5	5	5	5	5	33	★
	4		护士	知识缺乏	3	3	3	5	5	5	3	27	
	5			沟通能力不足	5	3	5	3	3	5	1	25	
	6		患者	知识缺乏	3	3	3	3	3	5	5	25	
	7			依从性差	5	3	3	3	5	3	5	27	
	8			患者自身要求，过多干预医疗	5	3	3	3	5	3	5	27	
	9		药师	被认可度不高	5	3	3	3	5	5	5	29	
	10			药师指导未辐射至门诊	3	3	3	3	3	5	5	25	

续表

不良事件	编号	要因			组员1	组员2	组员3	组员4	组员5	组员6	组员7	总分	选中
		大要因	中要因	小要因									
抗菌药物使用不合理	11	人	药师	临床药师人数不足	5	3	3	3	1	5	3	23	
	12			药师指导不力	5	5	3	5	3	5	3	29	
	13	机	监督	**管理机构、监督机制、分工不明确**	5	5	5	3	5	5	5	33	★
	14			公示惩戒不到位	3	1	1	3	3	1	3	15	
	15			检查同质化不够	5	5	3	5	3	1	5	23	
	16		培训	培训体系尚未建立	3	3	1	3	1	3	3	17	
	17			**医院未将抗菌药培训列入常规培训内容**	5	3	5	5	5	3	5	31	★
	18	法	流程	**药物过敏反应未及时上报**	5	5	5	5	3	5	5	33	★
	19			临床药师人数不够	5	5	3	5	3	3	3	27	
	20		制度	科室未引起足够重视	5	3	3	5	3	5	3	27	
	21			抗菌药管理规范不完善	5	5	3	3	1	3	3	23	
	22	环	环境	信息系统不完善	5	3	3	3	5	5	5	29	
	23			重医轻药	5	5	3	3	5	3	3	27	
	24			单个患者看诊时间不足，评估不全面	5	3	3	5	3	1	3	23	
	25		环节	缺少多部门协作机制	5	3	1	3	5	3	5	25	
	26			医护药患沟通不足	3	5	3	5	5	5	3	29	

评分规则：评分（弱1分，中3分，强5分），参与人数7人，算出总分后排序，按80/20法则选出5个要因

其次，根据以下3个问题查找根本原因。

（1）此原因不存在时，事件是否还会发生？

（2）此原因排除后，事件是否还会发生？

（3）此原因排除后，是否会有同类事件继续发生？

追踪案例、合并同类项目后汇总根本原因如下。

（1）临床医生对合理使用抗菌药物的认识不足。传统用药习惯导致医务人员对合理用药的意识不强，长期形成的用药习惯是对潜在感染的过分忧虑，随意加大预防性用药范围，或某些情况下的不合理使用，导致抗菌药物的使用过于广泛、使用时间长。

（2）抗菌药物规范使用的相关培训不到位。根据临床医生抗菌药物合理使用知识欠缺、医院未将规范使用抗菌药物列入常规培训内容的要因，合并汇总可以看出医院抗菌药

物规范使用相关培训不到位，医院或科室未能定期组织有针对性的培训及考核，或培训未能深入每一位临床医生。

（3）医院抗菌药物合理使用监管薄弱。临床医生执行力度不足，管理部门监督检查不到位，管理部门与临床科室缺乏沟通与反馈，考核不严格等。

（4）药物过敏反应未及时上报。缺乏药物过敏反应监测和上报意识，门诊医务人员上报药物不良反应的意识薄弱，部分医务人员认为上报药物过敏反应会引起医疗纠纷或是存在治疗失误，从而故意瞒报。

三、改进措施

（一）建立健全管理机构

（1）成立药事管理与药物治疗学委员会，负责全院药物的管理工作，并在此基础上调整了医院抗菌药物管理工作组，由分管药学的院长任组长，医院质管办、医务处、药学部以及相关临床医技科室负责人任组员，负责全院的抗菌药物管理。

（2）药事管理与药物治疗学委员会定期召开抗菌药物临床应用管理小组会议，针对管理中发现的问题进行讨论，提出改进措施。

（3）明确抗菌药物临床管理的第一责任人为院长，制定各科室抗菌药物的指标，抗菌药物的指标严格落实到具体科室及具体责任人。

（二）加强相关人员培训学习

（1）每年对新入职人员进行抗菌药物相关知识培训并考试，作为入职依据之一。

（2）定期对医院医、药、护人员进行抗菌药物相关知识的宣教和培训，并进行考核，考试合格的医师、药师分别授予相应级别的抗菌药物处方权、调剂权；每年组织举办抗菌药物使用安全月活动，活动内容如下。

1）全院实施摸底考试，考题范围包括抗菌药物知识相关内容、药学、检验、院感相关知识，分手术科室和非手术科室卷。采用全院统一平台在线考核的方式，1周内完成全院三级医师（含规培医师）的考核。

2）根据科室性质及摸底考试成绩，安排相关人员集中培训。培训内容包括：抗菌药管理法规和合理使用、抗菌药物处方点评、门急诊抗菌药物的规范使用、医院感染预防与控制及多重耐药菌医院感染预防控制等。

3）复核考核，针对摸底考核中不合格、缺考及处方点评中不规范的人员安排补考，根据考核情况进行医师抗菌药物使用权限再授权。

（3）加强临床药师参与临床药物治疗，选送药师到国家认可的临床药师培训基地培训。

（三）强化抗菌药物点评

（1）专门成立抗菌药物处方点评小组，每月对抗菌药物处方进行点评，发现问题及时反馈给科室及医师，督促医师整改，追踪，再次评价。抗菌药物管理小组每月汇总全员的抗菌药物使用情况并进行全院公示。对排名前 3 位的抗菌药物异常使用进行预警，采取干预措施，从适应证、用法用量、病原学、联合用药及使用疗程等方面对排名前 3 位的抗菌药物进行合理分析，降低其不合理使用率。

（2）加强抗菌药物的信息化建设。引入抗菌药物管理系统，对抗菌药物使用进行三级管控，设置每个医师抗菌药物的使用权限。有处方权的医师可开具非限制使用级抗菌药物，主治医师及以上职称者可开具限制使用级抗菌药物，副主任医师及以上职称者可开具特殊使用级抗菌药物。特殊使用级抗菌药物还须经专家组审批才可使用。

（3）制定奖惩措施。对不合理使用抗菌药物的科室、医师给予警告、整改、暂停抗菌药物处方权、取消处方权、降级使用等处理。对合理使用抗菌药物的科室、医师每半年奖励一次。

（四）加强药物过敏反应监测，提高医务人员安全意识

（1）医院《抗菌药物使用监管报告》内设置"药物不良反应（ADR）专栏"宣传 ADR 相关信息。同时，还可将医师、药师和护士组成一个团队对每期《抗菌药物使用监管报告》进行专项学习，提高医务人员的安全用药意识。

（2）建立药物不良反应上报监督与考核机制，督促临床医务人员规范、及时上报药物不良反应。

四、点评

（一）专业视角点评

此案例为临床不规范行为及管理制度流程缺陷导致的错误。建议如下。

第一，强调医疗机构建立抗菌药物临床应用管理体系，加强监督检查。①成立抗菌药物管理工作组，建设抗菌药物临床应用管理专业技术团队，明确职责；②制定监管奖惩措施；③制定抗菌药物供应目录和处方集及分级目录；④制定感染性疾病诊疗指南；⑤对逐级抗菌药物的临床应用进行监测；⑥信息化管理。案例中医院已成立了药事管理与药物治疗学委员会负责全院的抗菌药物管理，能定期召开抗菌药物临床应用管理小组会议，并制定各科室抗菌药物的指标，抗菌药物的指标严格落实到具体科室及具体责任人。

第二，强调加强抗菌药物临床应用分级管理。明确提出抗菌药物分级管理是抗菌药物管理的核心策略。特殊使用级抗菌药物的选用要从严控制：①特殊使用级抗菌药物不得在门诊使用；②明确可以考虑越级应用特殊使用级抗菌药物的几种情况。

第三，强调多部门配合合作。强调抗菌药物管理工作组应与医院管理科密切合作，制定各类医院感染的预防制度等。制定抗菌药物临床应用的培训、评估和督查项目：①加强各级人员抗菌药物临床应用和管理培训；②评估抗菌药物使用合理性（科学设定控制指标、制定本医疗机构专家共识、开展处方医嘱专项点评）；③通过监测－反馈－干预－追踪模式促进抗菌药物临床应用的持续改进。

第四，鼓励和培养医务人员的团队协作精神，倡导在繁忙工作中相互提醒、相互督促，以有效唤起相互间的有意注意，弥补工作中的缺陷。

第五，鼓励医务人员上报分享药物不良反应事件，完善管理制度，做好有效监督，并及时采取预防措施。

（二）法律视角点评

本案例系医疗机构抗菌药物临床应用不规范所导致的患者损害事件。抗菌药物是指治疗细菌、支原体、衣原体、立克次体、螺旋体、真菌等病原微生物所致感染性疾病病原的药物，不包括治疗结核病、寄生虫病和各种病毒所致感染性疾病的药物及具有抗菌作用的中药制剂。

我国目前对抗菌药物的临床应用实行分级管理制度，医疗机构应当按照"非限制使用级、限制使用级与特殊使用级"的分级原则，明确各级抗菌药物临床应用的指征，落实各级医师使用抗菌药物的处方权限。抗菌药物分级管理制度是十八项医疗质量安全核心制度之一,是指根据抗菌药物的安全性、疗效、细菌耐药性和价格等因素,对抗菌药物临床应用进行分级管理的制度。 医疗机构医疗质量管理制度不落实或者落实不到位,造成患者损害的,卫生行政部门将会对医疗机构及其相关责任人员给予相应的行政处罚。

医疗质量管理是医疗管理的核心,医疗质量事关患者的生命健康。"水能载舟,亦能覆舟",药能治病,亦能致命。 医务人员在医疗活动中,应该具有与其医疗水准相应高度的注意,对患者尽到最善良的谨慎和关心,以避免患者遭受不应有的危险或损害的发生。 违反该注意义务即为过错,由此而造成患者人身损害的,医疗机构应承担民事赔偿责任。

第三节 能力提升之路 —— 用药安全

由中国医院协会发布的《患者安全目标(2019 版)》,确保用药安全又一次出现在十大安全目标里,由此可以看出近年来国家层面对于提升用药安全的重视度一如既往。 确保用药安全目标主要内容包括以下 5 点:①规范药品管理流程,对高警示药品、易混淆(听似、看似)药品有严格的贮存、识别及使用要求。 ②严格执行麻醉药品、精神药品、医疗用毒性药品、放射性药品等特殊药品,以及药品类易制毒化学品、抗肿瘤药物的使用与管理规范。 ③规范临床用药医嘱的开具、审核、查对、执行、点评制度及流程。 制定并执行药物重整制度及流程。 ④建立和实施抗菌药物管理的诊疗体系和技术规范。 ⑤制定并严格执行静脉用药调配中心操作规范、审核、查对、安全配送制度与流程。

由国家卫生健康委医院管理研究所于 2020 年 8 月发表的《我国医疗安全(不良)事件大数据分析及策略研究》报告来看,从 2015 年至 2017 年,药品调剂分发原因导致的医疗护理不良事件,始终是医疗护理不良事件前 6 位的原因之一。 在医疗机构中,药物治疗是一项至关重要的工作,涉及医生下达药物医嘱、药师发放药物、护士给药治疗等一系列过程。 用药错误是指在开医嘱、转录、配置和给药过程中发生的与药物和静脉注射有关的、在临床使用及管理全过程中出现的、任何可以防范的用药疏失,这些疏失可导致患者发生潜在的或直接的损害。 用药错误不良事件的发生可能延长患者住院时间、增加住院费用、损伤患者健康，甚至引发医疗纠纷。

在医院上报的不良事件中，用药错误的发生率最高，用药错误的范围包括给药途径错误、给药时间错误、遗落给药、输液速度错误、计量错误、药物错误、给药频次错误、给药对象错误、在缺少医嘱的情况下给药、药物过期及药物损坏等。本章第一节中提到的案例备用药用药错误即为剂量、给药频次错误，而第二节中抗菌药物使用不合理则为医嘱环节错误。国内外的研究表明，一半左右的不良事件是可以避免的，因而对于不良事件发生的规律和特点的总结，具有极大的临床参考价值，能够帮助临床医务人员从中吸取经验教训从而规避错误的发生。本章通过案例分析的方式，向读者展示了临床上发生的用药安全不良事件，采用根因分析法明确发生用药安全不良事件的薄弱环节，重点分析了引发用药安全不良事件的多方面因素，同时探讨了针对性的改进措施，为护理人员进行用药安全护理提供了临床实践参考。

用药错误往往会给医院和患者双方带来巨大影响，医方蒙受经济和声誉损失，而患者得不到正确的药物治疗，安全受到威胁，经受痛苦，住院时间延长，承受经济损失，导致后遗症、重度伤残甚至死亡。因此，如何正确给药，发现给药错误的原因，从而减少给药错误的发生，成为护理管理中的重要问题。

对于如何提高用药安全，可以有以下策略。

一、技术策略

技术策略主要包括以下 4 个方面，按其有效性由强到弱分为 4 级。第 1 级，实施强制和约束策略，包括执行国家对于医疗机构药品一品两规的规定，使用药物通用名，预混、预配，计算机系统限定用法、用量、给药途径，暂停使用，医疗机构药品品种数量限定，抗菌药物的分级使用限制，以及抗肿瘤药物的分级使用限制等。第 2 级，实施自动化和信息化，包括计算机医嘱系统、电子处方、单剂量自动分包机、整包装发药系统、条形码等。第 3 级，制定标准化的标识和流程，包括高危药品标识，音似形似药品标识，药品多规格标识，标准操作流程，以及指南、共识、技术规范等。第 4 级，审核项目清单和复核系统，包括处方审核，对高危药品和细胞毒性药物的配置加强核对，以及使用两种不同方法确认患者身份和药品等。

二、管理策略

（一）建立用药安全相关法规及管理组织

国家相关部门应尽快出台用药错误监测报告管理办法，并完善用药安全相关法律法规，统一报告监测途径，实现医师、药师、护士等信息共享，打破行业壁垒，加强横向联合。医疗机构应该设立内部的用药安全管理组织。建议在药事管理与药物治疗学委员会领导下，成立医疗、护理和药学等部门共同参加的工作小组，建立本医疗机构用药错误监测与报告管理体系，并纳入医疗机构质量管理体系。医疗机构应建立健全用药安全相关规章制度和技术操作规范并实施，包括药师"四查十对"的管理规定、护士"三查八对"的管理规定、超说明书用药规定、自备药管理制度、高危药品管理制度、毒麻精放药品管理制度和临床试验用药管理制度等。

（二）倡导健康的用药安全文化

医疗机构应倡导非惩罚性用药安全文化，应让每一位医务人员都认识到用药错误监测与报告是一项保障患者用药安全、提高医疗质量、降低执业风险的积极而有意义的工作。鼓励临床医生、护士和药师等医务人员主动参与用药错误的监测报告。医疗机构应制定有效措施保障落实，保护当事人、报告人和患者的信息。加强患者及陪护人员的用药教育，为患者把好关。错误用药可能给患者带来不良或严重后果，甚至死亡。不良事件分级标准将其分为以下7级。0级：执行事件前被制止；Ⅰ级：事件已被执行，但未造成伤害；Ⅱ级：轻微伤害，生命体征无变化，需进行临床观察及轻微处理；Ⅲ级：中度伤害，部分生命体征有改变，需要临床进一步观察及简单处理；Ⅳ级：重度伤害，生命体征明显改变，需提升护理级别及紧急处理；Ⅴ级：永久性功能丧失；Ⅵ级：死亡。因此，教会患者正确用药，详细交代药物的用法等至关重要，尤其是老年患者，尽量做到通俗易懂。

（三）配备充足的人力资源，加强基于岗位胜任力的专业技能培训

医疗机构应配备充足的人力资源，减少或避免医务人员因工作负担过重引发疲倦、注意力不集中等人为因素造成的用药错误。医疗机构应加强医务人员基于岗位胜任力的专业技能培训，将用药错误的识别和防范作为培训内容之一。做好新职工的岗位培训，加强专业技能考核，实现理论到实践的转变，减少因专业知识及技能欠缺而引起的用药错误，及时分享用药错误案例，防患于未然。

（四）建立合理、简明、顺畅、严谨的工作流程

医疗机构的用药过程是一个涉及内部多个部门、多个岗位，需协调多个环节共同完成的过程。科学、简明且可追溯的流程，清晰、严谨且可操作的岗位职责，有利于提高医疗质量，提高工作效率，保证患者安全；而冗长、繁杂的流程，往往是产生用药错误的重要原因之一。在构建了适宜的组织管理系统和医疗安全文化、恰当的人员配备和培训之后，还需要借助适宜的信息化设备和顺畅合理的标准操作流程，提高工作效率和保障患者用药安全。

参考文献

[1] 彭一航，肖明朝，谢莉玲.WHO 关键行动领域的用药安全技术报告释义 [J]. 中国医院管理，2020，40（8）：33-36.

[2] 李长英. 医院安全用药质量管理现状调查 [J]. 中国卫生事业管理，2017，34（5）：335-338，400.

[3] 李晓玲，钟明康，姜玲，等. 我国 67 家医院用药安全自我评估结果分析 [J]. 药物不良反应杂志，2019，21（1）：20-29.

[4] 宋敏，邓晓冬，张子雨，等. PDCA 循环管理用于抗菌药物专项点评效果评价 [J]. 中国药业，2020，29（4）：41-43.

[5] 贾宏军，郑晓辉，赵振营. 新版《抗菌药物临床应用指导原则》（2015）的解读 [J]. 天津药学，2016，28（5）：46-48.

[6] 中国医院协会. 患者安全目标（2019 版）[J]. 上海护理，2019，19（7）：13.

[7] 张艳丽，麻国强，赵骥，等. 我国医疗安全（不良）事件大数据分析及策略研究 [J]. 中国医院管理，2020，40（8）：29-32.

[8] 合理用药国际网络中国中心组临床安全用药组，中国药理学会药源性疾病学专业委员会，中国药学会医院药学专业委员会. 中国用药错误管理专家共识 [J]. 药物不良反应杂志，2014（6）：321-326.

[9] RAFTER N，HICKEY A，CONROY R M，et al.The Irish National Adverse Events Study （INAES）：the frequency and nature of adverse events in Irish hospitals—a retrospective record review study[J].BMJ QualSaf，2017，26（2）：111-119.

[10] 伍红艳，徐扬，冉雪蓉，等. 影响医务人员主动上报医疗不良事件因素的因子分析 [J]. 中国卫生事业管理，2018，35（7）：496-498，520.

[11] 玛丽·P·塔利，布莱尼·迪恩·富兰克林. 用药安全 [M]. 冯欣，刘芳，主译. 北京：科学技术文献出版社，2019.

[12] 中国医院协会. 中国医院质量安全管理　第 4-6 部分：医疗管理　医疗安全（不良）事件管理：T/CHAS10-4-6-2018[S]. 北京：中国医院协会，2018.

第十四章　临床危急值管理

　　危急值是指某项或某类检验异常结果，而当这种检验异常结果出现时，表明患者可能正处于有生命危险的边缘状态，临床医生需要及时得到信息，迅速给予患者有效的干预措施或治疗，就可能挽救患者生命，否则就有可能出现严重后果，失去最佳抢救机会。危急值报告制度指对提示患者处于生命危急状态的检查、检验结果建立复核、报告、记录等管理机制，以保障患者安全的制度。医疗机构应当分别建立住院和门急诊患者危急值报告具体管理流程和记录规范，确保危急值信息准确，传递及时，信息传递各环节无缝衔接且可追溯。临床、医技科室要人人掌握危急值报告项目与危急值范围和报告程序。科室要有专人负责本科室危急值报告制度实施情况的督查，确保制度落实到位。

第一节　门诊危急值未及时联系患者引发纠纷

　　某医院于 2017 年 8 月发生 1 例危急值报告延误，后患者收治入院抢救无效死亡的案例。家属对诊治过程提出质疑，向所在地的医疗纠纷人民调解委员会申请调解，最终调解成功。为了避免类似事件再次发生，医务部门召集门诊部、护理部、财务部、网络中心、临床科室等部门分析原因，重新梳理流程。

一、事件回顾

　　患者张某某因黑便 2 天于 2017 年 8 月 27 日上午到医方门诊就诊，主诉"黑便 3 天"，既往有肺栓塞病史，长期服用华法林，调整药物剂量后半年未进行复查。医方开具血常规、大便常规、凝血功能等检查。当日中午 12：50 危急值报告（PT-SEC：55.6 s/INR：6.4 s），门诊护士通知患者所预留的联系方式为空号。门诊医生考虑患者下午会返回复诊并未再进一步联系。下午开诊后（14：30），患者大约 14：55 返回复诊，接诊医生告知病情危重需要住院，同时安排内科门诊派轮椅于 15：18 送患者到住院部，嘱其家属去办手续。家属于 15：40 办好住院手续，15：56 患者突然呼之不应，面色苍白，全身湿冷，医方予建立静脉通道、上心电监护及对症抢救，家属后考虑病情危重，签署放弃治疗同意书，患者于当日 20：46 宣布临床死亡。

二、调查分析

（一）成立调查小组

　　由医务部牵头成立事件调查组，包括各部门负责危急值管理的工作人员（质控科、医患关系办公室、门诊部、护理部、财务部、网络中心）以及事件发生科室主任、护士长共 8 人。

（二）填写不良事件叙事时序表

　　叙事时序表见图 14-1-1。

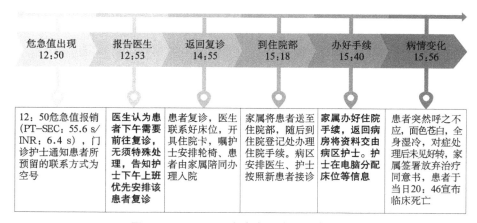

图 14-1-1 2017 年危急值事件叙事时序

（三）原因分析

首先，利用头脑风暴法，事件调查组分析可能存在的具体原因如下（图 14-1-2）。

1. 人

（1）门诊出诊医生对危急值的认识程度不高。

（2）门诊护士没有执行危急值报告制度。

（3）患者预留的手机号码更换未及时更新。

2. 法

（1）未执行门诊危急值报告制度，未及时通知患者。

（2）未执行绿色通道入院流程。

3. 环

（1）环境：中午门诊处于停诊时间段。

（2）环节：门诊、住院登记处、病房沟通不足。

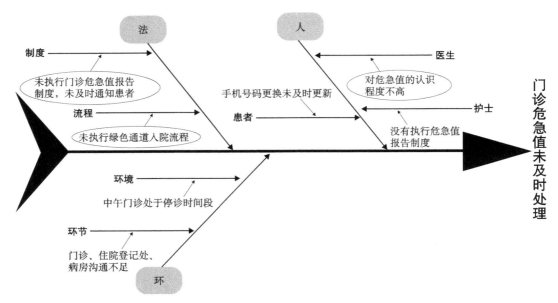

图 14-1-2　危急值事件原因分析鱼骨图

其次，根据以下 3 个问题查找根本原因。

（1）此原因不存在时，事件是否还会发生？

（2）此原因排除后，事件是否还会发生？

（3）此原因排除后，是否会有同类事件继续发生？

汇总本案例根本原因如下。

（1）医院管理制度不完善、未考虑特殊情况的发生。根据国家卫生健康委员会 2018 年 4 月 18 日公布的《医疗质量安全核心制度要点》中明确规定：医疗机构应当分别建立住院和门急诊患者危急值报告具体管理流程和记录规范，确保危急值信息准确，传递及时，信息传递各环节无缝衔接且可追溯；临床科室任何接收到危急值信息的人员应当准确记录、复读、确认危急值结果，并立即通知相关医师。本案例中，虽然检验科及时将结果通知门诊护士，护士通知医生，但由于患者预留的手机号码无法接通，医生评估认为患者下午都是需要复诊，未及时考虑查询患者其他信息，通知其及时返院就诊，耽误大约 2 个小时的时间。

（2）危急值报告制度流程未落实到位。依据国家文件，医院自定的《XXX 医院危急值报告制度》中，只要求把结果及时通知患者本人，但未要求如果门急诊患者无法联系到患者本人，如何处理。

（3）危重症患者入院绿色通道未落实到位。危急值出现表明患者可能正处于有生命危险的边缘状态，患者应尽快进入危重症患者抢救状态，如按照常规患者办理入院再做处理，势必耽误抢救的时机。

（4）医务人员对危急值制度管理未充分落实。本案例中，接诊医生认为患者就诊当时生命体征平稳，虽然有危急值结果，但不需要进行处置，可以等到下午门诊开诊后再行处置，从而耽误了患者的急救时间。

三、改进措施

（1）完善医院危急值管理制度。重点对门急诊患者的危急值出现后的报告流程予以梳理，详见图 14-1-3。

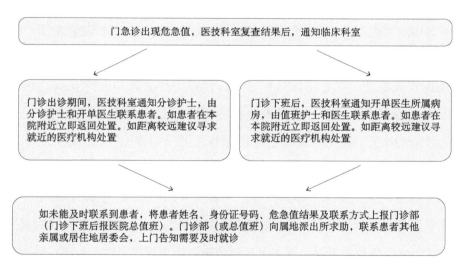

图 14-1-3　门急诊危急值院内报告流程

（2）进一步优化住院流程。针对门诊危急值的患者，建议按照"急诊绿色通道"办理入院，无须按照常规门诊患者依序办理。由医生在住院凭证上签名确认，如"患者病情危重，优先办理"的字样，在医院专窗（可参考"胸痛中心""卒中中心"）办理。如病房暂无空床，先办理急诊留观，经过处置后转入住院部再行处置。

（3）进行全院的培训和考核。针对新发的流程和指引，要求科室在业务学习时间进行全员培训，并利用互联网（如问卷星等）进行考核。同时在季度医疗质量安全检查过程中，作为访谈内容，抽查学习效果，纳入科室和医务人员个人考评体系。

四、点评

（一）专业视角点评

本案例为典型的"奶酪效应"事件，多个环节的不规范行为及管理制度流程缺陷导致错误发生。建议如下：第一，医院应在顶层设计上顾及方方面面，国家 2018 年 4 月 18 日公布的《医疗质量安全核心制度要点》中仅做了原则性的规定，各个医疗机构根据本院的实际情况制定明确的细则，特别是门诊下班后的危急值如何形成"院内报告－通知患者－医疗处置"的闭环管理；第二，医务人员对疾病的认识，特别是出现危急值结果后的处置，意识有待提高。

（二）法律视角点评

为加强我国医疗质量管理，规范医疗服务行为，保障医疗安全，国家卫生和计划生育委员会于 2016 年制定了《医疗质量管理办法》，建立起国家医疗质量管理制度，规定医务人员应当恪守职业道德，认真遵守医疗质量管理相关法律、法规、规范、标准和本机构医疗质量管理制度，规范临床诊疗行为，保障医疗质量和医疗安全。确定包括危急值报告制度在内的十八项医疗质量安全核心制度。危急值报告制度指对提示患者处于生命危急状态的检查、检验结果建立复核报告、记录等管理机制，以保障患者安全的制度。

本案例中医方医务人员未严格执行医疗质量安全核心制度要点，违反了危急值报告制度，造成患者死亡的严重后果。本次事件对医疗机构来讲，其首先面临的就是医疗损害民事赔偿责任，医患双方可以通过双方自愿协商、申请人民调解、申请行政调解、向人民法院提起诉讼等途径解决。本案即通过当地医疗纠纷人民调解委员会调解，医患双方最终达成了赔偿调解协议，解决了双方之间的民事赔偿纠纷。另外，涉案的医务人员因存在未按规定实施危急值报告制度的过错，造成患者死亡的严重后果，卫生行政部门可对直接负责的主管人员和其他直接责任人员给予或者责令给予降低岗位等级或者撤职的处分，对有关医务人员可以责令暂停 1 个月以上 6 个月以下执业活动；涉嫌犯罪的，移送司法机关依法追究刑事责任。

医疗机构管理人员应以本案为戒，按照医疗质量安全核心制度的要求，分别建立住院和门急诊患者危急值报告具体管理流程和记录规范，确保危急值准确及时传递，统一制定临床危急值信息登记专册和模板，确保危急值信息报告全流程的人员、时间、内容等关键要素可追溯。检验科等相关科室医务人员应做到及时报告危急值，临床科室任何接收到危急值信息的人员应当准确记录、复读、确认危急值结果，并立即通知相关医师，形成科室之间的高效沟通与有效衔接，避免类似案例的重演。

第二节　医技检查结果出现危急值未引起重视引发纠纷

2019年12月，中国裁判文书网上传收录了一则法院判决，反映出医疗机构及医务人员对医技检查危急值（特别是床边自行检查的项目）报告、处置出现了缺失。最终经法院判决医院承担70%的责任，合计赔偿各项损失726 192.2元。

一、事件回顾

2018年7月某日，患者因"饮酒后胸痛、恶心1小时"于21：55在某县人民医院急诊治疗，立即开通胸痛绿色通道，让患者卧床休息，行床旁心电图，急查血常规、肝肾功能等常规检查。急查床旁心电图：ST段抬高型心肌梗死，T波高耸，轻度左心电轴偏转。23：35复查心电图结果：室性期前收缩，极度心动过速，心室内传导阻滞，下壁梗死（近期），侧壁梗死，怀疑前壁梗死，负的T波，顺时针旋转，记录不良。次日凌晨0：45死亡。

二、调查分析

因患者死亡后，家属拒绝尸体解剖。由法院委托了司法鉴定机构进行了医疗损害鉴定，鉴定认为医方存在以下过错。一是关于临床主要诊断。根据患者"胸痛伴恶心1小时"于当日21：55由其朋友护送入某县人民医院急诊科，并行床旁心电图，结果示ST段抬高型心肌梗死，T波高耸，轻度左心电轴偏转；23：35复查心电图，结果示室性期前收缩，极度心动过速，心室内传导阻滞，下壁梗死（近期），侧壁梗死，怀疑前壁梗死，负的T波等心电改变。结合临床症状等分析推定患者所患疾病为心肌梗死（大面积）。入院时医方初诊胸痛原因：急性冠脉综合征、急性食管炎、主动脉夹层、急性胰腺炎、急性胃炎、急性肺栓塞、急性酒精中毒、高钾血症等诸多诊断，略显杂乱，主次不清，针对胸痛为主诉的病例缺乏明确诊断，存在诊断不清的注意义务不够缺陷，故而引起临床对症治疗缺乏条理性。 二是关于危急值报告。 本例患者因胸痛伴恶心急诊入院并行床旁心电图怀疑前壁梗死（急性），T波高耸，轻度左心电轴偏转。 这已经可列为心电图检查危急值项目，当临床医师接获危急值报告后，应立即向上级医师报告。 同时应根据患者的病情结合危急值的报告及时对患者的病情做进一步了解，对危急值报告进行分析和评估，做出进一步抢救的方案（如用药、手术、会诊、转诊或转院等），并在病程中详细记录报告结果、抢救方案、处理时间。 本例患者由于入院诊断病种紊乱，主次不明，当医师接获危急值后，没有向上级医师报告，亦没有采取相应抢救措施，当临床发现怀疑是心肌梗死时，在临床处理过程中应立即启动胸痛中心抢救流程，有介入的条件下尽快行造影检查并尽早开通阻塞的血管，以挽救大量涉及临床坏死的心肌组织，降低心衰发生率与死亡率；没有介入的情况下应尽早行溶栓治疗。 本案例医方在临床处置过程中，接诊医师没有严格按照医疗机构质量安全制度中危急值报告制度所要求的规范进行诊疗，其行为存在过错。三是关于死亡原因。 本例患者因医方诊疗行为存在过错而导致患者抢救无效死亡，就其死亡原因分析推定为急性心肌梗死所致的心源性猝死；就其未行尸检原因反复查阅和分析病历资料，均未见医方提示和告知患者家属应行尸检查明死因的任何记录。 医方未履行告知义务，存在过错。

针对上述过错，考虑主要原因如下。

（1）心电图明确提示心肌梗死，医院未启动胸痛中心绿色通道救治。

（2）在医院未创建胸痛中心的情况下，心肌梗死作为医技科室的危急值项目未引起足够重视。

（3）医务人员有向患者家属告知说明的义务，其意识有待加强。

（4）尸体解剖作为明确死因的金标准，医务人员对其重要性认识不足。

三、改进措施

（1）加强医务人员"三基"训练，尽快启动胸痛中心的建设。

（2）完善危急值报告制度的目录并在全院范围进行培训。 除了检验危急值目录以外，检查等危急值目录也应被制定并在全院公布，同时按照危急值管理的要求进行管理。将危急值管理纳入季度医疗质量检查和年度医疗质量巡查的重点内容。

（3）强化尸体解剖告知书的管理。明确将尸体解剖告知书纳入死亡病例管理，不论是否有医疗纠纷，均应及时告知并做书面签字。归档病历缺少尸体解剖告知书的，定为乙级病历考评和管理。

四、点评

（一）专业视角点评

基层医院是大多数胸痛患者的首诊医院，基层医院能在患者发病后的最短时间内实施诊疗，是低危患者的安全大本营，是患者二级预防、追踪随访的依靠单位。胸痛中心规范化建设可延伸和带动其他中心的建设，与能够实施经皮冠状动脉介入治疗（PCI）的医院建立有效的双向转诊联系，能更有效地承担PCI医院外的患者管理任务，是基层患者安全的重要保障，适合我国现阶段国情。本案例为医技检查出现胸痛患者，在医院未创建胸痛中心的情况下，临床医务人员对于医技方面的危急值报告和处置存在问题。建议如下：第一，医院应在设计危急值目录时，除考虑检验项目以外，还应制定相应的检查项目，如超声、心电图、放射、病理等。第二，针对死亡患者，特别是有纠纷的患者，按照国务院《医疗纠纷预防和处理条例》之规定，患者死亡后，医疗机构应当告知患者近亲属及时进行尸体解剖，以明确死亡原因。

（二）法律视角点评

本案例中，患者在医院就诊时，其心电图检验结果已属于危急值范围，但并未引起医务人员的高度重视，在一定程度上延误了患者的诊治。另一方面，本案例中的医疗机构也未能尽到充分告知的义务。《中华人民共和国执业医师法》规定："医师应当如实向患者或者其家属介绍病情。"《中华人民共和国民法典》规定："医务人员在诊疗活动中应当向患者说明病情和医疗措施。"同时，根据最高人民法院《关于审理医疗损害责任纠纷案件适用法律若干问题的解释》的规定，"医疗机构是否尽到了说明义务、取得患者或者患者近亲属书面同意的义务"也是医疗损害鉴定的事项之一，因此严格按照法律法规履行好告知义务，对各医疗机构医疗纠纷的预防都具有重要意义。

医疗机构及其医务人员在执业过程中认真、负责，严格遵守法律、法规、部门规章以及诊疗规范是对其最基本的要求，对患者负责、对工作负责是其基本的使命。危急值报告制度是《医疗质量安全核心制度要点》规定的十八项医疗质量安全核心制度之一，医疗机构从业人员要正确运用医学术语，及时、准确出具检查、检验报告，提高准确率，不谎报数据，不伪造报告。发现检查、检验结果达到危急值时，应及时提示医师注意。

《中华人民共和国民法典》第一千二百二十二条规定了医疗机构被"推定过错"的法定情形，其中医疗机构违反法律、行政法规、规章及其他有关诊疗规范的规定，推定医疗机构存在过错。因此，一旦遇到危急值，医务人员应当认真核对好患者信息，观察标本是否有异常并进行反复排查，在危急值记录本上进行详细登记，同时告知主管医师危急值情况，核对是否与临床相符，避免因自己的失职行为而造成患者的人身损害。

第三节　能力提升之路 —— 临床危急值管理

一、制度要求及常见问题

2018 年 4 月 18 日公布的《医疗质量安全核心制度要点》中指出，危急值报告制度是指对提示患者处于生命危急状态的检查、检验结果建立复核、报告、记录等管理机制，以保障患者安全的制度。报告的基本要求是：①医疗机构应当分别建立住院和门急诊患者危急值报告具体管理流程和记录规范，确保危急值信息准确，传递及时，信息传递各环节无缝衔接且可追溯。②医疗机构应当制定可能危及患者生命的各项检查、检验结果危急值清单并定期调整。③出现危急值时，出具检查、检验结果报告的部门报出前，应当双人核对并签字确认，夜间或紧急情况下可单人双次核对。对于需要立即重复检查、检验的项目，应当及时复检并核对。④外送的检验标本或检查项目存在危急值项目的，医院应当和相关机构协商危急值的通知方式，并建立可追溯的危急值报告流程，确保临床科室或患方能够及时接收危急值。⑤临床科室任何接收到危急值信息的人员应当准确记录、复读、确认危急值结果，并立即通知相关医师。⑥医疗机构应当统一制定临床危急值信息登记专册和模板，确保危急值信息报告全流程的人员、时间、内容等关键要素可追溯。

根据国家规定的要点，医疗机构根据本身情况制定的危急值管理可能存在以下问题。

（1）危急值目录不完整。一是医技检查科室，如放射科、超声科、病理科在目录制定和出现危急值情况时报告可能会出现缺失；二是临床科室床边的检查项目，如血糖、心电图等，结果是由临床科室采集和出具，当危急值出现后可能忘记按照制度进行及时报告和处置。

（2）危急值报告流程有缺陷。因病房是 24 小时值班制度，一般住院患者出现危急值时，均能按照规定及时报告并得到处置。但门诊患者检查、检验结果出现危急值或外送检验项目出现危急值时，在门诊停诊期间如何及时通知患者到医疗机构进行处置，部分医疗机构在此方面存在缺失。

二、具体实践

（1）关于危急值报告流程：编者结合自身的工作经历，参考多家医疗机构的做法，制定了《危急值报告流程图》（图 14-3-1），仅供各医疗机构参考。流程的制定也仅是停留在制度层面，如何深入每一名医务人员心中，得以落实才是重中之重。

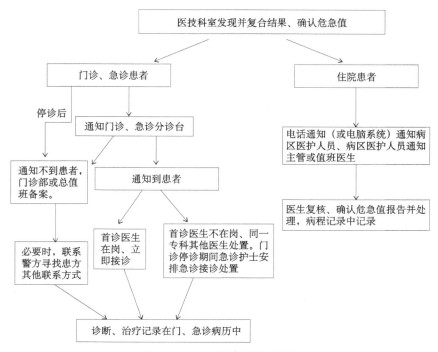

图 14-3-1 危急值报告流程

（2）关于危急值报告目录：对于医疗机构，检验科、放射科、心电图等都可以根据疾病的严重程度制定出危急值目录。在日常工作中，比较难以制定危急值的是病理科。经过查询资料，向病理科专家请教，专家提出病理科的两个危急值项目以供参考：①内镜活检标本如发现浆膜外组织提示可能有消化道穿孔。②子宫刮取标本如见有平滑肌组织或浆膜组织提示有子宫穿孔。在日常工作中，虽然出现下述情况时，患者不会有生命危险，不符合危急值的定义，但是笔者认为这些也应该纳入危急值管理，以及时提醒临床医务人员避免延误治疗或错误治疗：①标本切缘见肿瘤细胞，提示手术切除不干净。②术中冰冻和术后常规病理结果出现矛盾，如不及时提醒，临床医生"先入为主"，将术中冰冻认定为最终结果，可能就会出现对常规病理为良性肿瘤的患者建议行放化疗或术后常规为恶性肿瘤的患者未建议治疗的情况。

第十五章　防范与减少患者意外事件

　　住院老年患者跌倒是院内患者不良事件之一，跌倒可导致严重的甚至危及生命的后果。跌倒防范与减少跌倒致伤风险已经成为全世界共同议题，不仅是 JCI 评审标准的六大患者安全目标之一，也是 2019 年中国医院协会患者安全目标之一。有研究显示我国三级甲等医院住院患者跌倒发生率逐年上升，并且跌倒造成伤害的占比逐年升高。陌生的环境、疾病、手术、疼痛、多重用药、绝对卧床及各类导管等都容易使患者处于跌倒高危状态。跌倒高危老人常有多病共存、并发症多、相互影响、病程长、疗效差、致残率高的特点，这使跌倒后的危害也显著增加。住院期间发生跌倒不仅会延长患者的住院时间，增加医疗资源的使用，甚至还可能引起医疗纠纷。并且这类人群出院后也容易发生跌倒，并导致其他损伤（如骨折）、功能减退或再入院。因此，通过对跌倒不良事件的根因分析，探讨减少跌倒事件发生的方法，是提高患者安全的有效措施。

第一节 排泄相关性跌倒

某医院于 2019 年 3 月发生 1 例老年患者在夜间如厕时跌倒，最终导致患者股骨颈骨折事件。根据医院相关制度规定，质管办依据美国护理质量指标国家数据库项目（National Database of Nursing Quality Indicators, NDNQI）将患者跌倒损伤程度定为重度。为避免此类不良事件的再次发生，医院成立了事件调查小组，利用根因分析法对事件进行追溯，并制定改进措施。

一、事件回顾

女性患者，65 岁，身高 155 cm，体重 45 kg，因"右侧肢体乏力、言语含糊、冠心病、心律失常、高血压、骨质疏松"收治入院，入院时 Morse 跌倒评分为 45 分，告知患者及其家属跌倒预防措施，但患者及其家属均认为患者生活能自理，不存在跌倒风险。患者因口服替米沙坦氢氯噻嗪降压片，入院第 1 天、第 2 天夜间小便频繁，但其均在夜间独自起床如厕，予口头宣教告知患者跌倒风险，患者认为护士小题大做。入院第 3 天凌晨 1 点患者血压高至 190/98 mmHg，遵医嘱使用硝苯地平舌下含服；凌晨 1 点 40 分，护士在护士台听到病房呼叫声，发现家属已将患者从厕所抱起至床上，患者自诉夜起如厕，不忍叫醒熟睡在床右侧的儿子，自行从床栏左后侧空档处下床，如厕后站起时头晕，被裤脚绊倒在地，因不能站立，呼叫家人。患者主诉左侧髋部疼痛难忍，护士告知家属暂时勿搬动患者，并通知值班医生。当时查体：脉搏 82 次/分、呼吸 18 次/分、血压 120/60 mmHg、血氧饱和度 97%。患者神志清，对答切题，左手肘关节处有 0.5 cm×0.5 cm 擦破，有头晕不适。于凌晨 2 点在工勤人员、家属陪同下，外出行腰骶椎正位、骨盆正位、髋关节正位、股骨颈侧位摄片。摄片报告示右股骨颈骨折。骨科会诊后，患者于入院第 4 天转入骨科进行手术治疗。

二、调查分析

（一）成立调查小组

由质管办牵头成立事件调查组，包括质管办主任、护理部主任、护理部总护士长、医务部副主任及事件发生科室主任、护士长、护理核心组员共 7 人。

（二）填写护理不良事件报告单

调查小组利用"三现"原则对不良事件进行现场还原（图 15-1-1）。 可采取现场回顾、相关人物访谈、查阅病史与护理文书等方法，还原整个事件的起始经过及具体细节，24 小时内填写护理不良事件报单。

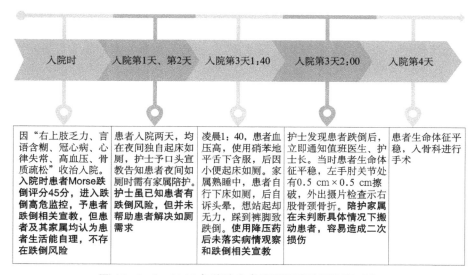

图 15-1-1　2019 年住院患者排泄相关跌倒叙事时序

（三）根因分析

小组成员利用鱼骨图从人、法、机和环 4 个方面进行头脑风暴（图 15-1-2），通过要因分析表找出要因（表 15-1-1）。

1. 人

（1）护士：患者用药后病情观察不及时；夜班护士人力少；巡视不到位。

（2）患者：年老体弱、骨质疏松；主观意识过强；右侧肢体乏力，步态不稳。

（3）陪护：对于夜间如厕安全不重视；家属夜间熟睡，未起到陪护作用。

2. 机

（1）药物：因疾病服用药物，致血压下降、夜尿频繁；药物相关警示标识缺乏。

（2）排泄相关设备：马桶周边无扶手；无床旁排泄设备。

（3）报警设备：患者夜间离床无报警提醒；患者跌倒无报警提醒。

（4）呼叫设备：厕所没有紧急呼叫器；床头呼叫铃位置不当。

3. 法

（1）流程：排泄相关性跌倒的预防措施未落实到位；药物相关宣教未落实；跌倒后处置流程不规范。

（2）制度：跌倒评估表精准度低；应急预案设置过于简单，流于形式；未提供助步器。

4. 环

（1）病房环境：床栏间空隙过大，患者可从空隙间随意下床；床头灯开关太远，患者够不到。

（2）如厕环境：床上或床旁如厕无工具；环境不熟悉。

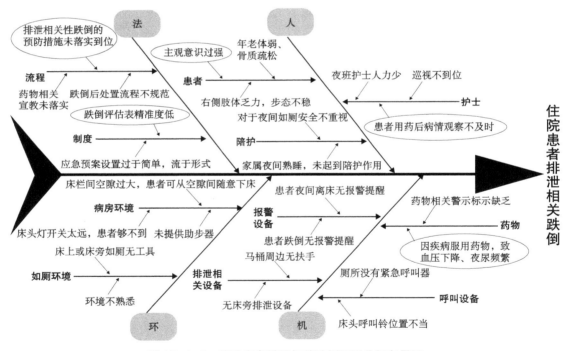

图 15-1-2　住院患者排泄相关跌倒原因分析鱼骨图

表 15-1-1　住院患者排泄相关跌倒要因分析表

不良事件	编号	要因			组员1	组员2	组员3	组员4	组员5	组员6	组员7	总分	选中
		大要因	中要因	小要因									
住院患者排泄相关跌倒	1	人	护士	**患者用药后病情观察不及时**	5	5	5	5	3	5	5	33	★
	2			夜班护士人力少	5	3	5	3	3	5	1	25	
	3			巡视不到位	5	3	3	3	5	5	3	27	
	4		患者	年老体弱、骨质疏松	3	3	3	3	5	3	5	25	
	5			**主观意识过强**	5	3	5	5	5	3	5	31	★
	6			右侧肢体乏力,步态不稳	3	5	3	3	5	3	5	27	
	7		陪护	对于夜间如厕安全不重视	5	3	3	3	5	3	5	29	
	8			家属夜间熟睡,未起到陪护作用	5	5	5	3	3	5	3	29	
	9	机	药物	**因疾病服用药物,致血压下降、夜尿频繁**	5	3	5	5	5	5	5	31	★
	10			药物相关警示标示缺乏	3	1	1	3	3	1	3	15	
	11		排泄相关设备	马桶周边无扶手	3	5	3	3	3	5	3	25	
	12			无床旁排泄设备	5	3	3	5	3	3	5	27	
	13		报警设备	患者夜间离床无报警提醒	5	5	3	5	3	5	3	29	
	14			患者跌倒无报警提醒	5	5	3	1	3	3	1	5	23	
	15		呼叫设备	厕所没有紧急呼叫器	5	3	3	3	5	5	5	29	
	16			床头呼叫铃位置不当	3	3	3	5	3	3	3	23	
	17	法	流程	**排泄相关性跌倒的预防措施未落实到位**	5	5	5	5	3	5	5	33	★
	18			药物相关宣教未落实	3	5	5	3	3	3	5	27	
	19			跌倒后处置流程不规范	5	3	3	5	3	3	5	27	
	20		制度	**跌倒评估表精准度低**	5	3	3	5	5	5	5	31	★
	21			应急预案设置过于简单,流于形式	5	3	3	3	1	5	3	23	
	22	环	病房环境	床栏间空隙过大,患者可从空隙间随意下床	5	3	3	3	5	5	5	29	
	23			床头灯开关太远,患者够不到	5	3	3	3	1	5	3	23	
	24			未提供助步器	5	3	5	3	5	3	3	27	
	25		如厕环境	床上或床旁如厕无工具	5	3	1	5	3	5	3	25	
	26			环境不熟悉	5	3	3	3	5	5	5	29	
评分规则:评分(弱1分,中3分,强5分),参与人数7人,算出总分后排序,按80/20法则选出5个要因													

其次,根据以下 3 个问题查找根本原因。

(1)此原因不存在时,事件是否还会发生?

（2）此原因排除后，事件是否还会发生？

（3）此原因排除后，是否会有同类事件继续发生？

汇总本案例根本原因如下。

（1）排泄相关性跌倒的预防措施未落实到位。排泄相关性跌倒是指发生在排泄相关的活动中的跌倒，包括离床去洗手间或床旁使用便器、从洗手间或床旁便器回床位、伸手去拿如厕相关用品等。老年患者由于感知能力和膀胱收缩能力下降，容易出现夜尿频繁。本例患者因为血压高，使用利尿相关降压药，会增加患者夜尿的频次，从而增加患者跌倒风险。本案例中病区护士没有主动关注患者服药后的排泄需求，并未给有夜间频繁如厕的患者提供方便，如提供移动式的床旁马桶或指导患者床上小便以减少下床跌倒风险；厕所内马桶周围无扶手，患者头晕时无处借力而致跌倒；厕所内无呼叫系统，不利于患者有不适时及时呼救。

（2）患者用药后病情观察不及时。患者使用含有利尿剂的降压药，护士给患者服用时，没有及时落实相关药物的宣教，对该药物增加夜尿的频次、跌倒的风险均未对患者及其家属进行提醒，而该药物使用后，对于患者是否起到降压作用，也未进行观察。按照医院的一般工作流程，药物服用后半小时，需要复测患者血压，看是否有效，本案例中护士均未做到。

（3）排泄相关的跌倒风险评估不足。有效的评估和及时的干预是预防住院患者跌倒的关键。目前住院患者跌倒风险评估量表繁多，本案例中患者使用的是 Morse 跌倒风险评估表，该量表精准度低，病区大多数老年患者均进入高危监控，本例患者评分为 45 分，已纳入跌倒高危监控，但是对于老年患者排泄相关需求的评估未在评估表中体现，无法为临床护士提供相应的警示，以致相关措施的制定与落实停滞与无效；并且不同班次的护士对患者的跌倒风险仅通过分数进行评判，而对患者跌倒的危险因素并不能充分了解，这也容易导致护士不能及时对患者排泄相关需求提供帮助。

三、改进措施

（一）加强住院患者排泄相关管理

1. 制定防范排泄相关跌倒预防管理流程

根据科室特点制定患者排泄相关跌倒的管理流程，通过制度、规范强化护士对患者跌倒的管理。对于有下床排泄跌倒风险的患者可以指导其在床上或床边进行如厕；对新入院的患者，责任护士需要向患者、家属讲清楚床上或床旁排泄的重要性及意义。护士需加强巡视，主动关注患者的排泄需求，为患者提供方便。

2. 加强护士关于预防排泄相关跌倒的培训

护士是健康教育的主要执行者，其自身知识缺乏会影响患者及家属对健康相关知识的掌握，因此加强护士跌倒预防的健康教育能力至关重要，医院管理者可以针对不同层级的护士进行跌倒预防的培训，如跌倒风险评估表的使用方法及注意事项；易引起患者排泄相关跌倒的高危时段、高危地点、高危人群、高危药物等，从而提高护士的专业知识水平。

3. 应用预防跌倒高新技术与产品，提供实践新思路与新方法

通过新技术与新产品的"技防"的辅助应用，是临床跌倒预防新策略中的重要内容之一，可有效弥补"人防"与"物防"所存在的不足。有研究显示，基于惯性／压力传感器及深度感应摄像等传感技术的新设备可以辅助跌倒相关数据的捕获和分析以准确进行跌倒风险评估，如对跌倒高危老人可给予穿戴设备，通过安全气囊装置的缓冲作用极大地减轻跌倒发生后的伤害程度。新技术也可为临床实践提供新的思路与解决办法。

（二）加强住院患者跌倒预防的多学科合作

1. 重视跌倒风险评估

对跌倒评估表的条目进行详细的标准化，以便临床护士评估时能够理解评估条目内涵。

建立易跌倒患者动态记录本，护士每班交接时阅读并签名，随时掌握跌倒高危患者信息，并随时根据病情适时调整预警级别。与此同时医院的药剂科、营养科、康复科、护工、工勤人员等都应参与到跌倒风险评估的过程中，以便全程、全方位预防住院患者的跌倒情况。

2. 监测跌倒评估与实际是否相符

强化入院患者首次筛查及动态评估。评估时机：入院时、转运到新的科室后、患者病情变化及用药改变时、术后需要时。各部门要及时进行动态评估，对评估不符合实际

情况者，管理者应及时分析原因并制定改进措施。

3. 将跌倒风险因素与干预措施相连接

将跌倒风险因素评估及干预措施设计进临床护理记录单中，指导临床护士落实。如患者起床的培训与监督，对特殊用药告知其不良反应等。

（三）加速推进跌倒安全文化建设

1. 改善跌倒预防知识实施的形式

通过图文并茂的方式传递跌倒风险因素和干预措施，加强对患者疾病预防知识的教育，使患者充分认识到治疗的意义和目的及遵守跌倒预防措施的重要性。目前医疗工作者进行健康教育的方式灵活多样，包括有形的教育方式（如专题讲座、宣传手册等）、借助媒体平台（如电话门诊随访、网络平台等）及家庭访视等，介绍常见疾病相关知识，检验患者预防跌倒相关知识的掌握程度。

2. 提供良好的社会支持

良好的社会支持可以增进患者对自身健康状况的认识，主动落实跌倒预防措施，改善其生活质量和依从性，通过医、护、照顾者三方协同管理，提高老年住院患者预防跌倒的依从性。照顾者对老年患者跌倒风险认知水平是影响老年患者跌倒的重要影响因素。通过对照顾者的关注与培训，使其在患者长期治疗过程中改善患者的依从性。开展防跌倒宣传月活动，组织跌倒伤害体验活动，提高跌倒损伤应急处置能力。跌倒事件发生后医生、护士、后勤人员各司其职，强化团队配合。

四、点评

（一）专业视角点评

住院患者发生跌倒并不是一种意外，而是由其潜在的危险因素导致，是可以预防和控制的。护理人员应该掌握老年患者跌倒高危时段、高危人群、高危地点及高危环节等，尤其要加强夜间防范、预防再次跌倒的发生。重视排泄相关性跌倒的管理、提高老年患者对跌倒防范的认知水平、关注诊断有多种疾病患者的安全性。加强跌倒预防的多学科合作，提高他们对预防跌倒的重视程度。通过健康教育，让患者及其家属参与进来，共同防范跌倒的发生。针对老年患者听力减退、记忆力差的特点，宣教需要特殊化，如采用多次、反复、图文并茂等方式。对不愿求助的老年患者，应多与他们交谈，让他们认识并接受生理变化，认识跌倒的危害。

（二）法律视角点评

安全保障义务通常指公共场所的经营者、管理人为了其管理范围内的人身安全和财产安全而积极作为的义务。2020年6月1日实施的《中华人民共和国基本医疗卫生与健康促进法》第四十六条规定："医疗卫生机构执业场所是提供医疗卫生服务的公共场所，任何组织或者个人不得扰乱其秩序。"该法首次明确了医院为"公共场所"，用法律的形式把医院等医疗卫生机构执业场所列入了公共场所范围。

根据《中华人民共和国民法典》的规定，安全保障义务通常指经营场所、公共场所的经营者、管理人为了其经营管理范围内的人身安全和财产安全而积极作为的义务，因此违反安全保障义务而产生的责任是不作为责任。医院作为对外提供医疗服务的机构，对在其医院就诊的患者负有安全保障义务，医院因疏于安全保障，造成他人损害，应承担侵权责任。医院住院病房的卫生间内除了淋浴外还设有坐便器、洗漱器具等设施，容易造成卫生间积水而使地面湿滑，如果不放置防滑垫或及时清洁、干燥地面，则会给住院患者带来安全隐患。因此医疗机构应当保障其设施不给患者带来隐性的危害，否则应对患者在卫生间滑倒受伤的损害后果承担民事赔偿责任。

第二节　器具相关性跌倒

某医院于2020年3月发生1例老年患者跌倒。根据医院相关制度规定，质管办依据美国护理质量指标国家数据库项目将患者跌倒损伤程度定为中度。为避免此类不良事件的再次发生，医院成立事件调查小组，利用根因分析法对事件进行追溯，并制定改进措施。

一、事件回顾

女性患者，71岁，因"腰椎间盘突出"收治入院，患者反复腰痛，双下肢麻痛4个月，既往有脑梗死史、跌倒史、左侧肢体活动不利。2020年3月7日入院，嘱家属住院期间陪同患者，并嘱其不可单独下床活动，患者及其家属表示理解。入院第 2 天早晨6 时患者独自使用移动输液架辅助在走廊走动，无家属陪同。7 时保洁在房间拖地，地面有湿滑。配餐员在病室外呼唤开饭。患者听到开饭呼唤，较为焦急。打铃呼叫护士，但此时值班护士正在病房发药，未及时回应患者铃声。患者穿了自己的一次性泡沫拖鞋，并再次使用床旁的移动输液架辅助走出病房。由于地面刚刚拖过未干，患者使用移动输液架辅助行走时，步态不稳而不慎跌倒。患者试图自行站起，但尚未完全站起时又再次跌倒，致左侧额部撞伤。护士发现患者情况，立即通知医生，并立即评估患者情况：神志清，对答切题，左侧额部有伤口渗血，立即予以压迫止血。测量生命体征：血压 115/75 mmHg，心率 88 次／分，血氧饱和度 98%。医生护士合力，安置患者至床上，进行了伤口处理，缝合 2 针。护士遵医嘱予以破伤风 250 U 肌内注射，家属到场后予以头颅急诊 CT，结果示老年脑改变，未见颅内出血。患者入院时听力障碍、沟通困难；跌倒评分 10 分，未进入跌倒监控，护理分级为二级。要求家属陪护并且进行相关宣教，但晚上无家属陪伴。跌倒后更改评分为 55 分，再次落实宣教，做好护理记录，密切观察病情，做好交接班记录。

二、调查分析

（一）成立调查小组

由质管办牵头成立事件调查组，包括质管办主任、护理部主任、护理部总护士长、医务部副主任及事件发生科室主任、护士长、护理核心组员共 7 人。质管办对小组成员培训根因分析法及预防跌倒的相关知识，并对各病区预防跌倒工作进行监督和监控。

（二）填写护理不良事件报告单

调查小组利用"三现"原则对不良事件进行现场还原。可采取现场回顾、相关人物访谈、查阅病史与护理文书等方法，还原整个事件的起始经过及具体细节，24 小时内填写护理不良事件报告单。住院患者器具相关性跌倒叙事时序表见图 15-2-1。

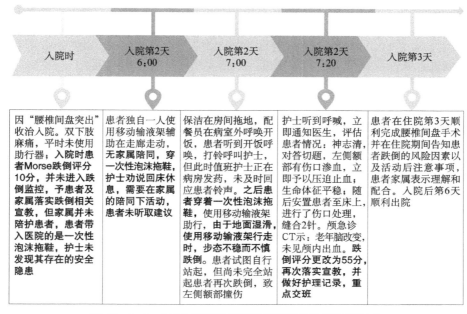

图 15-2-1 2020 年住院患者器具相关性跌倒叙事时序

（三）根因分析

小组成员利用鱼骨图从人、机、法、环 4 个方面进行头脑风暴（图 15-2-2），通过要因分析表找出要因（表 15-2-1）。

1. 人

（1）管理者：对病区跌倒预防高危时段管理不足；缺乏对病区环境的规范管理；病区辅助用具使用护理常规不完善。

（2）护士：护士未能正确评估患者的跌倒风险；饮食管理制度未落实；对患者使用护理用具风险评估不到位。

（3）患者：患者家属参与跌倒预防不足；听力障碍、沟通困难；辅助用具使用不当。

（4）后勤人员：对跌倒的风险和危害认知不足；高危时段安全意识薄弱。

2. 机

（1）防滑设备：病区防滑设备不完善；走廊未放置跌倒提醒牌。

（2）助听设备：无助听设备；无替代沟通的交流设备。

（3）助行用具：病区助行设备获取不方便；助行设备配备不足。

（4）提醒设备：高危患者移动时无求助设备；高危患者离床时无提醒设备。

3. 法

（1）流程：评估患者跌倒风险不规范；住院患者辅助用具评估不足。

（2）制度：未落实跌倒高危监控制度；未落实病区环境管理制度。

4. 环

（1）环境：地面湿滑；病区杂物多；走廊无扶手。

（2）环节：高危患者及照顾者跌倒预防参与度不足；缺乏病区环标准规范。

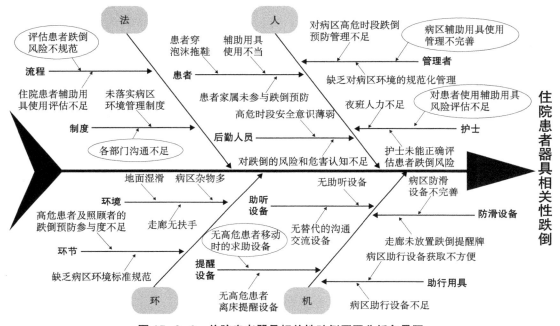

图 15-2-2　住院患者器具相关性跌倒原因分析鱼骨图

表 15-2-1　住院患者器具相关性跌倒要因分析表

不良事件	编号	要因			组员1	组员2	组员3	组员4	组员5	组员6	组员7	总分	选中
		大要因	中要因	小要因									
住院患者器具相关性跌倒	1	人	管理者	对病区高危时段的跌倒预防管理不足	5	3	5	3	3	5	1	25	
	2			缺乏对病区境规范化管理	3	5	5	3	3	3	5	27	
	3			**病区辅助用具使用管理不完善**	5	3	5	5	5	5	5	31	★
	4		护士	未能正确评估志音跌倒风险	5	3	5	5	5	5	5	31	
	5			夜班人力不足	5	3	5	3	3	5	1	25	
	6			**对患者使用护理用具风险评估不足**	5	3	5	5	5	5	5	31	★
	7		患者	患者家属参与跌倒预防不足	5	3	5	5	5	3	5	31	
	8			辅助用具使用不当	5	3	3	3	5	5	5	27	
	9			听力障碍、沟通困难	5	5	3	5	3	5	3	29	

续表

不良事件	编号	大要因	中要因	小要因	组员1	组员2	组员3	组员4	组员5	组员6	组员7	总分	选中
住院患者器具相关性跌倒	10	人	后勤人员	高危时段安全意识薄弱	5	3	5	3	3	5	5	29	
	11			对跌倒的风险和危害认知不足	5	3	3	3	5	5	3	27	
	12	机	助听设备	无助听设备	5	5	1	3	3	1	5	23	
	13			无替代的沟通交流设备	3	1	1	3	3	1	3	15	
	14		防滑设备	病区防滑设备不完善	3	3	1	3	3	1	3	17	
	15			走廊未放置跌倒提醒牌	3	3	1	3	3	3	3	19	
	16		助行用具	病区助行设备获取不方便	3	1	5	1	3	2	3	18	
	17			病区助行设备配备不足	5	5	1	3	3	1	5	23	
	18		提醒设备	**高危患者移动时无求助设备**	5	3	5	5	3	5	5	31	★
	19			高危患者离床时无提醒设备	3	1	5	1	3	2	3	18	
	20	法	流程	**评估患者跌倒风险不规范**	5	3	3	5	5	5	5	31	★
	21			住院患者辅助用具使用评估不足	5	3	3	5	3	5	3	27	
	22		制度	未落实跌倒高危监控制度	5	5	3	5	5	3	3	29	
	23			**各部门沟通不足**	5	5	5	5	5	5	5	35	★
	24	环	环境	地面湿滑	5	3	3	5	5	5	3	29	
	25			病区杂物多	5	3	3	5	5	3	3	27	
	26			病室走廊无扶手	5	3	3	5	3	1	3	23	
	27		环节	高危患者及照顾者的跌倒预防参与度不足	5	3	1	5	3	3	5	25	
	28			缺乏病区环境标准规范	3	5	3	5	5	5	3	29	

评分规则：评分（弱1分，中3分，强5分），参与人数7人，算出总分后排序，按80/20法则选出5个要因

其次，根据以下3个问题查找根本原因。

（1）此原因不存在时，事件是否还会发生？

（2）此原因排除后，事件是否还会发生？

（3）此原因排除后，是否会有同类事件继续发生？

汇总本案例根本原因如下。

（1）住院患者辅助用具的管理制度不完善。患者腰椎间盘突出、双下肢麻痛、下肢感觉减弱，并且有肢体活动不利，但病区缺乏对住院患者活动时辅助用具的评估及相应的护理措施，而且病区的辅助用具在病室的隐蔽角落，住院患者使用时拿取非常不便，需

要使用时也无求助提醒。病区无相关宣教告知患者，当患者使用移动输液架下床活动时，护士也未给予其有效的宣教。并且针对不同程度生活自理的老年患者，病区对下床活动的辅助用具的管理措施也不完善。

（2）医护患对跌倒风险因素重视不足。患者入院后，通过 Morse 跌倒风险评估评分为 10 分，并未进入跌倒监控系统，护士长及护士均未引起安全重视。其次，老年患者无法快速适应自身角色与所处环境的转变，在心理上难以接受与适应自己需要密切陪伴与照顾的状况，同时对跌倒因素的感知能力也存在不足，高估了自我管理能力。本案例中患者有部分的生活自理能力，但因其听力受限，对医护人员跌倒的宣教并不能在短时间内掌握，以至于跌倒预防的依从性并不佳。此外患者拒绝家属陪护，护士并未对其加强监控。患者自带的一次性泡沫拖鞋，极易发生跌倒，护士也并未察觉该安全隐患。

（3）缺乏对病区环境规范化管理。住院患者所在病房环境的布局和配套的辅助设施是导致患者发生跌倒的第一危险因素。正确评估病房环境危险因素是预防跌倒的有效措施之一，然而目前医院的病房构建与设施配备，多数未充分考虑老年人的身体功能及行动特点。本案例中后勤人员拖地时间未在发饭前完成，而与发饭同时进行，此时是患者下床活动高峰期，容易造成步态不稳的老年人因地面湿滑而跌倒；另外，病区防滑设备不足，病区厕所、走廊都没有防滑设备；病区走廊无扶手；各高危区域均无小心跌倒提醒。

（4）各部门的沟通合作不足。对于跌倒预防与管理，应是多部门的合作与管理。所有的医护人员都应该接受培训。但目前医护沟通及各部门协调等方面存在一定问题，部分人员对跌倒的关注度与认知水平较低。目前医院跌倒预防主要以护士为主，缺乏多学科团队的合作。本案例中配餐人员并未意识到患者跌倒的危险因素，并且对饮食管理制度不清晰，独自发饭；后勤保洁人员虽然意识到地面湿滑会引起跌倒，但其并未避开人群活动高危时间进行工作，且没有按照规定在湿滑地段放置提醒牌；患者下肢疼痛也会引起步态不稳而跌倒等，但均未引起重视。

三、改进措施

（一）加强护理管理制度的落实

严格落实护理查对制度，规定护理人员执行医嘱前必须认真阅读医嘱内容、核对患者及应用的所有信息，包括床号、姓名、住院号、饮食类型，并且做到操作前、操作中、操作后查对，对有疑问的医嘱必须及时反馈，核实清楚方可执行。

（二）加强高危时段的健康教育

针对患者的跌倒风险因素，进行及时动态的评估，并提供有针对性的健康教育。护士是健康教育的主体，其自身知识缺乏会影响患者及其家属的健康相关知识掌握程度。住院老年患者常多病共存，其学习接受能力减弱。因此，首先应加强护士健康教育的能力培训，增加护士学习的途径。

（三）重视病区环境的管理

建立病区环境跌倒危险因素评估表，针对住院患所处环境进行评估。由护士长及院内预防跌倒管理小组成员对科室护士和护士长进行跌倒预防环境因素评估培训，并及时进行培训效果的反馈。培训内容包括：环境中最易发生跌倒的场所、环境中跌倒危险因素评估表的使用方法。护理部跌倒管理小组负责培训和效果反馈，由培训合格的负责人对科室内护理人员进行培训，严格落实，按时评估。提供完善的配套设施，厕所、浴室及走廊安装墙壁扶手；病区走廊、病室、配餐室等保持地面干爽、病室内采光适当等。

（四）加强多学科的合作

采取组织多部门、多学科联合行动，每季度到病区进行质控标准检查，对病室内的设备如床头灯、呼叫铃、病床脚刹、轮椅、平车等设备进行评估、保养、维修。非高危时段安排清洁人员打扫病室内地面，保持干燥，综合评估病区环境，对存在的问题及时整改。

四、点评

（一）专业视角点评

住院患者发生跌倒的环境危险因素，主要包括病区环境因素、医疗设备因素及其他因素。全面评估引起住院患者跌倒环境危险因素并采取干预措施，可有效预防跌倒。有研究指出环境中的跌倒危险因素是系统层面的因素，应将定期病房环境评估纳入到现有的跌倒风险评估中。但目前的跌倒风险评估工具缺少有效的病区环境因素的评估，而在跌倒预防措施中却保持环境安全的条目，环境评估和修正措施缺乏针对性和系统性。部分跌倒风险评估仅将环境作为一个维度或一个方面，缺乏对跌倒环境的全面评估，加之护理人员繁忙，对跌倒环境危险因素关注不足，导致环境相关性跌倒事件频繁发生。跌倒危险因素的评估是住院患者跌倒预防管理流程的第一步，正确的跌倒风险因素评估将为下一步干预措施提供最直接的依据。相较于其他跌倒危险因素，环境因素更常见且可以被修正，因此有预见性地进行环境危险因素评估和修正可能得到更显著的跌倒预防效果。

（二）法律视角点评

医疗机构执业，必须遵守有关法律、法规和医疗技术规范，在执业过程中，应当持续改进质量，保障医疗安全。患者入院治疗，医疗机构与患者之间建立医疗服务合同关系，医方有义务保障患者住院期间的人身和财产安全，如因疏于管理，未尽到对患者的注意义务，致使患者受到人身损害，就会发生侵权责任与违约责任竞合的情况。《中华人民共和国民法典》规定，因当事人一方的违约行为，损害对方人身权益、财产权益的，受损害方有权选择请求其承担违约责任或者侵权责任。从法律竞合的角度讲，选择何种案由进行起诉的决定权在于患方，因此，患者既可以向医疗机构提起侵权之诉，也可以提起合同违约之诉。本案例即是医务人员对患者跌倒因素注意不足、相应的管理制度不完善所造成的患者损害的安全事故。

医疗机构应当提高医疗安全意识，建立医疗安全与风险管理体系，完善医疗安全管理相关工作制度、应急预案和工作流程，加强医疗质量重点部门和关键环节的安全与风险管理，落实患者安全目标。应当重视医疗纠纷的处理，制定防范、处理医疗纠纷的预案，预防、减少医疗纠纷的发生，同时还要完善投诉管理，及时化解和妥善处理医疗纠纷，避免矛盾升级。还要未雨绸缪，提高风险防范意识，建立完善相关制度，利用医疗责任保险、医疗意外保险等风险分担形式，保障医患双方合法权益。

第三节　能力提升之路——防范与减少意外伤害

防范与减少意外伤害是中国医院协会十大患者安全目标之一，其中的要点如下：①加强高危风险意外伤害人群管理，制定相关风险应急预案；②落实跌倒意外事件的风险评估；③识别具有自我攻击风险患者，评估自我伤害、拒绝饮食、自杀倾向等行为，制定相应的防范措施和应急处置预案；④完善意外伤害的报告及处置流程，有效降低伤害程度，改进相关风险防范能力；⑤加强对患者及其家属意外伤害防范的教育。住院老年患者跌倒是院内患者最常见的不良事件之一，跌倒可导致严重的甚至危及生命的后果。跌倒防范与减少跌倒致伤风险已成为全世界共同议题，不仅是国际联合委员会评审标准的六大患者安全目标之一，而且也是 2007—2019 年中国医院协会患者安全目标之一。《2011 版三级综合医院评审标准实施细则》《2014 版优质护理服务评价细则》均要求定期监测医院内跌倒的发生情况，跌倒发生率已经成为评价医院患者安全的重要指标之一。

住院患者发生跌倒并不是一种意外，而是多种因素相交互的结果，如生理因素、环境因素、疾病因素等，是可以预防和控制的。医院应定期对跌倒病例进行总结、分析、统计，及时找到患者发生跌倒的原因，发现管理上的缺陷和漏洞，做到有效防范。临床护士应根据不同患者的特征，持续跟进健康教育的落实状况，不断改进护理措施，有效减少跌倒事件的发生，为患者提供安全、优质的医疗护理。对住院患者跌倒预防的对策有以下几个方面。

一、完善工作流程，加强高危环节的管理

研究表明预防跌倒的管理流程可以有效预防住院患者跌倒，管理人员应制定高风险患者跌倒预防流程，要求护士严格遵守该流程，提高护士预防患者跌倒的意识，如选择敏感性较高的量表对跌倒高危患者定时评估、增加跌倒风险药物服用后监控频次、强调患者如厕时的协助、提高禁食水患者及做检查患者防跌倒意识等。同时要求护士跌倒高风险时间段必须巡视，及时询问患者如厕情况，满足患者安全如厕的生理需求。

二、加强护理人员的培训

护士是健康教育的主要执行者，其自身的知识缺乏会影响患者及其家属对健康相关知识的掌握情况。因此提高护士跌倒预防的健康教育能力至关重要。而对于在预防跌倒项目中起到主导作用的临床护士而言，无法快速准确地识别跌倒风险因素、精准匹配相关的干预措施，导致其在开展细致及精准化干预项目过程中存在问题，难以促进与改善临床实践水平。有研究指出跌倒专项教育干预是可有效提高临床护士跌倒知识水平及老年自我管理

能力的一项措施,同时一项系统综述指出医务人员的培训与教育是有效降低患者跌倒风险项目中的重要内容之一。因此医疗机构指定系统化跌倒专项培训计划,通过面对面授课、多媒体教学、案例分析或经验分享等多样化培训方式,激发包括护士在内的所有医务人员对于跌倒内容学习的兴趣,有目的、有步骤且有实效地提高护士的跌倒知识水平。

三、鼓励患者及其家属参与

陪护是跌倒预防项目中的重要角色之一,而有无陪护及其安全陪护胜任力是影响跌倒预防效果的关键因素。目前国内外预防跌倒管理策略多以医护人员为主导,较少关注患者及其家庭在维护自身安全中发挥的核心作用,预防效果不容乐观。通过适当的健康教育方式进行个性化培训,围绕跌倒伤害的严重性、造成跌倒伤害的危险因素、预防跌倒发生的干预措施及跌倒后应急措施等主题进行宣教,提高陪护人员的安全意识及能力,使其掌握基本的跌倒应对措施,提高其安全陪护的胜任力,从而降低跌倒伤害的发生。

四、建立多学科协助模式

提高各专业人员参与度,目前医护沟通及各部门协调等尚不足,部分医护人员对于跌倒问题的关注度与认知水平较低,这就导致对于跌倒相关问题的处理缺乏多学科团队合作,以致相关措施的制定与落实停滞与无效。而国外研究指出,由护士、医生、理疗师等组成的多学科协助团队制定的多因素跌倒预防计划可有效减少跌倒及跌倒伤害的发生。针对跌倒的预防,应以多学科团队为基础,应用跨学科方法联合多部门共同制定与实施预防跌倒计划,为患者提供整体治疗与照护,以最大限度地预防跌倒的发生。

参考文献

[1] 中国医院协会.患者安全目标(2019版)[J].中国卫生,2019(12):57-58.

[2] 吴志军,尚文涵,简伟研,等.我国住院患者跌倒发生率现状分析:基于490家三级甲等医院的调查[J].中国卫生质量管理,2019,26(3):14-17.

[3] GROWDON M E, SHORR R I, INOUYE S K.The tension between promoting mobility and preventing falls in the hospital[J].JAMA Intern Med, 2017, 177(6):759-760.

[4] HILL A M, ETHERTON-BEER C, MCPHAIL S M, et al.Reducing falls after hospital

discharge：a protocol for a randomised controlled trial evaluating an individualised multimodal falls education programme for older adults[J].BMJ Open, 2017, 7（2）：e13931.

[5]KANE R L, SHAMLIYAN T, MUELLER C, et al.Nurse staffing and quality of patient care[J].Evid Rep Technol Assess, 2007, 151（151）：1−115.

[6] SARDO P M, SIMÕES C S, ALVARELHÃO J J, et al.Fall risk assessment：retrospective analysis of Morse Fall Scale scores in Portuguese hospitalized adult patients[J].Appl Nurs Res, 2016, 31：34−40.

[7] LUO S, KALMAN M, HAINES P.Evaluating a fall risk assessment tool in an emergency department[J].J Healthc Qual, 2020, 42（4）：205−214.

[8]周晓美，冯璇.跌倒风险评估工具的研究进展[J].护理学杂志，2018，33（21）：109−112.

[9] BUENO−GARCIA M J, ROLDAN−CHICANO M T, RODRIGUEZ−TELLO J, et al.Characteristics of the Downton fall risk assessment scale in hospitalised patients[J].Enferm Clin, 2017, 27（4）：227−234.

[10] 沈鸣雁，王华芬，封秀琴，等.住院跌倒患者的数据挖掘与跌倒防范对策分析[J].中华护理杂志，2017，52（9）：1087−1091.

[11] SUN R, SOSNOFF J J.Novel sensing technology in fall risk assessment in older adults：a systematic review[J].BMC Geriatr, 2018, 18（1）：14.

[12] 牟建容，夏敏，鲁莉.三方协同管理对心内科老年高危跌倒患者依从性的影响[J].全科护理，2012，10（21）：1982−1983.

[13] 李瑶，喻姣花，李素云，等.病房环境危险因素评估在降低住院患者跌倒中的应用[J].中国护理管理，2018，18（8）：1089−1092.

[14] 赵敏，蒋红，李曙光，等.老年住院患者跌倒管理难点的质性研究及对策分析[J].中国实用护理杂志，2020，36（5）：321−326.

[15] 郝燕萍，刘雪琴，邓胜萍.老年人跌倒风险评估量表的测试研究[J].护理研究，2007，21（20）：1873−1876.

[16] MERRETT A, THOMAS P, STEPHENS A, et al.A collaborative approach to fall prevention[J].Can Nurse, 2011, 107（8）：24−29.

[17] 中国医院协会.患者安全目标（2017版）[J].中国卫生质量管理，2017，24（2）：13−23.

[18] 中国医院协会.患者安全目标（2014—2015版）[J].中国卫生质量管理，2015，22（1）：46.

[19] LIU H, SHEN J, XIAO L D.Effectiveness of an educational intervention on improving knowledge level of Chinese registered nurses on prevention of falls in hospitalized older people：a randomized controlled trial[J].Nurse Educ Today, 2012, 32（6）：695−702.

[20] TRICCO A C, THOMAS S M, VERONIKI A A, et al.Comparisons of interventions for preventing falls in older adults：a systematic review and Meta−analysis[J].JAMA, 2017, 318（17）：1687−1699.

[21] COLON−EMERIC C S, CORAZZINI K, MCCONNELL E S, et al.Effect of promoting high−quality staff interactions on fall prevention in nursing homes：a cluster−randomized trial[J].JAMA Intern Med, 2017, 177（11）：1634−1641.

第十六章　加强电子病历系统安全管理

自 20 世纪中后期开始，随着计算机的逐步普及，标志着我们在经历了"农业时代""工业时代"之后，已逐步过渡进入"信息化时代"。信息化在带来便捷性革命的同时，也带来了信息安全性的挑战。在医疗卫生与健康领域，信息化不仅带来了诊疗技术的革新，还带来了医院管理的全面升级。例如，在病历书写与保管方面，电子病历的逐步推广与普及在给医院依法执业及医疗质量管理提供了便利的同时，也对患者的隐私和个人信息保密与病历资料保管提出了新的要求。

《中华人民共和国民法典》《中华人民共和国基本医疗卫生与健康促进法》均对患者个人信息与隐私保护进行了特别强调。为了保护个人信息权益，规范个人信息处理活动，促进个人信息合理利用，2021 年 8 月 20 日，十三届全国人大常委会第三十次会议表决通过《中华人民共和国个人信息保护法》。自 2021 年 11 月 1 日起施行，其中也相应对患者个人信息与医疗机构病历管理提出了新的要求。中国医院协会也将"加强电子病历系统安全管理"纳入其所发布的 2017 年与 2019 年的《患者安全目标》。为此，我国卫计委先后更新发布了《医疗机构病历管理规定（2013 年版）》《电子病历应用管理规范（试行）》《电子病历系统功能规范（试行）》《电子病历基本架构与数据标准（试行）》《电子病历系统应用水平分级评价管理办法（试行）》《电子病历系统应用水平分级评价标准（试行）》等一系列规章制度，用以规范电子病历系统安全管理，保障患者安全。

第一节　10万例孕产妇信息泄露被不法售卖

一、事件回顾

综合某报记者连续调查报道，2008年春节前后，某市出现了一些不法分子将预产期在当年3月至8月、共计4万多条孕产妇信息制成"泄密光盘"销售，每条信息0.3元，一张光盘一口价销售达1.2万元。而且这些信息每月"滚动更新"，累计泄露的孕产妇个人信息达10万余条。孕产妇个人信息包括孕妇的姓名、出生日期（婴儿）、户口性质（流动、暂住、常住）、家庭住址、联系电话、就诊医院及预产期等。自孕产妇信息泄露之后，在该市的70余家大小医院产科登记的多数孕产妇时常受到广告推销者的电话或短信骚扰，内容涉及月子保姆、婴儿奶粉、百日摄影、胎发毛笔、产妇健身等。记者随机采访近百名孕产妇，90%以上称受过此类骚扰。

该市公安局网络警察支队民警接到相关部门报案后，进行了前期搜集证据及调查等工作，并承诺将会积极跟进此案。该市政府决定成立由市公安局、市卫生局、市计生局组成的联合调查小组开展调查。

二、调查分析

经调查，孕产妇在该市各助产技术服务医疗保健机构登记"建卡"时被要求在挂号、测血压、孕检后填写《母子保健手册》，随后才能进行辅助检查及定期复查等。该市的《孕期建册流程图》最后注明，这些产检资料将"录入电脑"，并纳入全市孕产妇信息库，供其他助产技术服务医疗保健机构共享。由此可见，孕产妇信息库的建立是非常严格的。

该市妇幼系统确实建立有全市孕产妇信息库。市妇幼保健院作为主管部门，可以看到孕产妇信息库的完整资料，而各区妇幼保健院能看到辖区的孕产妇信息。自2006年开始，市、区各妇幼保健院开始每月"滚动更新"孕产妇信息，提供给各对应级别的计生部门，以配合其计生工作。

该事件中，孕产妇"泄密光盘"涉及医疗机构范围广、内容详尽且不法分子能保证每月提供信息更新，因此可以排除不法分子在各个医疗机构搜集资料整合的可能性，而考虑应为全市孕产妇信息库的信息批量泄露。并且调查发现不法分子兜售的信息为 Excel 格式，而全市孕产妇信息库导出的信息，也多是 Excel 表格形式。可见不法分子与全市孕产妇信息库泄露源为"长期合作关系"。

当地卫生局随后证实，孕产妇信息系统部分内容被泄露是事实。其原因存在两种可能，一是黑客攻击，二是人为因素。该市及各区妇幼保健院管理全市孕产妇信息库非常严密，不仅做到了"专人""专机""专密（专属密码）"，还将专机电脑的 USB 接口封闭。因为使用了电脑单机，只和局域网服务器连接，不和互联网连接，和外网属于"物理隔断"，所以全市孕产妇信息库遭黑客侵袭或被恶意共享的概率极低，更加可能为内部人员的"监守自盗"。无论是内部人士被买通，还是网络黑客侵入共享盗窃，有权限掌握此信息库的相关卫生计生部门都"难逃干系"。如果是网络黑客侵入或恶意共享该孕产妇信息库，表明该信息库存在管理问题，需要技术升级；而如果是内部人士被买通，则涉嫌腐败行为，必须重查并追究其相应法律责任。

而 8 年之后，2016 年 3 月，该市再次发生了孕产妇信息泄露事件，数千名曾在该市某妇幼保健院做过产检或 B 超的孕妇电话信息遭到泄露，贩卖者声称信息是从医院电脑上下载。泄露的孕检信息样式与该医院超声科电脑内的超声分诊排队管理系统相同，而贩卖者提供的疑似内景图片也确为医院产房。泄露内容包括孕产妇的姓名、年龄、电话、预产期等项目。最终，警方介入调查并以涉嫌侵犯公民个人信息刑拘两人。该市卫计委随后发表书面声明称："经初步核查判断，被泄漏信息与人口管理信息系统可能相关，不排除整合其他人口信息数据加工而成。"

三、改进措施

针对上述案件情况，结合《信息安全技术——网络安全等级保护基本要求（GB/T 22239-2019）》，工作单位应完善信息安全体系建设。单位应建立信息安全与保密规章制度体系，包括人员信息安全管理、服务器机房管理、工作电脑管理、系统信息安全管理、网络信息安全管理等。明确相关责任人及工作职责，明确管理责任，建立过错责任追究制度，建立有害程序事件、网络攻击事件、信息破坏事件、信息内容安全事件、设备设施故障、灾害性事件等信息安全事件应急预案。

（一）人员安全管理

（1）加强信息安全培训与考核。单位人力资源部门录用人员后，在新员工入职培训中增加信息安全及保密的培训课程，由信息管理部门具体开展培训，向新员工宣讲信息安全与保密规章制度相关要求，培训必要的信息安全技能等。每年应至少组织一次全院信息安全与保密教育训练。

（2）落实信息安全承诺与授权。在信息安全与保密培训过程中需做好培训记录和考核记录，考核通过后方可授予权限，要求全员签订《网络和信息安全承诺书》。

（3）强化特殊岗位管理。信息系统的网络管理人员、系统管理人员、应用管理人员、安全管理人员、安全审计人员等特殊岗位人员需严格履行信息安全制度所规定的职责，应进行重点监控。

（4）完善岗位变动权限监管。人员调岗时，调出部门应对涉及信息安全的事项进行检查监督，包括监督撤销信息系统中的相关访问权限。调入部门需对调入人员进行本部门内的信息安全教育培训，考核通过后再允许其上岗。人员离职时，人力资源部门应在人事流程中设定关于信息安全的离职检查项。检查项包括终止离职人员对所有信息资源的访问权限、收回各种业务证件、保密文件、钥匙、软硬件设备等。离职人员所在部门应对涉及信息安全的事项进行检查监督，包括监督撤销信息系统中的相关访问权限。

（5）监督第三方人员管理。不在工作场所接待来访人员，若确有必要，须有内部人员全程陪同。第三方人员对重要区域（如访问主机房、重要服务器或设备、保密文档等）的访问，须提出书面申请，经批准后由专人全程陪同或监督，并记录备案（记录第三方人员访问重要区域的进入时间、离开时间、访问区域、访问设备或信息及陪同人等信息）。

（二）设备安全管理

（1）服务器机房所使用的个人电脑、服务器及打印机等自行维护设备，须按时保养维护。委托外部机构维护的设备，厂商需依据维护合约按时保养维护。工程师进行各项电脑设备安装、保养、维护等过程，部门应指派专人了解其对信息系统的影响范围，并全程监督。

（2）服务器机房实行人员管制，除工作需要外，任何人不得随意进出机房。程序员未经机房主管同意，不得任意操作机房内设备。

（3）机房相关数据，未经许可不得复制或带出机房。未经准许，不得擅自加印报表及复制作业数据。任何程序档案未经许可不得查询、更改、删除或复制，违反者将予以处分并依法处理。

（4）工作电脑标准工作站以不安装软驱、光驱等外围设备，禁用 USB 存储设备为原则，特殊工作需要应单独申请。

（5）工作电脑标准工作站的磁盘驱动器为"标准磁盘"，其内容由信息管理部门依据规范装机。装机后信息管理部门负责修改相关电脑数据库及网络设定，基于信息安全及合法性不得私自安装其他软件。行政办公或其他研究、行政单位使用医院信息系统者，依规定以标准磁盘安装。若有其他软件需求，使用部门需要提出申请。设备验收以后，信息管理部门需将相关资产数据如规格、保修厂商、资产编号、工作站编号等输入系统，供日后程序应用及维修保养作业使用。

（6）因业务需要，需进行移机时，使用部门自行移机、接线，在电脑移机后，报修信息管理部门修改 IP 地址及变更系统信息。严禁移机后不通知信息管理部门。

（7）借用的笔记本电脑需妥善保管，防止被盗，为防止泄密，禁止存放重要文件。严禁擅自携带涉密笔记本电脑及移动存储介质外出。归还电脑前，应删除个人文件。

（8）非经使用部门允许，不得使用他人的电脑。定期备份网络文件服务器上的数据。重要的软件及数据须保留一份备份。使用者中途离开时，应由信息系统签退，确定无人使用时请随手关机，避免他人未经授权而使用。未经授权不得拷贝软件及其附属文件，包括程序、手册及密码。

（9）信息管理部门负责全院信息系统的工作电脑硬件故障维修，严禁擅自将计算机及移动存储介质、传真机、复印机等办公自动化设备交由外部人员维修。严禁将淘汰、报废、未经专业销密的计算机或移动存储介质作为非涉密载体处理、出售、赠送、丢弃。

（三）系统安全管理

（1）系统账号开启需进行审批与登记。账号权限赋权采用最小权限原则。关闭系统默认账户和无明确用途账户。人员离职及时收回账号口令并进行安全检查。

（2）开启口令复杂度等安全策略。

（3）对于重要的系统管理员口令需要定期更换，至少每半年更换一次，并且新口令不能与使用过的口令相同或近似。

（4）对于重要系统口令，由系统管理员制作密码封，由主管在系统管理员同时在场的情况下负责将密码封安全存放在处于视频监控范围内并上锁的保险柜中。 紧急情况需要使用时，在获得信息管理部门最高主管书面或口头批准后，排班人员在需要使用密码的人员同时在场的情况下取出密码封交给需要使用密码的人员。 密码封出入保险柜在场人员需在记录单上签名。 密码封拆封后失效，紧急处置之后，系统管理员需重新修改密码并制作密码封，以备下次使用。

（5）开启日志记录，加强日志审计。

（6）按照备份管理方案对系统进行定期和按需备份。

（7）梳理操作系统的产品名称、完整版本号、授权书、安装序列号、当前补丁版本及其他附带资料。 定期从官方网站或授权机构查看系统最新发布的漏洞和补丁信息，获取最新的补丁程序。 补丁更新前应做充分测试并应提前做好备份工作和制定好回退方案。 为保证业务系统不间断运行，应在非工作时间，手工安装系统补丁。 补丁安装完成后，应重新启动操作系统，测试操作系统运行是否正常，测试业务系统程序运行是否正常。 若出现运行异常情况，应按原定方案回退，恢复系统正常运行状态，再行分析。 系统补丁更新成功后，将已安装补丁程序的列表、补丁更新时间等内容进行记录。 保证终端计算机操作系统开启自动更新功能，定时更新安装系统补丁程序。

（四）网络安全管理

（1）网路接入由信息管理部门统一规划、审批和实施，各部门与个人未经审批同意不能私自接入院内网络。

（2）院内网络边界部署边界防护设备，并设置相应安全策略，达到院内各安全域的隔离效果。 网络出口也部署相应边界防护设备，达到防入侵、防病毒、流量管理、上网行为管理的安全防护目的。

（3）部署入侵检测系统，网络管理员通过该设备帮助及时发现并防范端口扫描、强力攻击、木马后门攻击、拒绝服务攻击、缓冲区溢出攻击、IP碎片攻击、网络蠕虫攻击等入侵行为。

（4）部署网络安全审计设备，网络管理员通过该设备的帮助对网络流量进行审计，掌握网络安全状态。

（5）网络管理员负责网络安全管理工作，并保证 7×24 小时通讯畅通。网络管理员应做好网络系统的安全巡检工作，排除各项网络安全隐患，保障网络系统的安全稳定运行，负责机房网络设备（包括光纤、路由器、交换机、集线器等）、安全设备（包括防火墙、防病毒网关、IDS、网络审计等）的维护，与相关厂商紧密配合，保障设备的正常运行。

（6）突发重大网络安全事件时，网络管理员应立即向信息管理部门主管汇报，并采取有效应急处理措施，正确处置后对事件进行总结并提出改善措施。

四、点评

（一）专业视角点评

根据 2018 年我国卫生健康委员会发布的《医疗质量安全核心制度要点》，其中《信息安全管理制度》的基本要求，包括"医疗机构应当依法依规建立覆盖患者诊疗信息管理全流程的制度和技术保障体系，完善组织架构，明确管理部门，落实信息安全等级保护等有关要求；医疗机构主要负责人是医疗机构患者诊疗信息安全管理第一责任人；医疗机构应当建立患者诊疗信息安全风险评估和应急工作机制，制定应急预案；医疗机构应当确保实现本机构患者诊疗信息管理全流程的安全性、真实性、连续性、完整性、稳定性、时效性、溯源性；医疗机构应当建立患者诊疗信息保护制度，使用患者诊疗信息应当遵循合法、依规、正当、必要的原则，不得出售或擅自向他人或其他机构提供患者诊疗信息；医疗机构应当建立员工授权管理制度，明确员工的患者诊疗信息使用权限和相关责任。医疗机构应当为员工使用患者诊疗信息提供便利和安全保障，因个人授权信息保管不当造成的不良后果由被授权人承担；医疗机构应当不断提升患者诊疗信息安全防护水平，防止信息泄露、毁损、丢失。定期开展患者诊疗信息安全自查工作，建立患者诊疗信息系统安全事故责任管理、追溯机制。在发生或者可能发生患者诊疗信息泄露、毁损、丢失的情况时，应当立即采取补救措施，按照规定向有关部门报告"。从中我们可以看到，安全性被放置在信息管理的首要位置。

安全性，即要求防止信息泄露、毁损、丢失。国家保护公民个人健康信息，确保公民个人健康信息安全。任何组织或者个人不得非法收集、使用、加工、传输公民个人健康信息，不得非法买卖、提供或者公开公民个人健康信息。本案例中，无论是系统因素，还是人为因素，均暴露了在信息安全管理中的潜在漏洞。根据《中华人民共和国民法典》第一千二百二十六条，"医疗机构及其医务人员应当对患者的隐私和个人信息保密。泄露患者的隐私和个人信息，或者未经患者同意公开其病历资料的，应当承担侵权责任。"而根据《中华人民共和国刑法》第二百五十三条，"违反国家有关规定，向他人出售或者提供公民个人信息，情节严重的，处三年以下有期徒刑或者拘役，并处或者单处罚金；情节特别严重的，处三年以上七年以下有期徒刑，并处罚金。违反国家有关规定，将在履行职责或者提供服务过程中获得的公民个人信息，出售或者提供给他人的，依照前款的规定从重处罚。窃取或者以其他方法非法获取公民个人信息的，依照第一款的规定处罚。单位犯前三款罪的，对单位判处罚金，并对其直接负责的主管人员和其他直接责任人员，依照各款的规定处罚。"

（二）法律视角点评

患者到医疗机构就诊时，就必然会涉及既往病史、疾病情况、治疗方案、治疗效果、身体私密部位、家庭信息及肖像等不愿为外人所知的隐私。患者隐私权是法律赋予患者在接受诊疗行为时所享有的法定权利，医疗机构及医务人员在执业过程中对其所知悉的包括患者住院病历在内的各种隐私均有保密的义务。公民享有隐私权，任何人都不得侵犯。《中华人民共和国民法典》在现行法律规定的基础上，对于隐私权和个人信息保护做出了专门规定，在人格权编第六章"隐私权和个人信息保护"中，不仅对于隐私、个人信息及个人信息的处理等基本概念做出了清晰的界定，同时明确了禁止实施的侵害隐私权的行为类型、处理个人信息应遵循的原则与合法性要件、个人信息的合理使用，还对隐私权和个人信息保护的关系问题做出了规定。《中华人民共和国民法典》第一千零三十二条明确规定，自然人享有隐私权。任何组织或者个人不得以刺探、侵扰、泄露、公开等方式侵害他人的隐私权。隐私是自然人的私人生活安宁和不愿为他人知晓的私密空间、私密活动、私密信息。

保护患者的隐私是我国卫生法律法规始终坚持的原则，《中华人民共和国执业医师法》规定"医师在执业活动中应当关心、爱护、尊重患者，保护患者隐私。""医师在执业活动中，泄露患者隐私，造成严重后果的，由县级以上人民政府卫生行政部门给予警告或者责令暂停六个月以上一年以下执业活动；情节严重的，吊销其执业证书；构成犯罪的，依法追究刑事责任。"《护士条例》规定，"护士应当尊重、关心、爱护患者，保护患者的隐私。""护士在执业活动中泄露患者隐私的，由县级以上地方人民政府卫生主管部门依据职责分工责令改正，给予警告；情节严重的，暂停其六个月以上一年以下执业活动，直至由原发证部门吊销其护士执业证书。"上述规定体现了对患者隐私的尊重和对医疗机构及医务人员保护患者隐私这一义务要求的重视，违反了上述规定不但要受到卫生行政部门的行政处罚，构成犯罪的还会被追究刑事责任。

信息安全管理制度是医疗质量安全核心制度的重要组成部分，医疗机构及医务人员对患者隐私权的保护既是执业要求也是其应尽的法律义务，医疗机构作为面向患者提供诊疗服务的专业机构，在诊疗过程中掌握了大量的患者个人信息，医疗机构要加强信息系统安全防护，做好防控以减少患者医疗信息泄露风险。在以人为本的行医理念中，应当将保密工作贯穿到医疗管理的各个环节中，严格执行信息安全和健康医疗数据保密规定，严格管理患者信息、诊疗数据等，保护患者隐私，保障信息安全，切实保护好患者的隐私权不受非法侵害。最后让我们重温一遍医界流传 2000 多年的希波克拉底誓言——"行医处世所见所闻，永当保密，绝不泄露"，以期进一步提高医疗机构及其医务人员对患者隐私权保护的意识，避免此类案件的重演。

第二节　电子病历开具错误医嘱，导致药物损害

一、事件回顾

患者寇某某，于 2017 年 3 月 7 日因"脑出血"于某医院康复医学科住院治疗。入院诊断：脑出血（左基底节区破入脑室）、意识障碍昏迷、四肢功能障碍、吞咽障碍、肺部感染、气管切开术后、高血压病、低蛋白血症。

住院期间患者突发症状性癫痫，康复科请神经内科会诊。神经内科会诊建议予以丙戊酸钠缓释片 500 mg 口服，每日 1 次。因患者吞咽障碍，缓释片需家属研磨成粉状溶于水中后进行鼻饲，较为不便。故 2017 年 3 月 25 日神经内科再次会诊，家属提出可否更

换药物。神经内科会诊意见将丙戊酸钠缓释片改为丙戊酸钠口服溶液治疗。当日康复科住院医师开立丙戊酸钠口服溶液医嘱时，因电子病历系统自动化匹配单位（缓释片默认单位为 mg，口服溶液默认单位为 mL），误将医嘱开为丙戊酸钠口服液 500 mL，每日 1 次。

药学部门收到医嘱信息后认为存在药品超量，遂电话联系所在病区。护士接听电话被告知该医嘱超量，应向医师核实医嘱。护士电话联系住院医师说明药学部门反馈医嘱超量，医师表示之前一直是该用量，不存在超量问题。而后，护士电话告知药学部门，已向医师核实，医师表示医嘱并不超量，可予以发药。药学部门遂发药至病区。护士领药后，发现为两个包装，一瓶为 300 mL，另一瓶为 200 mL。护士认为药物量确实难以一次服用，便再次电话联系医师核实医嘱。医师则再次不耐烦表示，医嘱没有问题，之前一直为该用量。护士只能遵照医嘱执行，使用 2 号注射器予以鼻饲，后将注射器交予家属并指导家属鼻饲。

2017 年 3 月 25 日晚，家属予患者以鼻饲丙戊酸钠口服溶液 500 mL 后 1 小时，患者开始出现呕吐。护士经患者口腔吸出部分红色分泌物。此后，患者逐渐出现腹泻（红色水样便）、发热、皮下出血、血压下降、心率下降等一系列不良反应。值班医师急请神经内科和肾脏内科医师会诊抢救，当时不除外有丙戊酸钠过敏和弥散性血管内凝血（DIC）可能，并通知康复医学科二线医生。多名医师现场查对医嘱发现用量存在问题，经查丙戊酸钠口服溶液药品说明书，每瓶为 300 mL，其中含有丙戊酸钠为 12 g。因此，500 mL 丙戊酸钠口服溶液共含有丙戊酸钠 20 g，为应口服剂量 500 mg 的 40 倍，已达致死剂量。患者立即转入 ICU 抢救，开展洗胃、床旁血滤治疗，降低血液中的药物浓度。经两个月的积极治疗，患者从 ICU 转回康复病区并最终于 2017 年 5 月 30 日出院。

医患双方于 2017 年 6 月 5 日共同申请该市医疗纠纷人民调解委员会调解。2017 年 7 月 11 日，医调委反馈意见认为，医方为患者抗癫痫治疗时未尽谨慎注意义务，医嘱药物用量错误，致使患者超量用药，增加了患者的痛苦和支出，延长了患者住院时间，医方应对此承担完全责任。建议赔偿患方 158 410 元。

二、调查分析

本次事件经详细调查复盘整个发生过程，主要存在沟通、电子病历医嘱系统使用、处方审核、医嘱执行四个方面的问题。

（一）沟通

本案发生过程中，药学部门人员电话联系病区，护士接听电话。双方在沟通过程中，护士并未真正理解药学人员所述医嘱超量究竟问题出在何处。因此，护士在转达医嘱超量信息给住院医师时，同样未表述清楚医嘱超量的问题所在，故医师并未意识到是其医嘱单位出现错误。

在药品发至病区，护士发现药物剂量难以服用再次联系住院医师时，告知其"这可是两瓶啊"，同样未表述清楚医嘱超量的问题所在。医师并未意识到护士所说的"两瓶"其实是单包装 300 mL 的瓶，误以为是单包装 10 mL 的瓶，故未发现医嘱超量。

（二）电子病历医嘱系统使用

该院电子病历医嘱系统，开具药品的单位根据剂型选择而自动更换，但该功能并未在新入职医师电子病历系统使用培训中进行特别说明与强调，导致部分医师对该功能并未知情。而且，剂型的不同并未采取不同的颜色进行醒目区分，导致医师难以发现其差异与变化。

（三）处方审核

根据《处方管理办法》第三十五至第三十七条，药师应当对处方用药适宜性进行审核，审核内容包括剂量、用法的正确性。药师经处方审核后，认为存在用药不适宜时，应当告知处方医师，请其确认或者重新开具处方。药师发现严重不合理用药或者用药错误，应当拒绝调剂，及时告知处方医师，并应当记录，按照有关规定报告。药师调剂处方时必须做到"四查十对"。但本案例中，药师在发现医师医嘱严重超量，却仅电话联系了所在病区的护士，并未直接告知处方医师，也并未报告，违反了规章要求。

（四）医嘱执行

根据《护士条例》第十七条，护士发现医嘱违反法律、法规、规章或者诊疗技术规范规定的，应当及时向开具医嘱的医师提出；必要时，应当向该医师所在科室的负责人或者医疗卫生机构负责医疗服务管理的人员报告。但本案中，护士发现医嘱违规曾两次联系医师求证，最终却仍然执行了医嘱，甚至违反规定将注射器交予家属自行给药，导致患者损害。

三、改进措施

（1）建立标准化沟通模式。美国医疗机构认证联合委员会在 2006—2008 年每年的患者安全目标中均明确指出，执行标准化的"交接沟通"事项既可以有效提高交接质量，又可以减少或消除交接过程中的安全隐患。中国医院协会在患者安全目标（2014—2015 版）中同样提出，要加强医务人员之间的沟通，规范交接流程，正确、系统地传递信息。SBAR 沟通模式，是一种以证据为基础的、标准的沟通方式，曾被用于美国海军核潜艇和航空业，在紧急情况下保证了信息的准确传递。后来，SBAR 沟通模式被许多医疗组织机构采用，该模式为跨学科交流共享提供了沟通框架，减少了医疗差错的发生，加强了患者的安全。S——Situation，现状，包括患者存在的问题、生命体征等，代表"目前发生了什么？"B——Background，背景，包括患者的主诉、问题的依据及分析、既往史、用药史等，代表"什么原因导致的？"A——Assessment，评估，包括患者的异常反应、异常报告、当前心理状态、对问题的评估、观察要点等，代表"我认为问题是什么。"R——Recommendation，建议，包括已采取的措施、对问题处理的建议等，代表"我们应该如何去解决这个问题？"因此，本案中若采用 SBAR 沟通模式则应为"（现状）医生，药学部来电话说您的医嘱严重超量了。（背景）以前的医嘱用量是 500 mg，说明书每日 20 ~ 30 mg/kg，您的医嘱是 500 mL，等同于 20 000 mg 了。（评估）我认为您可能是把剂量单位搞错了。（建议）请您马上核对并修改医嘱。这种剂量是无法发药的。"若当事医务人员采用此沟通模式的话，则该严重药物损害事件将得以避免。

（2）严格履行法定职责。医师、药师和护士均应严格履行《处方管理办法》《护士条例》关于处方查对、处方审核、医嘱执行查对相关的法定职责。

（3）加强电子病历使用教育训练。针对新入职医师，应加强电子病历系统使用教育训练，应特别强调医嘱系统中药品的单位根据剂型选择而自动更换。并且剂型的不同应采取不同的颜色进行醒目区分，以更有利于提示医师的注意。

（4）电子病历系统应增加合理用药软件进行实时监控与信息支持。软件应以药典、药品说明书为标准，配以权威的药物知识库，对电子病历医嘱及处方系统的用药进行实时全面的审查，实现对药物的剂量、禁用、慎用、配伍禁忌、相互协作，以及对放疗、化疗、手术等特殊治疗期的合理用药审查，以达到合理输液、合理用药，保护患者安全，减少和避免医疗差错。

四、点评

（一）专业视角点评

"瑞士奶酪模型"由英国曼彻斯特大学精神医学教授 James Reason 等于 1990 年在 "Human Error"提出，也被称为"累积行为效应"。"瑞士奶酪模型"认为，在一个组织中事故的发生有 4 个层面（4 片奶酪）的因素，包括组织的影响、不安全的监管、不安全行为的先兆、不安全的操作行为。每一片奶酪代表一层防御体系，每片奶酪上存在的孔洞代表防御体系中存在漏洞或缺陷，这些孔的位置和大小都在不断变化。当每片奶酪上的孔排列在一条直线上时，就形成了"事故机会弹道"，危险就会穿过所有防御措施上的孔，导致事故发生。在一个组织中如果建立多层防御体系，各个层面的防御体系对于缺陷或漏洞互相拦截，系统就不会因为单一的不安全行为出现故障。

本案中，正是由于在电子病历系统设置（组织的影响）、处方开具（不安全的先兆）、处方审核（不安全的监管）、医嘱执行（不安全的操作行为）等环节均出现差错，危险穿过了所有防御措施，最终导致了事故发生。

（二）法律视角点评

医疗机构及其医务人员在对患者实施诊疗行为时，应当遵循临床诊疗指南、临床技术操作规范、行业标准和临床路径等有关要求开展诊疗工作，严格遵守医疗质量安全核心制度，做到合理检查、合理用药、合理治疗。处方，是指由注册的执业医师和执业助理医师在诊疗活动中为患者开具的、由取得药学专业技术职务任职资格的药学专业技术人员审核、调配、核对，并作为患者用药凭证的医疗文书，处方包括医疗机构病区用药医嘱单。由此可见，处方不仅仅是医师开具的，同时也需要由药师审核、调配、核对后，才能作为患者的用药凭证。

医师在执业活动中必须遵守法律、法规，遵守技术操作规范。在实施医疗行为时，必须对患者进行亲自诊查，根据医疗、预防、保健需要，按照诊疗规范、药品说明书中的药品适应证、药理作用、用法、用量、禁忌、不良反应和注意事项等开具处方，且开具处方应当遵循安全、有效、经济的原则。在患者诊疗过程中，不论是电子处方还是纸质处方都应认真落实各项审核、查对制度，做到认真负责以避免不良后果的产生。本案例中的患者因医师、药师和护士的共同过错而导致药物损害，医疗机构应当为他们的过错行为承担医疗损害赔偿责任。

药品作为维护人民身体健康的产品，国家对于药品的质量及审批手续都有严格的制度把关，即使是药品的使用说明书和标签，也有相应的规定。近年来，医院输错液、用错药、过期药的事件屡有发生，作为提供医疗服务的专业机构，不仅要加强自身的医疗水平，同时也要重视医疗法律风险的防范，提高医疗机构管理人员及临床医师、药师和护士的法律意识，认真落实各项医疗规章制度，避免医疗纠纷的发生。

第三节　麻醉护理系统患者数据归档错误被召回

一、事件回顾

据中国数字医疗网报道，2014年，美国食品药品监督管理局宣布，某公司自愿召回其发布的麻醉护理系统产品，原因是该系统设计存在问题，导致患者数据归档丢失、篡改等错误，可能对健康造成严重的不利影响或导致死亡。

该麻醉护理系统是通过手工输入和患者身上监控器收集、处理、记录数据的计算机系统。在麻醉前评估和临床治疗时，该系统主动发出潜在药物不良事件警报，提供临床决策支持。麻醉师决定对患者进行评估，麻醉环境中一般会利用该系统来显示信息，生成向患者实施麻醉的纸质和（或）电子记录，并记录护理情况。公司设计该麻醉信息管理系统，旨在简化麻醉术前及术中的工作流程，支持迅速、准确的临床文档，有助于降低用药错误的风险。

然而，该系统在运行中发现患者数据归档错误的情况，包括数据丢失与篡改等错误。数据丢失的案例，包括将两位患者记录整合到一个电子记录，产生患者记录丢失，并造成第二位患者记录的对比过敏信息，即部分数据消失。数据篡改的案例，包括将英寸改成了厘米、录入"2.5"记录中显示为"25"。以上系统错误容易导致患者电子病历数据与真实数据不匹配的情况，被美国食品药品监督管理局定为第一级违禁产品，这个级别意味着"使用或接触该违禁产品可能对健康造成严重的不利影响或导致死亡"。

二、调查分析

分析其问题发生的原因，主要在于以下5个方面。

（1）该麻醉护理系统自身设计存在疏忽大意，同时该软件系统投入市场时，没有包含详细的系统使用说明概要。

（2）麻醉护理系统主要作用是数据的收集、处理、记录电子病历，却被认定为一台医疗设备。因其是麻醉气体发生器医疗设备的附件，医疗设备的附件受到的管制类别与底层设备相同。

（3）该系统直接与监视器交互采集数据，自动录入电子病历。但其他更常见的电子病历产品信息输入主要由人工操作员完成。

（4）该系统功能管制不全面。因为该系统使医疗设备与电子病历直接通信，美国食品药品监督管理局出于安全考虑，使其参照"医疗设备"——"医疗设备数据系统"进行管制。美国食品药品监督管理局限制"医疗设备数据系统"具有规定功能以外的其他功能。但该系统在提供数据采集录入功能之外，还提供临床决策支持功能，而美国食品药品监督管理局目前仅明确管制某些临床决策支持系统，却还没有宣布能够、应该或将要管制所有的临床决策支持系统，导致该系统部分功能没有向医疗设备一样受到管制。

（5）该系统缺乏统一的认证管制标准。美国卫生信息技术协调办公室设立有电子病历认证机制。美国食品药品监督管理局设立有医疗设备管制机制。二者侧重点不同，管理范围不同，但该系统属于二者的交叉领域，在认证管制上同样存在交界地带，故缺乏统一的认证管制标准。

三、改进措施

（1）加强医疗相关软件产品上线前的测试与验证。软件测试分为单元测试、集成测试、系统测试与验收测试四个步骤。软件测试的目的包括：发现软件程序中的错误、对软件是否符合设计要求及是否符合合同中所要达到的技术要求进行有关验证，以及评估软件的质量。应尽早地、不断地测试，越早进行测试，缺陷的修复成本就会越低。应避免程序员检查自己的程序，由第三方进行测试更客观有效。充分注意测试中的群集现象，一段程序中发现的错误数越多，其中存在的错误概率越大，因此对发现错误较多的程序段，应进行更深入的测试。设计测试用例时应包括合理输入和不合理输入，以及各种边界条件、特殊情况下要制造极端状态和意外状态。

（2）涉及患者数据收集、处理、记录的软件均应同时完成电子病历认证。医疗设备管制与电子病历认证的关注点不同，各有侧重。电子病历系统应当具有用户授权与认证、使用审计、数据存储与管理、患者隐私保护和字典数据管理等基础功能，更加侧重于保障电子病历数据的安全性、可靠性和可用性。系统应支持对各种类型的病历资料的转换、存储管理，并采用公开的数据存储格式，使用非特定的系统或软件能够解读电子病历资料，并且提供标准格式存储数据或将已存储数据转换为标准格式的功能；处理暂无标准格式的数据时，提供将以私有格式存储的数据转换为其他开放格式数据的功能。

（3）针对类似从医疗设备收集患者数据，经过处理，记录于电子病历的软件，应制定统一的认证管理标准，兼顾医疗设备与电子病历的管制要求。

四、点评

（一）专业视角点评

信息化的发展趋于便捷与智能化，一旦信息化与患者生命健康相连接，其发展就必将以安全性作为首要前提。我国于 2015 年正式提出"互联网＋"行动计划，推动移动互联网、云计算、大数据、物联网等与现代制造业结合，但"互联网＋医疗健康"在其中是发展相对较为谨慎和缓慢的，直至 2018 年国务院办公厅才发布了《关于促进"互联网＋医疗健康"发展的意见》。其中专门指出发展可穿戴设备获取生命体征数据，提供健康监测与管理；开展基于人工智能技术、医疗健康智能设备的移动医疗示范，实现个人健康实时监测与评估、疾病预警、慢病筛查、主动干预，提升医疗健康设备的数字化、智能化制造水平，促进产业升级。同时也强调做好设备的信息防护，定期开展信息安全隐患排查、监测和预警。

（二）法律视角点评

随着信息时代的发展，医疗与网络的结合也更为密切。2018 年 4 月 25 日，为推进实施健康中国战略，提升医疗卫生现代化管理水平，优化资源配置，创新服务模式，提高服务效率，降低服务成本，满足人民群众日益增长的医疗卫生健康需求，国务院办公厅发布了《关于促进"互联网＋医疗健康"发展的意见》，鼓励医疗机构应用互联网等信息技术拓展医疗服务空间和内容，构建覆盖诊前、诊中、诊后的线上线下一体化医疗服务模式。支持医疗卫生机构、符合条件的第三方机构搭建互联网信息平台，开展远程医疗、健康咨询、健康管理服务，促进医院、医务人员、患者之间的有效沟通。互联网医疗代表了医疗行业新的发展方向，其有利于解决我国医疗资源不平衡和人们日益增加的健康医疗需求之间的矛盾，调动医生积极性。同时也存在一定的弊端，目前的互联网医疗行业体系并不成熟，在管理方面、系统体系方面存在的问题还要继续探索。

目前国家相关法律法规、部门规章对医疗服务的准入进行了严格规定，对互联网诊疗服务、互联网医院的定义和范围确定也十分谨慎，"互联网＋医疗"对信息资源共享、数据交换也提出了更高的要求，其也存在较大的数据隐患和网络安全隐患。在本案例中，麻醉护理系统本身就存在问题，存入数据会被篡改、会丢失且无详细的系统使用说明，被美国食品药品监督管理局定为第一级违禁产品，使用或接触该违禁产品可能对患者健康造成严重的不利影响或导致死亡。《中华人民共和国产品质量法》第十三条明确规定，可能危及人体健康和人身、财产安全的工业产品，必须符合保障人体健康和人身、财产安全的国家标准、行业标准；未制定国家标准、行业标准的，必须符合保障人体健康和人身、财产安全的要求。禁止生产、销售不符合保障人体健康和人身、财产安全的标准和要求的工业产品。由于销售者的过错使产品存在缺陷，造成人身、他人财产损害的，销售者应当承担赔偿责任。销售者不能指明缺陷产品的生产者也不能指明缺陷产品的供货者的，销售者应当承担赔偿责任。本案中的麻醉护理系统没有经过严格的测试审批，不应流入市场并进行使用。

医疗机构对于一些电子系统不应过度依赖，在使用的同时也应加强对其系统数据录入的审查核对，尤其是患者的病况信息、治疗信息、用药信息和药品用剂单位信息等，相关医务人员在拿到该信息时也要根据"查对制度"的要求进行复核查对，以避免信息错误而导致不良后果的发生。此外，"互联网＋医疗"服务模式应加强监管包括平台监管，其不仅要关注数据本身，更要注意"数据流动"。一旦因电子系统造成了不良后果，无论是电子系统本身原因还是由相关人员操作不当而导致，医疗机构对外都是要对其导致的不良后果而承担责任的，所以电子系统应用也需高度注意、核查，否则一旦出现问题后果不容小觑。

第四节　能力提升之路——电子病历系统安全

一、信息安全与患者安全

美国《联邦信息安全管理法案》（Federal Information Security Management Act,

FISMA）中对"信息安全"的定义是指保护信息和信息系统，防止未经授权的访问、使用、泄露、中断、修改或破坏，以提供完整性，防止对信息进行不适当的修改或破坏，包括确保信息的不可否认性和真实性；保密性，信息的访问和披露要经过授权，包括保护个人隐私和专属信息的手段；可用性，确保可以及时可靠地访问和使用信息。

中国医院协会发布的《患者安全目标（2017 版）》，其中目标十为"加强医学装备及信息系统安全管理"。2017 年 2 月颁布的《电子病历应用管理规范（试行）》第六条明确要求"具备电子病历的安全管理体系和安全保障机制"。而随着信息技术与"互联网＋"进一步深耕医疗健康领域，其带来的风险也不言而喻，逐步暴露出潜在的安全隐患。这类安全隐患均直接或间接地影响了患者安全。因此，中国医院协会在《患者安全目标（2019 版）》中，目标十则更加聚焦在"加强电子病历系统安全管理"，并针对性提出一系列改进措施，以充分保障患者安全。

（一）加强医院电子病历系统的安全等级管理

电子病历应用水平是国家对医院绩效考核的指标之一。《电子病历系统功能应用水平分级评价方法及标准（试行）》由卫生部医政司于 2011 年发布，于 2018 年修订发布《电子病历系统应用水平分级评价标准（试行）》。标准通过 39 个项目评价结果汇总产生医院的整体电子病历应用水平评价，其中包括数据一致性、完整性、整合性、及时性的要求，以及病历数据存储、电子认证与签名、基础设施与安全管控等安全等级管理的要求。标准将医院电子病历应用水平划分为 0 ~ 8 共 9 个等级。国家卫生健康委办公厅 2018 年明确要求，到 2019 年，所有三级医院要达到分级评价 3 级以上；到 2020 年，所有三级医院要达到分级评价 4 级以上，二级医院要达到分级评价 3 级以上。

（二）加强对电子病历系统的培训，有效避免电子病历系统的使用错误

规范新员工入职培训中关于电子病历系统的教育训练与考核，并留存培训与考核记录。培训内容包括信息安全意识教育、岗位需要的信息安全基础知识和信息安全必要技能的培训。

（三）加强电子病历系统的登录和使用者权限管理，强化患者隐私保护

根据员工岗位需求，授予相应的电子病历系统权限。账号开启需进行上级审批与登记。账号权限赋权采用最小权限原则。权限随人员调岗或离职而进行调整与撤销。员工

应妥善保管个人账户及密码，不得擅自将账户信息告知他人或指使他人使用自己账户进行操作。使用者中途离开时，应由电子病历系统签退，确定无人使用时应随手关机，避免他人未经授权而使用。

（四）确保录入内容的标准、完整及准确，避免由于复制、粘贴所致的错误

国家推进全民健康信息化，制定健康医疗数据采集、存储、分析和应用的技术标准，运用信息技术促进优质医疗卫生资源的普及与共享。为规范电子病历数据格式，2009年卫生部、国家中医药管理局联合印发《电子病历基本架构与数据标准（试行）》，2014年国家卫生计生委发布20项卫生行业标准《电子病历基本数据集》，2016年国家卫生计生委发布57项卫生行业标准《电子病历共享文档规范》，持续完善电子病历录入内容的标准，确保信息完整准确。

（五）推行电子病历用药医嘱的闭环管理，建立电子病历用药医嘱知识库

有效应用电子病历信息进行医嘱、合理用药的规范化审核。2018年修订发布的《电子病历系统应用水平分级评价标准（试行）》，进一步明确了其评价的目的之一，便是引导电子病历系统开发厂商的系统开发朝着功能实用、信息共享、更趋智能化方向发展，使之成为医院提升医疗质量与安全的有力工具，开展医疗决策支持。在4级的整体要求中，应明确实现药品配伍、相互作用自动审核，合理用药监测等功能。而在更高级别的整体要求中，则更包括了对数据采集智能化、病历报告结构化智能化的书写、为医疗管理和临床科研工作提供数据挖掘、全院级多维度医疗知识库体系（包括症状、体征、检查、检验、诊断、治疗、药物合理使用等相关联的医疗各阶段知识内容）等高级别医疗决策支持。

二、电子病历与法律效力

电子病历属于病历的一种，却又不是传统病历。二者记录形式不同。根据《医疗机构病历管理规定（2013年版）》，电子病历与纸质病历具有同等效力。2017年《电子病历应用管理规范（试行）》规定，有条件的医疗机构电子病历系统可以使用电子签名进行身份认证，可靠的电子签名与手写签名或盖章具有同等的法律效力。电子病历系统应当采用权威可靠时间源。结合我国《电子签名法》可以得出，只有满足合法性要求的电子病历才与纸质病历具有同等法律效力。通过电子签名，可满足对身份真实性、电子病历数据完整性和安全性的需求，建立可信的电子病历，没有电子签名的电子病历不是真正意义上的电子病历。合法的电子病历至少要满足三个主要的条件：可靠的电子签名、可信的时间戳、规范的病历书写与管理。不满足以上条件的则不具备电子病历的法律效力，不可替代纸质病历。因此，便需要采取一系列的管理措施让其满足合法性要求。

（一）电子病历书写的合法性要求

医疗机构及其医务人员在建立、书写电子病历时，首先应符合《病历书写基本规范》《电子病历基本规范（试行）》等有关规定。病历书写应当客观、真实、准确、及时、完整、规范。

医务人员进入电子病历系统时必须进行身份鉴别。电子病历系统应当为操作人员提供专有的身份标识和识别手段，并设置有相应权限。操作人员对本人身份标识的使用负责。

医务人员采用身份标识登录电子病历系统完成各项记录等操作时应执行电子签名并进行提交，系统应当显示医务人员电子签名。提交时应使用时间戳对病历内容进行保护，时间戳的时间应为提交时间。从而实现身份可识别、行为可追溯、时间真实有效及内容加密不可篡改的优点，保证电子病历信息的真实性和不可否认性。

电子病历系统应当设置医务人员审查、修改的权限和时限。已确认提交的电子病历在修改时必须留有痕迹，修改者需进行电子签名和时间戳。即使是错误信息的修改也应留有痕迹。实习医务人员、试用期医务人员记录的病历，应当经过在本医疗机构合法执业的医务人员审阅、修改并予电子签名确认。医务人员修改时，电子病历系统应当进行身份识别、保存历次修改痕迹、标记准确的修改时间和修改人信息。

（二）电子病历保存的合法性要求

门诊电子病历中的门（急）诊病历记录以接诊医师录入确认即为归档，归档后不得修改。住院电子病历随患者出院经上级医师于患者出院审核确认后归档，归档后由电子病历管理部门统一管理。电子病历归档时须由医疗机构电子病历管理部门对电子签名正确性进行验证。

对目前还不能电子化的植入材料条形码、知情同意书等医疗信息资料，可以采取措施使之信息数字化后纳入电子病历并留存原件。

在所有主观、客观病历文书成功进行电子签名后，将这些文档从各个系统汇总到电子病历归档系统，使之成为一个完整的病历。医疗机构应对其进行二次验证，证明这些文书在传输过程中没有被篡改，进一步保证病历的安全有效，成为一份真正意义上的电子病历。

对于电子病历系统，医疗机构应当建立信息系统安全管理体系，满足国家信息安全等级保护制度与标准，以保证电子病历系统安全性。严禁篡改、伪造、隐匿、抢夺、窃取和毁坏电子病历。

电子病历数据应当定期备份，防止数据丢失。最终完成时应保存备份，并定期对备份数据进行恢复试验，确保电子病历数据能够及时恢复。当电子病历系统更新、升级时，应当确保原有数据的继承与使用。

（三）电子病历调阅、复制的合法性要求

医疗机构应当建立电子病历信息安全保密制度，设定医务人员和有关医院管理人员调阅、复制、打印电子病历的相应权限，建立电子病历使用日志，记录使用人员、操作时间和内容。未经授权，任何单位和个人不得擅自调阅、复制电子病历。

医疗机构应按照相关规定核对复制、复印申请人的资料，在规定的可复制范围内执行电子病历的复制或复印。

申请人依法要求复制电子病历的内容时，医疗机构应将电子病历信息系统中需复制的内容制作成一份电子文档，生成可以使用常规软件阅读的电子文件。经申请人核对无误，由医疗机构对该文件进行电子签名和时间戳保护后，提供给申请人。由医疗机构复制的电子病历文档不可被任何单位和个人修改，并能被原电子签名系统识别和验证。

（四）电子病历锁定、封存的合法性要求

依法需要封存电子病历时，应当在医疗机构或者其委托代理人、患者或其代理人双方共同在场的情况下，对电子病历共同进行确认，并进行复制后封存。封存的电子病历复制件可以是电子版；也可以对打印的纸质版进行复印，并加盖病案管理章后进行封存。

定位患方在电子病历系统中的唯一标识号码，并确定锁定范围；对于已归档的电子病历，由电子病历系统将需锁定的文件组合成一份电子文件；对于未归档的电子病历，则在医院各类信息系统将相关电子病历数据归集到电子病历系统后，再将所有文件组合成一份电子文件；对需锁定的电子文件形成副本并进行防伪和安全处理，包括数字水印处理（内容包括：医院名称、操作者名称、操作设备 MAC 地址、锁定时间等）；将电子文件副

本存入独立可靠的存储介质中，加盖医疗机构电子签章，并由医患双方或双方代理人共同签封；提取在存储介质中的电子数据副本即为锁定的电子病历数据原件，可在原系统内读取，但不可修改；操作痕迹、操作时间、操作人员信息可查询、可追溯；电子病历进行锁定后，医疗机构可继续书写和使用，但已经归档的病历在锁定后医方不再进行病历书写或修改。

参考文献

[1] 刘延春. 泄密光盘：兜售四万孕产妇信息 [N]. 南方都市报，2008−06−10（A26−A27）.

[2] 刘延春. 泄密资料还在卖 [N]. 南方都市报，2008−06−11.

[3] 刘延春. 深圳调查 10 万例孕产妇信息遭泄露事件 [N]. 南方都市报，2008−06−12（A2）.

[4] 徐全盛，刘晨，张艳丽，等. 谁泄露了孕检信息 一条叫价高达 300 元 [N]. 南方都市报，2016−03−15（A2）.

[5] 张彦平，李睿明，金培英，等. 标准化沟通模式的临床应用现状及展望 [J]. 循证护理，2017，3（1）：34−37.

[6] NARAYAN M C.Using SBAR communications in efforts to prevent patient rehospitalization[J]. Home Healthcare Nurse, 2013, 31(9)：504−515.

[7] BECKETT C D, KIPNIS G.Collaborative communication：integrating SBAR to improve quality/patient safety outcomes[J].J Healthc Qual, 2009, 31(5)：19−28.

[8] REASON J, HOLLNAGEL E, PARIES J. Revisiting the "Swiss Cheese" Model of Accicdents. Euro control experimental centre[EB/OL].https：//www.eurocontrol.int/sites/default/files/library/017_Swiss_Cheese_Model.pdf, 2010−1−2/2020−9−21.

[9] HYMAN W.A Medical Device Recall of an EHR−like Product[EB/OL].http：//mall.hc3i.cn/art/201404/29309_all.htm, 2014−04−11/2020−08−09.

[10] 张文中，张世红，马洁. 北京地区电子病历电子签名标准探索研究 [J]. 中国数字医学，2016，11（3）：7−9.

[11] 刘华.CA 认证建设，一个概念五点建议——郑州人民医院应用 BJCA 案例 [J]. 中国数字医学，2015，10（8）：117.

[12] 王鹏，王雪珍，范燕燕. 利用电子签名推进医院无纸化进程 [J]. 中国卫生标准管理，2016，7（10）：11−12.

[13] 林琳，王韬. 电子病历无纸化建设与应用 —— 电子签名在天坛医院病历无纸化中的应用 [J]. 中国信息界 −e 医疗，2015（4）：48−51.

[14] 李孟. 电子病历系统使用过程中存在的问题及对策分析 [J]. 中国卫生产业，2016，13（23）：107−108.

第十七章　医院安全（不良）事件管理

医院安全（不良）事件是指在临床诊疗活动及医院运行过程中，任何可能影响患者诊疗结果、增加患者负担和痛苦并可能引发医疗事故或医疗纠纷，以及影响医疗工作的正常运行和医务人员人身安全的因素和事件。随着现代社会的进步与发展，民众对医疗服务质量的要求在不断提升，国家相关制度对医疗服务安全提出了更高的要求，医疗不良事件的不断出现会严重影响医疗安全和质量。因此，通过对医院安全（不良）事件的根本原因进行分析，从中吸取经验教训，针对各种高危环节进行有效的管理，对各级医院避免此类事件的再次发生具有重大的意义。

第一节　非计划再次手术后患者死亡

某医院于 2018 年 7 月发生 1 例非计划再次手术后患者死亡事件。根据医院相关制度规定，质管办将此事件定性为Ⅰ级警告事件，成立事件调查小组，利用根本原因分析法对事件进行追溯，并制定了改进措施。

一、事件回顾

患者老年男性，因"肠粘连松解术后切口处可复发性肿块 2 年余"收治入院，2018年 7 月 18 日于全麻下行腹壁切口疝无张力修补术。术后当晚患者主诉腹部切口处疼痛，经对症治疗后患者疼痛不适缓解。7 月 19 日 7：45 患者诉腹痛不适已有缓解。查体：患者腹软，切口周围有压痛，无肌紧张、反跳痛，负压球内少量淡血性引流液。尿袋中有100 mL 小便（术后已有两满袋小便），予增加补液，继续抗感染，观察腹部体征。15：00患者尿量未有明显增加，排除导尿管堵塞可能后，急查肾功能、电解质及泌尿系统 B 超。肾功能：肌酐 128.7 µmol/L，尿素氮 11 mmol/L。请肾内科会诊，并积极扩容治疗。20：25 心电监护示血压 86/54 mmHg，心率 120 次／分，呼吸 30 次／分，尿量少。查体：腹部较膨隆，腹软，切口周围有压痛，无肌紧张、反跳痛，考虑腹腔高压可能性不能排除，全麻下行手术探查，术中见腹腔内约 100 mL 浑浊渗液，肠管与右侧腹壁广泛致密粘连，局部束带形成，部分肠管壁卡压于束带，局部缺血穿孔，行小肠穿孔修补术和肠粘连松解术，术后转入 ICU，患者病情反复，相继出现肺部感染、凝血系统异常、脓毒血症等并发症后死亡。

二、调查分析

（一）成立调查小组

由医务部牵头成立事件调查组，包括医务部主任、麻醉与重症医学科主任、肾脏内科主任、护理部主任、信息科科员及事件发生科室主任、护士长共 7 人。

（二）填写不良事件叙事时序表

调查小组利用"三现"原则对不良事件进行现场还原（图 17-1-1）。

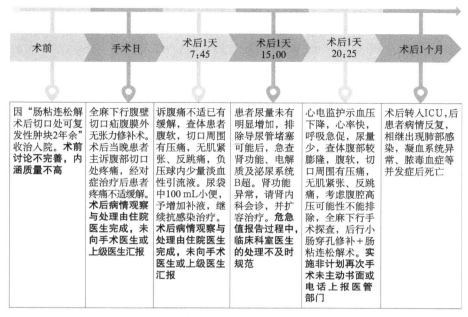

图 17-1-1　2018 年非计划再次手术后患者死亡叙事时序

（三）根本原因分析

首先，利用头脑风暴法，使用鱼骨图从人、机、法、环 4 个方面分析（图 17-1-2），通过要因分析表找出要因（表 17-1-1）。

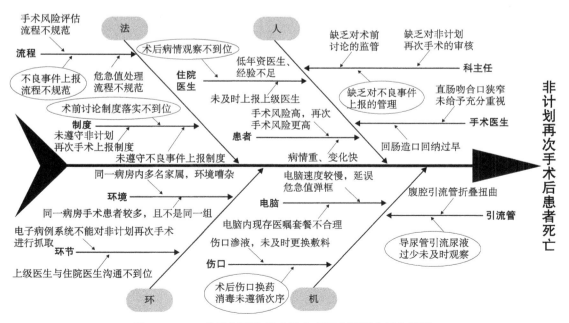

图 17-1-2　非计划再次手术后患者死亡原因分析鱼骨图

表 17-1-1　非计划再次手术后患者死亡要因分析评分表

不良事件	编号	要因			组员1	组员2	组员3	组员4	组员5	组员6	组员7	总分	选中
		大要因	中要因	小要因									
非计划再次手术后患者死亡	1	人	科主任	缺乏对非计划再次手术的审核	3	3	3	5	3	3	5	25	
	2			缺乏对术前讨论的监管	3	5	3	3	1	5	3	23	
	3			**缺乏对不良事件上报的管理**	5	3	3	5	5	5	5	31	★
	4		手术医生	直肠吻合口狭窄未给予充分重视	3	3	5	5	3	3	5	27	
	5			回肠造口回纳过早	5	3	3	3	3	3	3	25	
	6		住院医生	**术后病情观察不到位**	5	5	5	5	5	5	5	35	★
	7			未及时上报上级医生	5	3	3	3	3	3	3	25	
	8			低年资医生、经验不足	5	3	5	1	3	5	5	27	
	9		患者	手术风险高，再次手术风险更高	3	3	5	3	3	3	5	25	
	10			病情重，变化快	5	5	3	1	5	3	5	27	
	11	机	引流管	腹腔引流管折叠扭曲	5	5	3	3	3	5	1	25	
	12			导尿管引流尿液过少，未及时观察	3	1	1	3	5	5	3	21	
	13		电脑	电脑速度较慢，危急值弹框延误	5	5	1	3	3	3	3	23	
	14			电脑内现存医嘱套餐不合理	5	3	3	5	3	3	3	25	
	15		伤口	伤口渗液，未及时更换敷料	5	3	3	3	1	3	1	19	
	16			**术后伤口换药消毒未遵循次序**	3	5	5	5	5	5	5	33	★
	17	法	流程	手术风险评估流程不规范	5	5	1	5	3	5	3	27	
	18			不良事件上报流程不规范	5	3	5	5	5	5	3	31	★
	19			危急值处理流程不规范	5	5	3	1	3	3	3	23	
	20		制度	未遵守非计划再次手术上报制度	5	3	1	1	5	5	3	23	
	21			**术前讨论制度落实不到位**	5	5	5	5	5	5	5	35	★
	22			不良事件上报制未遵守	5	3	3	3	3	3	1	21	
	23	环	环境	同一病房内多名家属，环境嘈杂	3	3	3	3	3	5	5	25	
	24			同一病房手术患者较多，且不是同一组	5	3	1	3	3	5	5	23	
	25		环节	电子病例系统不能对非计划再次手术进行抓取	5	3	3	5	5	3	3	27	
	26			上级医生与住院医生沟通不到位	3	3	3	5	3	5	5	25	

评分规则：评分（弱1分，中3分，强5分），参与人数7人，算出总分后排序，按80/20法则选出5个要因

其次，根据以下3个问题查找根本原因。

（1）此原因不存在时，事件是否还会发生？

（2）此原因排除后，事件是否还会发生？

（3）此原因排除后，是否会有同类事件继续发生？

汇总本案例根本原因如下。

（1）术前各项制度落实不到位。第一，非计划再次手术必须由科主任或科副主任组织全科讨论，必要时进行全院会诊，讨论的内容包括病情评估、手术风险评估、手术方案、术后处置预案。本案例仅将记录内容暂放于疑难病例讨论本中，且讨论内容质量不高，流于形式，并未记录进电子病历系统。第二，实施非计划再次手术的科室必须主动书面填写《非计划再次手术上报表》上报医管部门。择期手术术前24小时上报医管部门，由科室主任或科副主任签字确认；急诊手术术前电话报告医管部门或医院总值班，术后24小时内以书面形式上报医管部门。本案例均未按照制度执行。

（2）术后病情观察与处置不到位。本案例中患者术后出现多次反复腹痛，但对患者的术后监管仅由住院医师甚至是轮科、规培医师负责，以至于在病情发生变化时、交接班过程中都会发生疏漏；危急值报告过程中，临床科室医生的处理也不够及时、规范。

（3）不良事件上报流程不规范。非计划再次手术数据的收集，仅依靠临床科室的主动上报远远不够，非计划再次手术本身为负性指标，科室瞒报、漏报在预料之中，职能部门对其监管非常被动。本案例中存在临床医生对于医疗安全不良事件主动报告制度的忽视、对医疗安全不良事件上报流程的不规范、对不良事件分析反馈的不及时等现象。

三、改进措施

（一）严格术前医疗诊疗规范，认真执行核心制度

（1）为减少非计划再次手术发生，防止此类医疗纠纷的发生，手术科室术前应严格执行三级查房、术前讨论等核心制度，术前对患者的病情、生理、心理耐受及特殊情况等进行系统和完整性的评估，在准确评估的基础上，制定手术方案，认清并尽可能掌控各种手术风险因素，及时录入电子病历系统。

（2）患者同一次住院再次手术，住院医师需在再次手术12小时内上报。医管部门调查确定再次手术是否为非计划再次手术。病情危急，则术前2小时或术后2小时上报医管部门或医院总值班。由手术科室住院医师填写《非计划再次手术上报表》上报，科室护士长进行监管。

（二）规范术后患者病情观察与处置流程

（1）认真落实医疗技术管理规范，严格按照医疗人员资质对危重患者进行监管，严密观察术后患者病情变化，住院医师无法判断时必须按照逐级上报的要求向上级医生汇报，以达到不延误患者的病情且及时、有效处理的目的。

（2）术后换药应遵循"先清洁切口、再污染切口、最后感染切口"的次序，遵守无菌技术操作原则。围手术期预防性抗菌药物选用品种和注意事项参照《抗菌药物临床应用指导原则》执行。

（三）采取信息化手段，规范不良事件上报流程

（1）充分利用医院信息系统将所有二次及以上手术做出统计，督促临床科室再次上报，同时结合专人筛查、剔除计划内手术，可较为准确地对非计划再次手术完成统计，避免漏报、瞒报情况的发生。

（2）鼓励科室人员积极主动上报医疗安全不良事件，并与年终科室责任目标考核挂钩：对主动报告Ⅲ级、Ⅳ级医疗安全不良事件且积极整改者，对个人（科室）给予奖励，同时按每件次给予年终科室责任目标加分奖励，对于Ⅰ级、Ⅱ级医疗安全不良事件隐瞒不报者经查实，由各相关部门提出，视情节轻重给予处罚。

（3）采用 PDCA 循环不断优化医疗安全不良事件上报流程、强化医护人员对医疗安全不良事件认知水平。

四、点评

（一）专业视角点评

此案例的发生，究其原因是多个环节的不规范行为及管理制度的不执行导致。经过分析，建议如下：第一，非计划再次手术，作为医疗质量评价指标体系中重要的负性指标，通过对再次手术常见原因进行分析，可知晓其症结所在，医院必须总结经验教训，同时加强外科手术处理规范的培训、建立相关制度，可有效减少非计划再次手术概率及死亡率，从而避免不必要的医疗纠纷，提升医疗质量。第二，通过院内信息直报系统主动上报医疗安全不良事件，医院可运用 PDCA 循环定期对获取的医疗安全信息、不良事件进行分类、汇总、分析，实现从追究过错到及时查找差错原因的转变，有利于发现存在的不

足，提出改进措施，然后从医院管理体系、运行机制与规章制度上进行有针对性的持续改进。第三，建立绩效激励机制，提高医疗安全不良事件上报率，降低漏报率，通过培训、及时响应等措施提高医护人员对不良事件差错的识别能力，不断吸取经验教训，可最大限度地避免类似事件再次发生。

（二）法律视角点评

非计划再次手术是指在同一次住院期间因各种原因导致患者需进行计划外再次手术，原因分为：医源性因素即手术或特殊诊治操作造成严重并发症必须施行再次手术；非医源性因素即由于患者病情发展或出现严重术后并发症而需要进行再次手术。近年来医疗机构因非计划再次手术引发的医疗纠纷屡见不鲜，医疗机构及其医务人员往往由于忽视、不重视此类问题，在诊疗过程中违反医疗质量安全核心制度等，从而造成患者人身损害。

2018年4月18日，为进一步贯彻落实《医疗质量管理办法》，指导医疗机构加强医疗质量安全核心制度建设，保障医疗质量与医疗安全，国家卫生健康委员会印发《医疗质量安全核心制度要点》，确定了十八项医疗质量安全核心制度。其中，术前讨论制度要求除以紧急抢救生命为目的的急诊手术外，所有住院患者手术必须实施术前讨论，术者必须参加；危急值报告制度要求临床科室接收到任何危急值信息的人员应当准确记录、复读、确认危急值结果，并立即通知相关医师；三级查房制度要求医疗机构应当严格明确查房周期，工作日每天至少查房2次，非工作日每天至少查房1次，三级医师中最高级别的医师每周至少查房2次，中间级别的医师每周至少查房3次，术者必须亲自在术前和术后24小时内查房。本案例的发生是由于医务人员违反了术前讨论制度、危急值报告制度、三级查房制度等医疗质量安全核心制度，造成患者病情反复，相继出现肺部感染、凝血系统异常、脓毒血症等并发症后死亡的严重后果。

医疗质量安全核心制度是保障医疗质量和患者安全的基础，医疗机构及其医务人员在诊疗活动中应当严格遵守医疗质量安全核心制度，只有这样才能确保医疗质量和患者安全。医院作为提供医疗服务的专业机构，不仅要加强自身的医疗水平，同时也要重视医疗法律风险的防范，提高医疗机构管理人员及医务人员的法律意识，认真落实各项医疗规章制度，避免类似悲剧的发生，否则医疗机构及其医务人员不仅要承担民事上的医疗损害赔偿责任，也会受到卫生主管部门的行政处罚，更甚者会被追究刑事责任。

第二节　急诊骨伤患者漏诊

某医院于 2018 年 6 月发生 1 例急诊骨伤患者漏诊事件。根据医院相关制度规定，医务部将此事件定性为 II 级不良后果事件，成立事件调查小组，利用根本原因分析法对事件进行追溯，并制定了改进措施。

一、事件回顾

患者中年男性，因在家中摔倒，于 2018 年 6 月 30 日至某医院骨科急诊就诊，患者胸闷、气短、患处有剧烈疼痛，患者行胸部站立正位摄片，接诊医生没有观察到明显的骨折影像，开药后嘱咐患者随时复诊。7 月 5 日患者因胸痛不能缓解于其他医院急诊就诊，CT 摄片后显示患者膈下肋骨骨折收治入院，患者家属于 9 月 5 日至医调办，家属认为某院漏诊，要求赔偿，医患双方进入调解程序。

二、调查分析

（一）成立调查小组

由医务部牵头成立事件调查组，包括医务部主任、医调办主任、放射科主任、急诊科主任及骨科主任共 5 人。

（二）填写不良事件叙事时序表

调查小组利用"三现"原则对不良事件进行现场还原（图 17-2-1）。

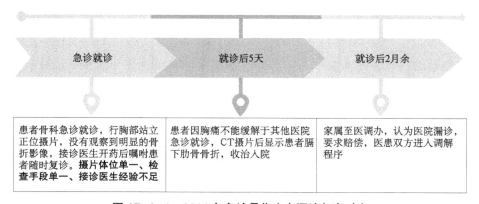

图 17-2-1　2018 年急诊骨伤患者漏诊叙事时序

（三）根本原因分析

首先，利用头脑风暴法，使用鱼骨图从人、机、法、环 4 个方面分析（图 17-2-2），通过要因分析表找出要因（表 17-2-1）。

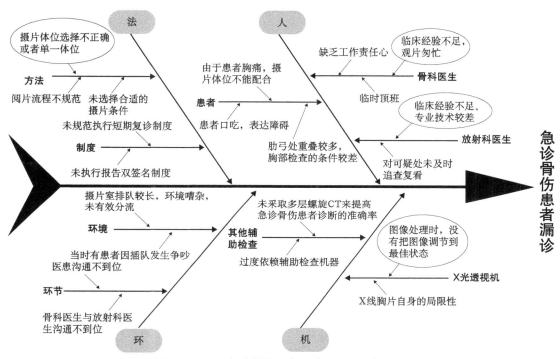

图 17-2-2　急诊骨伤患者漏诊原因分析鱼骨图

表 17-2-1　急诊骨伤患者漏诊要因分析评分表

不良事件	编号	要因			组员1	组员2	组员3	组员4	组员5	总分	选中
		大要因	中要因	小要因							
急诊骨伤患者漏诊	1	人	骨科医生	缺乏工作责任心	3	3	3	5	3	17	
	2			**临床经验不足，观片匆忙**	3	5	5	5	5	23	★
	3			临时顶班	5	3	3	3	5	19	
	4		放射科医生	**临床经验不足、专业技术较差**	3	5	5	5	5	21	★
	5			对可疑处未及时追查复看	5	3	5	3	3	19	
	6		患者	由于患者胸痛，摄片体位不能配合	5	1	1	3	5	15	
	7			患者口吃，表达障碍	5	3	3	3	5	19	
	8			肋弓处重叠较多，胸部检查的条件较差	5	3	5	1	5	19	
	9	机	X光透视机	**图像处理时，没有把图像调节到最佳状态**	5	5	5	5	5	25	★
	10			X线胸片自身的局限性	3	1	1	3	3	11	

续表

不良事件	编号	要因			组员1	组员2	组员3	组员4	组员5	总分	选中
		大要因	中要因	小要因							
急诊骨伤患者漏诊	11	机	其他辅助检查	未采取多层螺旋 CT 来提高急诊骨伤患者诊断的准确率	5	5	1	3	3	17	
	12			过度依赖辅助检查机器	5	3	3	5	3	19	
	13	法	方法	**摄片体位选择不正确或者单一体位**	5	5	5	5	3	23	★
	14			阅片流程不规范	5	3	5	1	3	17	
	15			未选择合适的摄片条件	5	5	3	1	3	17	
	16		制度	未执行报告双签名制度	5	3	1	1	5	15	
	17			未规范执行短期复诊制度	5	3	5	5	1	19	
	18	环	环境	摄片室排队较长，环境嘈杂，未有效分流	5	3	3	3	5	19	
	19			当时有患者因插队发生争吵	5	3	1	3	5	17	
	20		环节	医患沟通不到位	5	3	1	3	5	17	
	21			骨科医生与放射科医生沟通不到位	3	3	3	5	5	19	

评分规则：评分（弱 1 分，中 3 分，强 5 分），参与人数 5 人，算出总分后排序，按 80/20 法则选出 4 个要因

其次，根据以下 3 个问题查找根本原因。

（1）此原因不存在时，事件是否还会发生？

（2）此原因排除后，事件是否还会发生？

（3）此原因排除后，是否会有同类事件继续发生？

汇总本案例根本原因如下。

（1）摄片体位选择不正确或者单一体位造成。由于人体的胸部解剖结构有其自身的特殊性，并且两侧的肋骨有部分重叠，导致在检查的过程中其骨折部位被遮盖，所以大多数情况下不采取侧位进行检查。而重叠部位往往是骨折的高发部位，仅采用胸部 X 线检查并不能满足其诊断的准确性，所以容易造成漏诊情况发生。

（2）检查条件差及影像遮盖的影响。胸部检查的条件较差或者检查部位选择不当，往往容易造成膈下肋骨骨折的漏诊。还有因为骨折患者会伴有胸腔积液等不良情况发生，导致骨折部位被遮盖，影响检查结果的准确性，从而造成漏诊。

（3）医生经验不足，观片匆忙。由于骨科医生缺乏工作责任心等，在阅片的过程中

不仔细、不严谨，或者由于放射科的检查医生临床经验不足、专业技术较差等导致其没有发现问题，从而造成漏诊的情况发生。

三、改进措施

（一）规范摄片技术操作规程与业务培训制度

（1）对疑有骨折的部位，根据其结构特点，采用多体位、多角度投照方法，根据实际情况，严格按照技术操作规范，选用适当的体位，以充分暴露骨折部位，如肋骨肋弓弯曲大，骨折以 3 ~ 10 肋腋中线附近多见，由于摄片时人体所转角度大小的关系，肋骨骨折线很难显示，尤其对无错位、移位骨折更难以显示，但如果能加摄双斜位、切线位，则可极大减少漏诊率。由于肋弓处重叠较多，膈肌及胸腔积液的遮盖，致使部分肋骨不能显示，而卧位胸片也是解决其不足的最好方法。

（2）选择合适的摄片条件，摄片条件过大或过小，均可使骨折线被掩盖或不显示。DR 或 CR 图像处理时，一些工作人员没有把图像调节到最佳状态，致使图像的对比度和分辨率较低，从而导致一些轻微骨折显示不好。

（3）定期的临床业务培训，尤其是骨科医生与放射科医生可联合业务学习，通过案例分享或疑难病例讨论提高自身的专业知识储备，提高其专业能力。

（二）规范阅片流程

（1）结合病史和检查部位仔细阅片，放射科医师在阅片时要认真审阅，检查受伤部位和检查部位是否一致，如果临床受伤部位与检查部位不一致，则要主动询问患者的伤情。

（2）阅片要按顺序对检查部位进行观察分析，尤其是较隐蔽处骨折。可采用两名或两名以上医师交叉互检的方式，实行报告双签名制度，避免个人阅片盲区，从而降低骨折的漏诊率。

（三）规范体格检查系统与短期复诊流程

（1）为了尽可能降低漏诊率，可采用创伤患者三次检查法，这种方法对不能主诉的患者效果最为明显。由于躯干及邻近部位的损伤和同一肢体的多发骨关节损伤，这些部位活动范围小，功能障碍及畸形表现不明显，往往一种损伤掩盖了另一损伤，采用系统全面的体格检查是降低漏诊率的有效防范措施。

（2）短期复查并与其他影像学检查相结合，对 X 线检查无阳性而临床高度怀疑骨折患者可短期复查，以便在复诊时发现与创伤有关的骨折。

四、点评

（一）专业视角点评

此案例在急诊骨伤患者的体格检查、摄片体位的选择与阅片流程的执行 3 个关键环节均发生漏洞，形成了"奶酪效应"，是多个环节的不规范行为及管理制度流程缺陷导致的错误。建议如下：第一，充分认识胸片的局限性，可采取多层螺旋 CT 来提高急诊骨伤患者诊断的准确率。第二，过度依赖辅助检查已经成为临床医生的通病，即便不借助检查手段，规范系统的体格检查也能发现问题，所以在临床工作中，只有不断提高自身业务水平，经常总结临床经验，想出对策，才能不断提高诊断水平，降低急诊骨伤患者的漏诊率。

（二）法律视角点评

近年来关于漏诊而引发的医疗纠纷逐渐增多，漏诊的主要原因有病史资料不齐全、病因不明确、不能及时反映疾病的进程和症状以及体征等。其次，就是在检查时观察不细致及检查结果出现误差，而导致出现误诊或者漏诊的情况。此外，漏诊还与医务人员的主观臆断等方面有关，没有从客观方面进行了解及收集资料分析等。因医务人员过错行为造成漏诊而导致患者人身损害的，医疗机构需要承担医疗损害赔偿责任。

《中华人民共和国侵权责任法》实施后，医疗损害责任纠纷的举证规则回归"谁主张、谁举证"的本源，患者主张医疗机构承担医疗损害赔偿责任的，除了应当提交到该医疗机构就诊、受到损害的证据外，还需要提交医疗机构及其医务人员有过错、诊疗行为与损害之间具有因果关系的证据，《中华人民共和国民法典》沿用了该举证规则。在司法实践中，由于医疗机构具备专业知识和技术手段，掌握相关的证据材料，具有较强的证据能力。而患者处于相对的弱势地位，患者证明医务人员存在过错比较困难，为了平衡医患双方的利益，最高人民法院《关于审理医疗损害责任纠纷案件适用法律若干问题的解释》第四条第二款明确规定："患者无法提交医疗机构及其医务人员有过错、诊疗行为与损害之间具有因果关系的证据，依法提出医疗损害鉴定申请的，人民法院应予准许。"如果医方主张不承担责任，应当举证证明患方存在不配合医方进行符合诊疗规范的诊疗、医务人员在抢救生命垂危的患者等紧急情况下已经尽到合理诊疗义务及限于当时的医疗水平难以诊疗等方面的证据。否则，人民法院一般会将鉴定机构做出的鉴定意见作为认定事实的依据，并据此判决医方是否承担医疗损害赔偿责任。

如果医务人员在诊疗过程中未对患者的检查结果予以高度的注意，未对疑似病症排除合理怀疑，而过于自信的仅凭借临床经验进行判断和治疗，一旦对患者的身体健康造成不可逆的严重损害后果，将面临承担民事赔偿责任甚至刑事责任的境地。因此医疗机构及其医务人员在诊疗活动中，一定要严格遵守法律法规、部门规章及诊疗规范的规定，努力提高医疗技术和医疗服务品质，认真落实各项医疗质量管理制度，更好地提供医疗服务，避免出现因未履行注意义务等而导致患者损害的情形发生。

第三节　能力提升之路 —— 医院安全（不良）事件管理

国家一直把医院安全（不良）事件管理视为医院管理中的重中之重。《医疗质量管理办法》（中华人民共和国国家卫生和计划生育委员会令第 10 号）对医疗机构妥善处理医疗安全（不良）事件提出要求；《突发公共卫生事件应急条例》（国务院令第 376 号）、《医疗机构管理条例实施细则》（卫生部令第 35 号）、《医疗事故处理条例》（国务院令第 351 号）和《重大医疗过失行为和医疗事故报告制度的规定》（卫医发〔2002〕206 号）均为医疗安全（不良）事件管理提出依据。保证患者安全是临床诊疗的第一步，而每一个临床从业者都要学会从不良事件中吸取经验教训，避免重蹈覆辙。主动报告医疗安全（不良）事件，可以及时发现问题，避免医疗纠纷的发生，有利于医院进行医疗质量缺陷管理，完善工作流程，促进医疗质量持续改进。

医院根据实际工作情况，对不良事件的类型进行规定，包括医疗、护理、医技、药品、器械设备（设施）、后勤、安全、输血八类；参考中国医院协会对不良事件的分级，根据事件性质及后果的严重程度，将事件分为四级：Ⅰ级事件（警告事件，又称警讯事件）、Ⅱ级事件（不良后果事件）、Ⅲ级事件（无后果事件）、Ⅳ级事件（隐患事件，又称未遂事件、临界差错事件）。Ⅰ级事件，造成患者非预期死亡，或非疾病自然进展过程中造成永久性功能丧失；Ⅱ级事件，在疾病医疗过程中因诊疗活动而非疾病本身造成的患者机体与功能损害；Ⅲ级事件，虽然错误事实已经发生，但对患者机体与功能没有造成任何损害，或有轻微后果而不需任何处理可完全康复；Ⅳ级事件，由于及时发现错误，未形成事实。

医院安全（不良）事件管理能力的提升，需要做到以下几个方面。

一、建立不良事件多部门协作管理模式

医院安全（不良）事件管理需要多部门协作管理，医务处和医务处下设的医疗质量与安全管理办公室、医患关系协调办公室，以及护理部为主要参与部门。这与需要多部门协作管理的不良事件涉及医疗、法务、护理方面的问题，以及事件原因多为治疗相关有直接关系。现在国内的大多数医院大多采取不良事件多部门协作管理模式。由于医疗机构运行的复杂性，各项医疗、护理、医技等工作环环相扣，甚至是诊疗活动之外的其他因素和事件都可能对患者造成直接影响或间接影响。实际工作中，日益精细化的行政管理部门工作权责划分与不良事件的复杂性之间存在着一定矛盾，单一的职能部门在处理某一不良事件时，不仅不能对不良事件定责定性，而且对于不良事件的追溯、根因分析及整改也会缺乏多维度的视角。因此，主责部门统筹管理、多部门协同处理的"不良事件多部门协作管理模式"更能带来良好的医院安全管理效果。同时利用信息系统，事件处理的主责部门可以选择协办部门，将不良事件的信息传递给协办部门负责人，由多方共同记录不良事件处理进程和反馈意见。

二、建设完善医疗不良事件上报电子系统

医院安全（不良）事件管理的另外一个要素就是需要充分利用网络信息平台，实现不良事件的精细化管理目标。目前，国内医院大多已建立统一的不良事件上报统计信息系统，对各类别不良事件的发生情况进行统计分析，实时掌控全院上报不良事件情况，启动风险预警机制。但网络信息平台也存在一定的缺陷，对于漏报、瞒报行为难以获取，目前我国医疗不良事件上报系统处于混乱无序的状态，每个医院都有自己的系统，国家管

理层面同时存在着多个上报系统。每个医院系统要求填报的内容及形式各不相同，医院与国家系统要求填报的内容及形式又有所不同。从标准化管理的角度来看，我国应尽早建立统一的数据结构和格式，此处可以借鉴英美等医疗不良事件上报系统较为成熟国家的一些经验，结合我国的具体实际，建立我国医疗不良事件上报通用格式或标准，使各个医院之间的数据具有可比性，促进我国医疗不良事件数据的可用性，避免信息"孤岛"，为减少我国医疗不良事件助力。

三、创造良好的医院安全管理文化氛围

不良事件的主动呈报，需要有良好的安全文化氛围支持。医院应该营造安全管理文化氛围，提高医院员工识别防范医疗不良事件危险因素的能力。医院可以通过创造有利于学习的氛围和条件，激励医务人员学习有关知识，提高上报意识，锻炼上报能力。此外，医院应建立非处罚性的上报氛围，减少当事人因医疗不良事件带来的对其职业荣誉与发展方面的担忧和顾虑。而对于发生医疗不良事件后科室和个人不隐瞒事件主动上报的行为，医院应在道德和法律允许的前提下给予恰当形式的奖励。同时对于那些隐瞒不报的科室和个人，应依据不良事件的后果给予适当惩罚。

参考文献

[1] 佚名. 医疗不良事件定义及分类[J]. 中国卫生质量管理，2014，21(4)：28.
[2] 国家卫生计生委，国家中医药管理局，解放军总后勤部卫生部. 抗菌药物临床应用指导原则[S]. 北京：卫生部，2015.
[3] 雷正元. 非计划再次手术的发生原因分析及改进探讨[J]. 四川医学，2015，36(5)：709-711.
[4] 胡金斗. 多发性肋骨骨折漏诊原因分析[J]. 实用放射学杂志，2003，19(8)：765-767.
[5] 张万凯. X线诊断肋骨骨折的注意点[J]. 实用放射学杂志，2002，18(2)：100.
[6] 郭春梅，李亭. 急诊外伤性骨折X线片漏诊的防范措施[J]. 影像研究与医学应用，2019，3(1)：194-195.
[7] DUSSAC U, SONI B M. A hidden injury[J]. Emerg Med J, 2004, 21(3)：390-391.
[8] 国家卫生与计划生育委员会. 医疗质量管理办法[EB/OL]. http://www.nhfpc.gov.cn/fzs/s3576/201610/ae125f28eef24ca7aac57c8ec530c6d2.shtml, 2016-10-14/2018-06-20.
[9] 中华人民共和国国务院. 突发公共卫生事件应急条例[J]. 北京：中国方正出版社，2003，3(2)：24-27.

[10] 卫生部 . 医疗机构管理条例实施细则 [J]. 中国卫生法制，1994（5）：32－41.

[11] 《法律法规案例注释版系列》编写组 . 医疗事故处理条例 [M]. 北京：中国法制出版社，2015.

[12] 卫生部 . 重大医疗过失行为和医疗事故报告制度的规定 [J]. 中国卫生质量管理，2002，6（4）：28－29.

[13] 莫陶欣，王丹，陈牧子，等 . 某三甲专科医院不良事件管理现状及对策分析 [J]. 医院管理论坛，2019，36（11）：19－22，27.

第十八章 患者参与患者安全

21 世纪以来，患者安全已在全球范围内越来越受到重视，"First do no harm"已经成为医务人员的人生信条。然而，在临床工作中不乏患者无法或很少能够有效参与到自身安全的医疗活动的现象，从而导致不良事件的发生。因此，通过对患者参与患者安全案例的分析，我们可以从中吸取经验教训，营造患者参与患者安全的文化氛围，切实从患者安全出发，进行有效的患者参与患者安全的管理与实践，降低医疗风险，从而提高医疗质量，促进患者安全。

第一节　请倾听患者的声音

某医院于 2017 年 5 月发生 1 例甲状腺肿瘤切除术后出血造成二次手术事件，在积极的抢救下，患者最终脱离危险。为避免此类不良事件的再次发生，我们对此事件进行了根本原因分析，并提出相应的整改措施，以便为设计并推行患者安全改善行动提供基础。

一、事件回顾

患儿 10 岁女孩，因甲状腺肿瘤入院行手术治疗，完善术前准备后于 2017 年 5 月 16 日实施手术，14：15 手术顺利完成返回病房，神志清，脉搏 92 次／分，呼吸 22 次／分，血压 100/65 mmHg；16：20 患儿出现呕吐症状，患儿母亲按床头铃呼叫，护士 A 告知呕吐是因为麻醉反应，很快会消失，并告知头偏向一侧防止误吸，未查看生命体征；17：00 护士 B、护士 C（年资分别为 2 年和 3 年）接班，患儿脉搏 106 次／分，呼吸 26 次／分，血压 96/68 mmHg，颈部伤口敷料及负压引流球被护理垫遮住未查看；17：10 患儿再次发生呕吐，患儿母亲询问原因，值班医生告知其为麻醉反应，未查体；18：20 患儿主诉喉咙不适，并伴有咳嗽，患儿母亲再次按床头铃呼叫，护士 B 告知是麻醉插管引起的不适，未告知护士 C 和值班医生；18：55 患儿咳嗽加重伴有手脚冰凉，心率加快，血氧饱和度 90%，患儿母亲又一次按床头铃呼叫，护士通知值班医生，医生查看生命体征及手术敷料，发现有少量渗血，予氧气吸入并继续观察，未及时请示上级医生；19：30 患儿心率、血氧饱和度突然下降，患儿母亲冲到护士台呼叫，护士发现颈部负压引流球内充满鲜血，伤口渗血严重，医生、护士立即给予抢救，随即行急诊手术。

患儿母亲向医管部门投诉，提出负责术前谈话的是轮转医生，主要医疗团队未告知病情及手术详情，患方自始至终不知道术后有大出血的可能，更不知道观察要点，同时，医护团队对自己术后提出的数次质疑敷衍回答。

二、调查分析

（一）成立调查小组

将本案例递交医院质量管理委员会，由质量管理办公室牵头成立事件调查组，包括质管办主任、医务部主任、护理部主任、患者体验办公室主任、事件发生科室主任、护士长及患者代表，共计7人。调查小组根据SAC标准对本事件的严重度进行评估，本案例中患儿发生非计划再次手术，并造成住院时间延长，在患儿损伤严重程度方面判定为中度，本事件在该院的发生频率为2～3年1次，故将本案例定性为SAC 3级（表18-1-1），从伤害审视、能力审视、外部审视、情境审视4个方面评估判定为系统性的问题，具有特殊的学习价值，遂组织根本原因分析，制定改进措施，避免类似事件重复发生。

表 18-1-1　事件的 SAC 评估

	死亡	极严重伤害	重度伤害	中度伤害	轻度伤害或无伤害
数周	1	1	2	3	3
1年数次	1	1	2	3	4
1年1次	1	2	2	3	4
2～3年1次	1	2	3★	4	4
3年以上	2	3	3	4	4

注：SAC是依据损害严重程度与事件发生频率为两轴所呈现的风险矩阵，得分越低标识越严重。4级，低危事件；3级，中危事件；2级，高危事件；1级，极高危事件。

（二）资料收集

尽快收集资料，以免时间过长造成关键信息的遗忘。收集资料的方法包括人员访谈、设备调查、书面记录等，注意访谈技巧，访谈前事先拟定访谈问题，采取开放式提问，注意观察访谈对象的表情动作，并做相应记录，以便评估反馈内容的真实性。

（三）事件还原

调查小组利用"三现"原则对不良事件进行现场还原（图18-1-1），可采取现场回顾、相关人物访谈、查阅病史等方法，旨在尽可能还原细节挖掘真相，有助于调查小组成员将讨论聚焦于事件的全流程，而非结论。

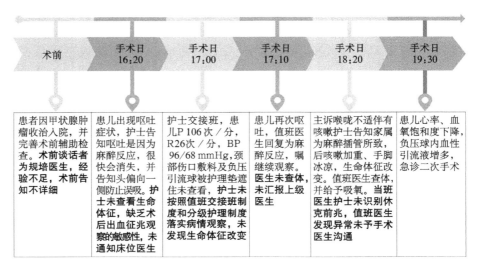

术前	手术日 16:20	手术日 17:00	手术日 17:10	手术日 18:20	手术日 19:30
患者因甲状腺肿瘤收治入院,并完善术前辅助检查。术前谈话者为规培医生,经验不足,术前告知不详细	患儿出现呕吐症状,护士告知呕吐是因为麻醉反应,很快会消失,并告知头偏向一侧防止误吸。护士未查看生命体征,缺乏术后血征兆观察的敏感性,未通知床位医生	护士交接班,患儿P 106次/分,R 26次/分,BP 96/68 mmHg,颈部伤口敷料及负压引流球被护理垫遮住未查看,护士未按照值班交接班制度和分级护理制度落实病情观察,未发现生命体征改变	患儿再次呕吐,值班医生回复为麻醉继续观察。医生未查体,未汇报上级医生	主诉喉咙不适伴有咳嗽护士告知家属为麻醉插管所致,后咳嗽加重、手脚冰凉,生命体征改变。值班医生查体,并给予吸氧。当班医生护士未识别休克前兆,值班医生发现异常未予手术医生沟通	患儿心率、血氧饱和度下降,负压球内血性引流液增多,急诊二次手术

图18-1-1 2017年甲状腺患者非计划性二次手术叙事时序

(四)根本原因分析

首先,组织调查小组成员开展头脑风暴,使用鱼骨图从人、机、法、环4个方面展开分析,找出近端原因(图18-1-2),通过要因分析表确定根本原因(表18-1-2)。

1. 人

(1)责任护士:缺乏疾病术后观察要点的知识储备;缺乏护理程序的系统化护理理念;未执行交接班制度;不重视患儿家属关于病情的提问和反馈;工作责任心不强。

(2)医生:由轮转医生进行术前谈话违反术前谈话相关规定,应该由主刀医生负责术前谈话;术前谈话时手术方案和术后风险告知不详细;值班医生临床经验不足;不重视患者家属关于病情的提问和反馈;工作责任心不强。

(3)护士长:缺乏对于甲状腺肿瘤围手术期管理知识的规范化培训;缺乏对中高危导管的日常监控;缺乏对核心制度落实的有效督查;繁忙时段未及时调配人力;两名当班护士年资相近,人力配置不合理。

(4)患方:患儿手术部位的特殊性影响患儿的表达,患儿表述不清晰;患儿及其家属对自身在医疗活动中的重要性感知度不够。

2. 法

(1)制度流程:缺乏甲状腺术后突发状况的处理流程;缺乏核心制度的执行力:值班交接班制度、分级护理制度、三级查房制度、危重患者抢救制度。

（2）管理因素：缺乏完整的评估体系；缺乏环节质量的日常督查；缺乏团队沟通和合作理念；缺乏患者参与的环节管理机制。

3. 环

（1）环境：病房当天手术较多，较为忙乱；患儿伤口及负吸球被护理垫遮挡住。

（2）环节：医患沟通不到位；医务人员之间有效沟通缺失。

4. 机

（1）负吸球：负压球标识不醒目；负吸球外露导管较长，衣物遮住易被忽视。

（2）监护仪：监护仪不能结合患者生命体征智能报警；需甄别体位改变对血压的影响。

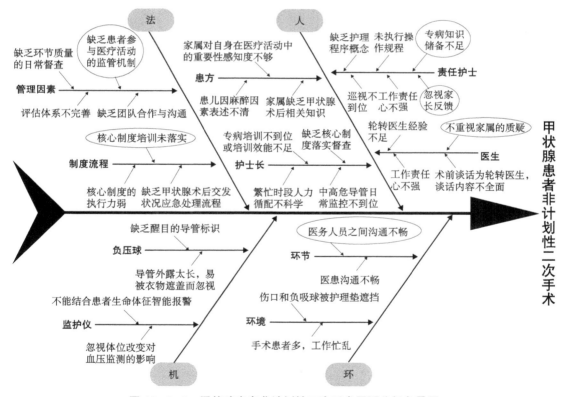

图 18-1-2 甲状腺患者非计划性二次手术原因分析鱼骨图

表 18-1-2　甲状腺患者二次手术投诉事件要因分析评价表

不良事件	编号	要因			组员1	组员2	组员3	组员4	组员5	组员6	组员7	总分	选中
		大要因	中要因	小要因									
甲状腺患者二次手术投诉事件	1	人	责任护士	缺乏专病术后观察要点的知识储备	3	5	5	5	5	3	3	29	★
	2			缺乏护理程序的系统化护理理念	3	3	3	1	3	3	3	19	
	3			未执行操作规程	3	3	3	3	3	3	3	21	
	4			不重视患者家属关于病情的提问和反馈	3	5	5	5	5	4	5	30	★
	5			工作责任心不强	3	3	3	5	5	3	3	25	
	6			巡视不到位	3	3	3	5	5	3	3	25	
	7		医生	不重视患者家属关于病情的提问和反馈	3	5	3	5	5	5	5	31	★
	8			轮转医生临床经验不足	3	3	3	3	5	3	3	23	
	9			术前谈话为轮转医生，手术方案和术后风险告知不详细	3	5	3	3	3	3	3	23	
	10			工作责任心不强	3	3	1	3	3	3	3	19	
	11		护士长	缺乏核心制度落实的日常备查	3	3	3	3	5	3	3	23	
	12			缺乏对于甲状腺肿瘤围手术期管理知识的规范化培训	3	3	3	3	5	3	3	23	
	13			缺乏对中高危导管的日常监控	3	3	3	3	3	5	3	23	
	14			人力配置不合理：两名当班护士年资相近	5	3	2	3	3	3	3	22	
	15		患方	患儿手术部分特殊影响表达	3	1	3	3	3	3	1	17	
	16			患儿表达不清晰	3	3	3	3	3	3	3	21	
	17			患儿及其家属对自身在医疗活动中的重要性感知度不够	3	3	3	3	3	3	5	23	
	18	法	管理因素	缺乏完整的评估体系	3	3	3	3	5	3	3	23	
	19			缺乏环节质量的日常督查	3	5	3	3	3	3	3	23	
	20			缺乏团队合作	3	5	3	3	5	3	3	25	
	21			缺乏患儿及其家属医疗活动的环节监管机制	5	5	5	3	5	5	5	33	★

续表

不良事件	编号	要因			组员1	组员2	组员3	组员4	组员5	组员6	组员7	总分	选中
		大要因	中要因	小要因									
甲状腺患者二次手术投诉事件	22	法	制度流程	缺乏甲状腺术后突发状况的处理流程	3	3	3	3	5	3	3	23	
	23			**核心制度的培训**	3	3	5	5	5	3	5	29	★
	24			核心制度的执行力差	3	3	3	3	5	5	5	27	
	25	环	环节	**医务人员间的有效沟通**	3	5	5	5	5	3	5	31	★
	26			医患之间的有效沟通	3	5	5	3	5	3	3	27	
	27		环境	病房当天手术较多，较为忙乱	3	3	3	3	3	3	3	21	
	28			伤口及负吸球被护理垫遮挡住	1	3	3	3	3	3	3	19	
	29	机	负吸球	缺乏醒目的标识	3	3	3	3	1	3	1	19	
	30			负吸球外露导管较长，衣物遮住易被忽视	3	3	3	1	3	3	3	19	
	31		监护仪	不能结合患儿生命体征变化智能报警	3	3	1	3	1	1	3	16	
	32			需甄别体位改变对血压的影响	3	3	1	1	3	3	3	18	

评分规则：评分（弱1分，中3分，强5分），参与人数7人，算出总分后排序，按80/20法则选出6个要因

其次，根据以下3个问题查找根本原因。

（1）此原因不存在时，事件是否还会发生？

（2）此原因排除后，事件是否还会发生？

（3）此原因排除后，是否会有同类事件继续发生？

汇总本案例根本原因如下。

（1）患儿及其家属无法有效参与医疗活动。整个事件中不仅患儿家长所需的信息是缺失的，医务人员之间的信息也是切断的，患儿母亲表现出积极的治疗参与欲望，却没有得到认可和重视，无法真正地参与到医疗活动中。可能跟医务人员认为患者维权意识太强、参与过多容易小题大做、担心患方不专业的意见会增加沟通的工作量有关。而患方也更多地将自己看作医疗服务的被动接受者，忽略了自己在医疗活动中应该发挥的作用。

（2）医疗核心制度未落实。本案例涉及多个医疗核心制度：在护理方面，分级护理

制度中有明确规定，四级手术后患者应 30 ~ 60 分钟巡视 1 次，巡视中应该全面评估，包括患者的神志、生命体征、疼痛、伤口、导管、皮肤等，并倾听患者和家长的主诉，给予专业的建议。其次，护理值班交接班制度中规定，交班时应查清重点患者生命体征、伤口、导管、输液等情况，本案例中护士交接时，遗漏了患儿导管和伤口的评估交接，一定程度上延误了病情。在医疗方面，本案例中术前谈话医生为规培医生，医院术前谈话流程规定谈话医生应该为主刀医生，按照四级手术的准入，需为副主任医师以上职称，主刀医生对疾病相关知识掌握更全面，熟悉手术操作全过程，对围手术期并发症的发生及预判更具经验，由主刀医生完成术前谈话将更为明确细致并聚焦重点。此外，在患儿发生生命体征波动及术区明显出血时，作为非手术医生的值班医生未及时与手术医生沟通，错失了病情识别的机会，三级查房制度中明确规定当患者病情发生变化时，应及时请示上级医生，显然本案例中的医生违反了以上核心制度。

（3）医务人员专业能力不足。本案例中医护人员的专业核心能力是亟待提升的，由于甲状腺手术后并发症知识储备不足，当患儿发生病情变化时，缺乏对术后突发状况的敏感性和警惕性，而将呕吐单纯看作麻醉反应。说明系统内部需要开展有效性专业能力和评判性思维训练。因此，如何对低年资医务人员开展有效的专业培训，并将扎实的专业能力进一步内化为态度和行为，最终提升其医疗安全核心能力是目前亟待解决的问题。

三、改进措施

（一）促进患者参与患者安全

1. 促进医务人员对患者参与患者安全的知、信、行

医务人员普遍对"患者参与患者安全"存在认知不足，包括态度问题、能力问题、知识储备、价值取向等。因此在鼓励患者参与患者安全的时候，首先要考虑医务人员对患者参与患者安全的接纳度和支持度。医院管理层应该积极鼓励患者参与患者安全，明确患者安全、员工安全、医院安全的目标一致性，明确患者参与患者安全是患方的基本权利，全面营造患者安全文化氛围。

2. 请患者参与"患者安全"

鼓励患者及家属"打破沉默"，主动参与医疗安全活动。鼓励患者参与诊疗方案的

制定，向药学人员提出安全用药咨询；通过开设患者信箱、举办医患沙龙、成立患者俱乐部等形式增加医患沟通渠道；开展患者参与医疗安全的专项教育，建立患者主动参与医疗安全的意识；在医院设立患者体验办公室，让患者在沟通无效时，能得到进一步的支持与指导。

3. 落实促进患者参与医疗安全相关举措

医院管理层面应积极探索并制定医方能接受、患方能参与的患者参与患者安全实施方案，并制定相应的实施流程。包括：主动邀请患者及其家属参与制定诊疗护理计划，并监督落实情况；在为患者进行采集标本、给药或输血等各类诊疗活动时，至少应该使用两种以上的身份识别方法，并主动要求患者及其家属参与核对；主动邀请患者参与手术安全核查，标记手术部位时要主动邀请患者参与认定；在实施任何有创诊疗时，将主动和患者沟通作为最后一步确认手段；通过落实出院患者回访制度，来连续动态跟踪患者治疗和护理效果。

（二）加强核心制度培训，建立日常监管机制

为提升临床医疗安全，首先应该结合行业标准和患者需求制定切实可行的规范和流程，作为医务人员日常工作的标准和依据。制度和流程的确定需遵循以下原则：源于最佳证据、准确而细致的描述、根据行业动态及时更新、管理者和临床一线共同遵守。其次应开展全面的制度和流程的培训，以保证医务人员对制度的理解并有效落实。同时也应将核心制度的落实纳入日常监控，管理者应注意采集或捕捉一线医务人员工作过程和结果的信息，并对相关数据进行积累和分析，识别薄弱环节，并引导改善医疗质量安全活动。

（三）提升一线医务人员的专科胜任力

目前医务人员的紧缺是全球性问题，一线医务人员多年资较低，普遍存在理论知识掌握不扎实、技术操作不娴熟、理论和实践结合能力差等问题。日前，国家卫健委发布的《关于建立住院医师规范化培训管理办法（试行）》中明确规定，应加强和规范住院医生培训工作，以提升其在职业道德、专业能力、人际沟通及科研教学等方面的能力。同时，国家卫健委发布的《新护士培训大纲（试行）》中规定，应结合优质护理服务工作要求，开展新入职护士的规范化培训。由此可见，开展规范的专业培训是非常重要的，管

理者应结合培训大纲将目标分阶段分解，细化实施方案，使培训对象逐渐掌握专业知识及技能，在临床教学中注重结合实际案例，让受训者在潜移默化中掌握理论和实践结合应用的要素。此外，在培训活动中，应引入急救能力的训练，以提升一线低年资医务人员的应变能力。

四、点评

（一）专业视角点评

此案例为典型的患者参与患者安全不良事件，医护人员之间的信息链不畅通、患方的信息缺失、患者及其家属的医疗安全机会缺失导致了本事件的发生。此外，应建立完善的管理制度流程，加强专业理论技能培训以增加医护人员专业能力储备。倡导患者参与医疗安全活动，孵育患者安全文化将成为卫生行业发展中不可阻挡的潮流。在未来的研究中，应切实从患者安全出发，在积极探索医患双方对患者参与患者安全的认知现况及影响因素的基础上，制定科学可行的流程，鼓励患者参与医疗活动监管，协同医务人员一起完成诊疗计划，规避医疗风险，从而提高医疗质量安全。

（二）法律视角点评

患者安全事关人民群众生命和健康，是医疗管理的核心，也是健康中国建设、深化医药卫生体制改革各项工作顺利推进的重要基础。医疗行为具有高度的专业性，为了平衡医患双方之间的信息不对称，保障患者的知情同意权，《中华人民共和国民法典》《医疗纠纷预防和处理条例》均规定了医务人员在诊疗活动中应当向患者说明病情和医疗措施，并且在取得患者同意后才可实施诊疗行为，采取特殊检查、特殊治疗时，需取得患者的书面同意。《中华人民共和国基本医疗卫生与健康促进法》第三十二条也规定："公民接受医疗卫生服务，对病情、诊疗方案、医疗风险、医疗费用等事项依法享有知情同意的权利。需要实施手术、特殊检查、特殊治疗的，医疗卫生人员应当及时向患者说明医疗风险、替代医疗方案等情况，并取得其同意；不能或者不宜向患者说明的，应当向患者的近亲属说明，并取得其同意。法律另有规定的，依照其规定。开展药物、医疗器械临床试验和其他医学研究应当遵守医学伦理规范，依法通过伦理审查，取得知情同意。"据医法汇团队《2020 年全国医疗损害责任纠纷案件大数据报告》数据显示，2019 年医方因未尽注意义务、延误治疗而败诉的案件最多，占比 41%，其次是未尽告知义务，占比 19%。因此，医疗机构应当重视告知义务的履行，保障患者的知情同意权，让患者真正参与到整个诊疗过程中，对患者的疑问要用通俗易懂的语言及时耐心地进行讲解，以避免因沟通不畅引发患方的猜忌，从而引发医疗纠纷。

保障患者安全、减少可避免的伤害是医疗服务的基本要求。医疗机构要将保障安全作为医疗管理的重要内容，按照"预防为主、系统优化、全员参与、持续改进"的原则，大力推进患者安全管理工作，不断提高医疗机构患者安全管理水平。医疗质量安全核心制度是保障患者安全的基本准则，也是医务工作者必须遵守的制度规范，作为医疗机构一定要严格遵守医疗质量安全核心制度，重视患者安全，不要流于形式。因疏于患者安全保障，而造成患者损害，将会承担不利的法律后果。

第二节 "八毛门"事件

2011 年 8 月，一名出生仅 6 天的婴儿无法正常排便，至某儿童医院就诊，医院建议做造瘘手术，全部费用需 10 万元。该婴儿父亲拒绝手术，至另一家儿童医院就诊，仅开了 0.8 元的开塞露，即缓解了孩子症状。随后婴儿父亲曝光了该事件，10 万元手术费与 8 毛钱之间的巨大反差引起了公众对此事的极大关注。

一、事件回顾

2011 年 8 月 21 日，出生 3 天的患儿因腹胀至第一家儿童医院新生儿科就诊并收治入院。经钡剂灌肠检查诊断，考虑为长段型先天性巨结肠，医生建议做结肠造瘘术同时取活检，家长签字拒绝手术。8 月 25 日，患儿父亲带患儿至第二家儿童医院就诊，声称接诊医生开了八毛钱的药，孩子治好了，能吃能拉。患儿父亲怀疑第一家儿童医院过度医疗，要求医院撤销科主任，退还 3900 元住院费，赔偿 10 万元。9 月 7 日，第一家儿童医院召开新闻发布会称，所有诊断治疗符合诊疗规范，患儿在两所儿童医院就诊时处于不同疾病阶段，当时要求患儿做造瘘活检手术有指征。10 万元手术费用的说法是家长杜撰，实际手术费用约需要 2 万元。当地新闻网全文刊登了院方的通报结果，但该条新闻转载量只有 10 余条，社会关注点依然在"八毛"和"十万"这两个悬殊很大的数字。9 月 12 日，患儿因病情反复，再次至第二家儿童医院治疗。第二家儿童医院认为患儿症状较重，为其两次洗肠后，院方建议患儿尽早手术，家长签字要求自动出院。10 月 20 日，患儿在第三家医院小儿外科完成结肠造瘘术。10 月 28 日家长公开向第一家儿童医院全体医护人员致歉。

该事件的发生在网上引发热议，随后引发当地医患信任危机，第一家儿童医院多名患儿因"八毛门"事件影响，患儿家属拒做手术，导致病情恶化。

二、调查分析

（一）成立调查小组

由第一家儿童医院质量管理部门组成调查小组，包括质管办主任、医务部主任、护理部主任、患者体验办公室主任、事件发生科室主任、护士长及患者代表共计 7 人，了解该事件始末。

应用 SAC 进行评估，依据该事件损害程度和事件发生频率进行分级（表 18-2-1）。

表 18-2-1　事件的 SAC 评估

	死亡	极严重伤害	重度伤害	中度伤害	轻度伤害或无伤害
数周	1	1	2	3	3
1 年数次	1	1	2	3	4
1 年 1 次	1	2	2	3	4
2～3 年 1 次	1	2	3	4	4
3 年以上	2	3	3	4★	4

注：4 级，低危事件；3 级，中危事件；2 级，高危事件；1 级，极高危事件。

该事件 3 年以上发生 1 起，对当事患儿造成轻度伤害，但因其引发的舆论影响，对其他患儿造成中度伤害，该事件评定为 SAC 4 级。

虽然该事件评定为 SAC 4 级，但是舆论报道在社会上引起了巨大的影响，医院质量管理委员会组织 RCA 分析，设计并推行质量改善行动。

（二）填写不良事件叙事时序表（图18-2-1）

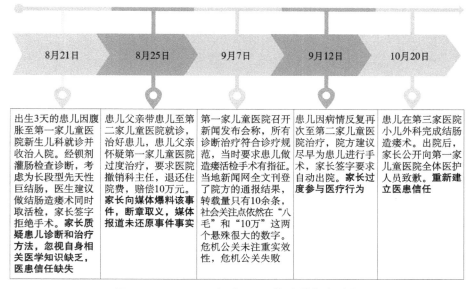

8月21日	8月25日	9月7日	9月12日	10月20日
出生3天的患儿因腹胀至第一家儿童医院新生儿科就诊并收治入院。经钡剂灌肠检查诊断，考虑为长段型先天性巨结肠，医生建议做结肠造瘘术同时取活检，家长签字拒绝手术。**家长质疑患儿诊断和治疗方法，忽视自身相关医学知识缺乏，医患信任缺失**	患儿父亲带患儿至第二家儿童医院就诊，治好患儿，患儿父亲怀疑第一家儿童医院过度治疗，要求医院撤销科主任，退还住院费，赔偿10万元。**家长向媒体爆料该事件，断章取义，媒体报道未还原事件事实**	第一家儿童医院召开新闻发布会称，所有诊断治疗符合诊疗规范，当时要求患儿做造瘘活检手术有指征。当地新闻网全文刊登了院方的通报结果，转载量只有10余条，社会关注点依然在"八毛"和"10万"这两个悬殊很大的数字。危机公关未注重实效性，危机公关失败	患儿因病情反复再次至第二家儿童医院治疗，院方建议尽早为患儿进行手术，家长签字要求自动出院。**家长过度参与医疗行为**	患儿在第三家医院小儿外科完成结肠造瘘术。出院后，家长公开向第一家儿童医院全体医护人员致歉。**重新建立医患信任**

图18-2-1 2011年"八毛门"事件叙事时序

（三）根本原因分析

首先利用头脑风暴法，使用鱼骨图从人、机、法、环4个方面展开分析（图18-2-2），通过要因分析表找出要因（表18-2-2）。

1. 人

（1）家长：专业疾病知识缺乏；过度参与医疗行为；医患间缺乏信任。

（2）医生：医生人力资源配置少；医患沟通无效。

（3）媒体人：报道片面不属实；过度引导社会舆论。

（4）网民：缺乏对事件客观评论；评论客体延伸至事件未涉及的其他客体。

2. 机

（1）传媒平台：质量参差不齐；传播速度快；传播面广。

（2）收费告示：缺乏公立医院收费告示；缺乏可获得公立医院收费告示的途径。

3. 法

（1）医疗制度：医疗纠纷行政调解机制不完善；医疗保健系统不健全；患者参与患者安全评价标准缺乏。

（2）管理制度：媒体平台审核制度不健全；舆论管控制度不健全。

4. 环

（1）环境：医患关系日益紧张；舆论环境过度崇尚自由。

（2）环节：舆情监测预警不及时；医院危机公关未注重实效性。

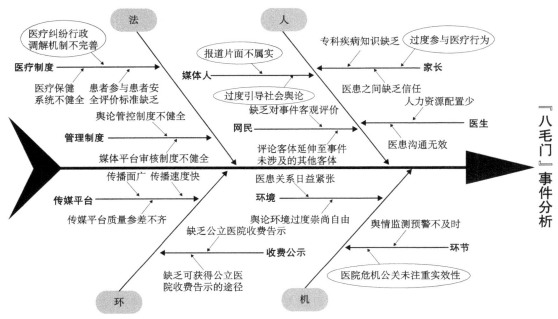

图 18-2-2 "八毛门"事件分析鱼骨图

表 18-2-2 "八毛门"事件要因分析表

不良事件	编号	要因			组员1	组员2	组员3	组员4	组员5	组员6	组员7	总分	选中
		大要因	中要因	小要因									
"八毛门"事件	1	人	家长	专科疾病知识缺乏	3	3	3	5	3	3	3	23	
	2			**过度参与医疗行为**	3	5	5	3	5	3	5	31	★
	3			医患之间缺乏信任	3	3	5	3	5	3	3	25	
	4		医生	医生人力资源配置少	3	3	5	3	5	5	3	27	
	5			医患沟通无效	3	3	5	3	3	5	1	25	
	6		媒体人	**报道片面不属实**	5	5	5	3	5	3	5	33	★
	7			**过度引导社会舆论**	3	5	5	3	5	3	5	31	★
	8		网民	缺乏对事件客观评论	5	5	3	3	5	5	3	29	
	9			评论客体延伸至事件未涉及的其他客体	5	5	3	3	5	5	3	29	
	10	机	媒体平台	质量参差不齐	5	5	3	3	5	5	5	29	
	11			传播速度快	3	3	3	3	3	3	3	21	
	12			传播面广	3	3	3	3	3	3	3	21	

续表

不良事件	编号	要因			组员1	组员2	组员3	组员4	组员5	组员6	组员7	总分	选中
		大要因	中要因	小要因									
「八毛门」事件	13	机	收费公示	缺乏公立医院收费告示	5	5	1	3	3	1	5	23	
	14			缺乏可获得公立医院收费告示的途径	5	3	3	5	3	3	5	27	
	15	法	医疗制度	**医疗纠纷行政调解机制不完善**	5	5	5	5	3	5	5	33	★
	17			患者参与安全评价标准缺乏	5	3	5	3	5	3	3	27	
	18		管理制度	媒体平台审核制度不健全	5	5	5	3	3	5	3	29	
	19			舆论管控制度不健全	5	3	3	3	1	5	3	23	
	20	环	环境	医患关系日益紧张	5	3	5	3	5	5	3	29	
	21			舆论环境过度崇尚自由	5	3	5	3	5	3	3	27	
	22		环节	病情监测预警不及时	5	3	1	5	3	3	5	25	
	23			**医院危机公关未注重实效性**	5	5	3	5	5	5	3	31	★

评分规则：评分（弱1分，中3分，强5分），参与人数7人，算出总分后排序，按80/20法则选出5个要因

汇总本案例根本原因如下。

（1）家长过度参与医疗行为：患儿家长的本职工作是一名口腔科医生，具有一定的医学知识；同时作为一名父亲，关爱自己的孩子，所以全程参与到患儿的医疗活动，并在参与过程中强调自己的主观想法。

（2）媒体人报道片面不属实：媒体人在进行事件报道时，考虑报道的实效性、新闻内容的轰动性，未全面了解事实的真相，报道存在片面性。

（3）媒体人过多引导社会舆论：媒体人借助媒体平台，并利用媒体信息传播快、传播面广的特性，使更多的网民接收到相关信息。媒体人的报道舆论导向也直接引导着社会舆论导向，导致事件发酵。

（4）医疗纠纷行政调解机制不完善：我国的医疗纠纷行政调解机制尚存在非中立性、非专业性、非权威性等诸多问题，目前争议主要出现在是否由各级卫生行政部门来具体执行，建立独立于医患双方以外的第三方调解机制已是刻不容缓，是减少、化解、调节、仲裁医患矛盾的必然选择。

（5）医院危机公关未注重实效性：在危机出现的最初 12 ～ 24 小时内，消息会高速传播。社会上充斥着谣言和猜测。因此医院相关部门必须快速反应，果决行动，与媒体和公众进行沟通。从而迅速控制事态，使其不扩大、不升级、不蔓延，这是处理危机的关键。

三、改进措施

（一）明确患者权利与义务

患者在患病期间拥有患者权利：知情权、参与决定权、隐私保密权、申诉权、复印／复制权、申请医学鉴定／尸检权、封存权、申请赔偿权、文化及宗教信仰受尊重权、享有公民的其他基本权利；但同时也应承担如尊重医务人员、遵守医疗机构各项规章制度、遵循医嘱、配合治疗、提供与疾病有关情况、保持和恢复健康、担负医药费用等义务。明确患者的权利与义务，鼓励患者参与患者安全，同时避免患者过度参与医疗行为。

（二）媒体人兼顾报道的真实性和实效性

不盲目追求发稿速度，必须重视新闻的真实性，不仅要对事实负责，同时也要对受众负责。采用连续性报道形式，一个事件发生的时候，最开始媒体人只是了解了事件的某个侧面，因此报道将产生误差，所以后续报道需要对误差进行不断纠正，最终保证事实能够真实而全面地展示给受众。

（三）建立第三方调解机制

我国的医疗纠纷行政调解机制尚存在非中立性、非专业性、非权威性等诸多问题，目前争议主要出现在是否由各级卫生行政部门来具体执行，建立独立于医患双方以外的第三方调解机制已是刻不容缓，是减少、化解、调节、仲裁医患矛盾的必然选择。

（四）保证危机公关的有效性

危机发生后，医院宣传部门在 24 小时内采取介入和干预措施，将信息公开，与新闻媒体保持密切沟通和交流，采取积极应对危机的态度，引导其从医院角度出发采取冷静、中立、客观的报道态度，避免过激、不实报道激化社会矛盾。在与新闻媒体接触过程中，注意措辞，统一对外宣传口径。

四、点评

（一）专业视角点评

此案例为患者参与医疗安全事件，该事件中由于患方角色增强、医患双方沟通欠缺、媒体的负面导向导致了整个事件的闹剧式的发生。建议如下：第一，我国医院可借鉴国外成熟患者与患者安全（PFPS）模式，构建适合我国不同科室、不同等级医院的 PFPS 模式。第二，多方、多层面促进患者参与患者安全相关研究，为临床提供最佳循证依据，从而提出适用于不同等级医疗卫生机构的具体策略。第三，除了运用传统方式之外，还可将智能手机终端运用于 PFPS 中，高效落实、逐步实现全程 PFPS 的效果评价。将互联网智能远程医疗、跟踪报道和全程健康管理融为一体，打造新时代下患者安全和健康管理新模式。

（二）法律视角点评

医学之父希波克拉底有句名言："医生有三大法宝——语言、药物、手术刀"，而这三大法宝中又以语言最为重要。沟通、告知既是医患之间建立信任的重要桥梁，同时也是发生医疗纠纷时医疗机构进行自我保护的有力手段。患者的知情权是指患者享有的知悉自己病情相关信息的权利，相关信息包括疾病情况、诊疗措施、治疗风险、医疗费用等相关医疗信息。患者知情权的实现有利于患者在知悉后做出符合自己意愿的选择，即选择权与自决权。目前虽然对患者知情同意权的保护问题已经越来越受到各医疗机构的重视，但仍有一部分医疗机构由于管理不足或医务人员法律意识淡薄，对告知义务的履行流于形式，一旦发生纠纷就会处于不利的法律地位。

新闻媒体报道医疗纠纷，应当遵守有关法律、法规的规定，恪守职业道德，做到真实、客观、公正。应当加强对医疗卫生法律、法规和医疗卫生常识的宣传，引导公众理性对待医疗风险，不能为了博取流量而做失实的报道，引发公众对医疗机构的质疑和谴责。新闻媒体编造、散布虚假医疗纠纷信息，对医疗机构的合法权益造成损害的，其主管部门将会给予相应的处罚，医疗机构也可依法要求其承担消除影响、恢复名誉、赔偿损失、赔礼道歉等民事责任。

以患者为中心的方法本质在于使医生尽力进入患者的世界，以患者的角度看待疾病。患者是医生主导的医疗照护的积极参与者，这对于构建患者安全文化是至关重要的。为了患者安全，临床医生必须积极地与患者沟通相关问题，保障患者的知情权。沟通、告知既是医患之间建立信任的重要桥梁，也是在纠纷发生时医疗机构进行自我保护的手段，严格按照法律法规履行好告知义务，对避免、预防医疗纠纷具有重要的意义。

第三节　能力提升之路 —— 患者参与患者安全

早在 2004 年，WHO 在世界患者安全联盟时就提出"全球患者安全挑战、患者参与、患者安全规范用语、患者安全研究、减少医疗风险的解决方案、改善患者安全的报告与学习系统"六大优先解决问题，正式启动了"患者参与患者安全"项目。2005 年，WHO 在伦敦召开了第一次患者参与患者安全研讨会，随后成立了"患者参与患者安全工作网"，并发布了"伦敦宣言（2006）"。宣言中强调患者与医务工作者一起结为伙伴，共同努力，防止本可避免的伤害。2006 年，美国医院评审联合委员会第一次将"鼓励患者及其家属主动参与患者诊治照护过程作为一项患者安全策略"新纳入目标十三。随后中国医院协会将"鼓励患者参与医疗安全"纳入《中国患者安全目标（2018 版）》，以上足见其重要性。虽然患者安全已有相关的概念界定，即患者参与（也称患者邀约）指患者、家属及其法定代理人和医务人员积极配合，参与到医疗保健系统的各级层面，如直接医疗、系统性的设计及管理、诊疗计划制定，以促进患者健康和保健。PFPS 通过患者主动参与，帮助医务人员减少和避免各种医疗安全问题，降低医疗差错的发生率，提高服务质量，从而促进医患关系和谐有序的发展。其具体的任务包括患者参与安全防护、参与不良事件报告、参与用药安全、参与诊治决策、参与健康管理。尽管患者参与患者安全的重要性毋庸置疑，但它的概念和内涵并没有深入人心，怎样将患者作为安全管理的主体之一，与医务人员共同识别医疗风险、减少医疗差错，还需要长久的努力。

患者参与患者安全的意义在于：患者参与和合作将有力推动 WHO 世界患者安全联盟项目的实施；患者的角色具有高度责任感和主动性，目的在创建安全可靠、令人尊敬、对患者和卫生保健工作者富有同情心及具有人性化的卫生保健系统和服务；患者参与将促使卫生保健成为真正以患者为中心体系的实现，尤其在它故步自封或忽略更为安全的卫生保健时，患者的参与更能促进其改善。

患者参与患者安全受到患者自身因素和外界客观因素两方面影响。自身因素包括患者所患疾病、人口学特征、主观情感等；外界客观因素指医护人员及医院的相关因素。近年来，PFPS得到了患者自身和照护者的重视。诊疗过程中患者和照顾者参与医疗安全有助于及时发现不良因素、有效避免医疗缺陷、保证医疗安全，增加医疗透明度。

如何提升患者参与患者安全，值得医护人员思考。针对PFPS的影响因素，给出以下几点建议。

一、提高鼓励患者及其家属参与患者安全的意识

（一）提高医务人员认知观念

医务人员作为医疗保健服务的主要提供者和促进患者安全的倡导者，其对患者参与患者安全项目的开展至关重要。

（1）患者参与患者安全的必要性：患者积极主动参与可以增加其对病情的了解，获取更多疾病相关信息，提高依从性；患者参与患者安全是医患双方互惠互利的过程，不仅患者受益，医护人员也可获益；患者可以对自己的健康和治疗负责，积极与医疗保健专业人员沟通，提高患者安全性。

（2）患者参与患者安全的重要性：患者参与自身安全不仅对个体层面有利，对系统层面也会起到改善作用，提高整体医疗质量；患者参与患者安全如分享有关其医疗状况、遗传史和既往史等详细信息是重要的，患者应积极与医务人员沟通和对话。

（3）缩小医务人员个体认知的差异性：医务人员自身对患者参与患者安全等相关信息的了解影响了医护人员的知、信、行。

（二）提高患者及其家属的认知观念

证据表明，患者愿意并有能力参与促进患者安全的各项医疗护理行为。

（1）高度认同：患者对参与的必要性和重要性高度认同，期望在就医过程中获得安全感。认为自身参与诊疗安全以防范错诊、漏诊、手术错误、护理失误等主动活动是必要的；希望与护士进行主动沟通，并确信拥有发言权是促进参与安全的一种方式；理解安全是患者和工作人员双方共同考虑的首要问题，并认可"心理安全感"的重要作用；知晓部分患者及其家属协助医护人员进行病情监测，防范自身安全问题。

（2）积极支持：患者支持参与用药安全核查如药物类别、剂量、质量等；患者愿意主动和护士共同实施自身照护；患者积极采取改善自身安全的方式；患者渴求了解疾病信息使他们更容易参与讨论，并高度信赖有一定医学常识的照护者。

（3）忽视否定：患者对患者安全及患者参与的含义和内容缺乏了解，相关认知存在缺乏不足；患者否定自身参与的必要性，完全依赖医护人员的决策和专业指导，参与角色弱化甚至缺失；患者将自身安全管理责任转移至具有一定的照护经验常识的家属，让家属成为其代言人。

二、减少患者及其家属参与患者安全实施的障碍因素

（1）主观认知因素。患者对疾病和自身健康重视不足；患者担心向医护人员提出"错误"会被认为是对医护人员事务的"干涉"，担忧受到反感甚至不公平的对待；缺乏情感支持，如自感未获得医护人员的重视。

（2）自我效能因素。患者无法及时、充分和准确地获取各类信息；缺乏疾病和健康的基本常识和安全照护能力；被疾病困扰，缺乏精力。

（3）医院组织管理因素。患者及其家属参与患者安全的共享决策权力不平衡；医护人员对实施的重视程度及态度；医疗卫生保健制度的完善和相关资源的配置程度，医护人员工作负荷过重的现状，降低了患者及其家属对其症状变化出现时发表意见的可能性；医护人员的流动过快，影响了双方沟通的一致性和连续性。

三、建立 PFPS 模式

借鉴国外成熟 PFPS 模式，结合国内国情、科室病种特点，构建有专科特色的 PFPS 模式。

（1）拓展研究主体：目前国内 PFPS 的研究主体为护士，临床工作中，医生、药师等都为 PFPS 的主导者，拓展 PFPS 研究的主体，可以构建全方位的医院 PFPS 体系，以多层面促进患者参与患者安全。

（2）高效落实 PFPS：随着科技的发展，可将电子智能化应用于 PFPS，可将互联网智能远程医疗、全程电子化健康管理等融为一体，成为新时代患者安全和健康管理新模式。

四、制定相关的法律法规

我国在 2008 年将"鼓励患者参与患者安全"纳入《患者安全目标》实施细则当中，同时也作为《三级综合医院评审标准》评审指标之一。 如将患者参与患者安全上升到规章制度或法律层面，更加具有实施效率。

参考文献

[1] 蔡洪，徐建文，陈元东，等 . 低年资护士患者安全系统化培训方案的构建和实践 [J]. 护理学杂志，2020，35（15）：65-68.
[2] 岳高杰，黄娟，胡艳丽，等 . 患者参与患者安全的影响因素分析 [J]. 中国护理管理，2013，13（7）：61-62.
[3] 王耀辉，何丽娜，朱琳鸿 . 患者参与患者安全的适宜行为研究 [J]. 医院管理论坛，2019，36（7）：20-22.
[4] 刘捷，肖明朝，刘丽萍，等 . 患者参与患者安全策略的研究进展 [J]. 中国护理管理，2013，8：58-59.
[5] 宋承玉 . 从"八毛门"事件分析医疗纠纷的影响因素 [J]. 中外医疗，2012，31（7）：123-124.
[6] 党淑梅，赵筱尘 . 从"八毛门"事件浅析如何应对新闻真实性与时效性的冲突 [J]. 中国报业，2012（20）：70.
[7] 陶翔，刘新，张孝圳 . 急诊和外科手术类医患纠纷解决存在的困境与对策探讨 [J]. 福建医药杂志，2020，42（3）：130-131，134.
[8] 孔轶 . 医院危机公关与媒体交流模式的探讨 [J]. 中国卫生产业，2015，12（15）：102-103.
[9] WHO.Patient for Patient Safety.http：//www.who.int/patientsafety/ patients_for_ patient/zh/.
[10] WHO World Alliance for Patient Safety.Londondeclaration：patient for patient.Geneva：WHO Press，2006.
[11] 世卫组织世界患者安全联盟 . 患者为患者安全伦敦宣言 [J]. 中国循证医学杂志，2006，6（7）：540.
[12] The Joint Commission.2015.Quick Safety，Issue 13.Overcoming the challenges of providing care to LEP patients.
[13] DONAGHY C，DOHERTY R，IRWIN T.Patient safety：a culture of openness and supporting staff[J].Surgery（Oxford），2018，36（9）：509-514.
[14] 中国医院协会 . 患者安全目标手册 [M]. 北京：科学技术文献出版社，2008.
[15] 李远珍，王聪智，汪苗，等 . 我国患者参与患者安全的研究现状及启示 [J]. 牡丹江医学院学报，2019，40（6）：130-132.
[16] 曾娜，颜巧元 . 患者参与静脉化疗安全模式框架的研究 [J]. 中华护理杂志，2014，49（10）：1162-1167.
[17] 张鸣明，李静，李雨璘，等 . 患者参与患者安全的国内外研究分析 [J]. 医学与哲学：临床决策论坛版，2011，32（8）：1-3.
[18] 詹昱新，杨中善，莫梦燕，等 . 患者参与患者安全知信行质性研究的系统评价 [J]. 护理学报，2020，27（10）：36-42.

第十九章　提升管路安全

　　管路安全一直以来都是临床护理工作中最为重要的内容之一，因各种因素造成的管路安全不良事件的发生，不仅会给患者及其家属带来身体与心理的痛苦，还会增加医疗资源的浪费和财政负担，甚至危及患者的生命安全，从而引发医疗纠纷，影响医院的正常运转。因此，通过对管路安全不良事件的根本原因进行分析，从中吸取经验教训，进行有效的管路安全管理，将对各级医院避免同类事件的再次发生具有深远的意义。

第一节 深静脉置管意外拔管

某医院于 2019 年 6 月发生 1 例深静脉置管意外拔管事件。根据医院相关制度规定，质管办将此事件定性Ⅲ级无后果事件，成立事件调查小组，利用根本原因分析法对事件进行追溯，并制定了改进措施。

一、事件回顾

某老年女性患者，因心力衰竭入 ICU 治疗，右腹股沟深静脉置管外接临时起搏器第 3 天，2019 年 6 月 11 日 16：00 日班责任护士与中班护士交班，此患者镇静治疗已停止，神志较为烦躁，约束带使用中。18：00 患者意识烦躁，诉排尿异常，中班护士查看导尿管，导尿管通畅，和患者解释后并未做其他处理。18：30 患者仍诉排尿异常，中班护士床边查看时患者自行拔出深静脉置管，护士立即通知医生，遂将患者转至手术室进行腹股沟深静脉重新置管外接临时起搏器。

二、调查分析

（一）成立调查小组

由质管办牵头成立事件调查组，包括质管办主任、护理部主任、护理部总护士长、医务部副主任及事件发生科室主任、护士长、护理核心组员共 7 人。

（二）填写护理不良事件报告单

调查小组利用"三现"原则对不良事件进行现场还原。可采取现场回顾、相关人物访谈、查阅病史与护理文书等方法，还原整个事件的起始经过及具体细节，24 小时内填写护理不良事件报告单（图 19-1-1）。

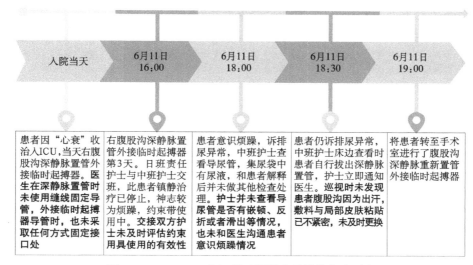

图 19-1-1　2019 年深静脉置管意外拔管叙事时序

（三）根本原因分析

首先，利用头脑风暴法，使用鱼骨图从人、机、法、环 4 个方面分析（图 19-1-2），通过要因分析表找出要因（表 19-1-1）。

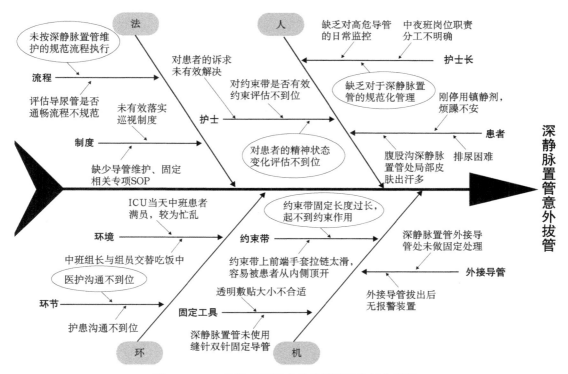

图 19-1-2　深静脉置管意外拔管原因分析鱼骨图

表 19-1-1　深静脉置管意外拔管要因分析评分表

不良事件	编号	要因			组员1	组员2	组员3	组员4	组员5	组员6	组员7	总分	选中
		大要因	中要因	小要因									
深静脉置管意外拔管	1	人	护士长	缺乏对高危导管的日常监控	3	3	3	5	3	3	3	23	
	2			中夜班岗位职责分工不明确	3	5	5	3	3	3	5	27	
	3			**缺乏对于深静脉置管的规范化管理**	5	5	5	3	3	5	5	31	★
	4		护士	对患者的诉求未有效解决	3	3	5	3	3	5	3	25	
	5			对约束带是否有效约束评估不到位	5	3	3	3	5	5	3	27	
	6			**对患者的精神状态变化评估不到位**	5	5	5	5	3	3	5	31	★
	7		患者	镇静剂刚停用，烦躁不安	5	3	5	3	3	3	5	27	
	8			腹股沟深静脉置管处局部皮肤出汗多	3	3	5	3	5	3	5	27	
	9			排尿困难	5	5	3	5	3	1	3	25	
	10	机	约束带	**约束带固定长度过长，起不到约束作用**	5	5	3	5	3	5	5	31	★
	11			约束带上前端手套拉链太滑，容易被患者从内侧顶开	3	1	1	3	3	1	3	15	
	12		固定工具	透明敷贴大小不合适	5	5	1	3	3	1	5	23	
	13			深静脉置管未使用缝针双针固定导管	5	3	3	5	3	3	5	27	
	14		外接导管	深静脉置管外接导管处未做固定处理	3	3	1	3	1	3	3	17	
	15			外接导管拔出后无报警装置	3	3	1	3	3	3	3	19	
	16	法	流程	**未按深静脉置管维护的规范流程执行**	5	5	5	5	3	5	5	33	★
	17			评估导尿管是否通畅流程不规范	5	5	5	5	5	3	5	27	
	18		制度	未有效落实巡视制度	5	5	5	3	5	3	5	27	
	19			缺少导管维护、固定相关专项SOP	5	5	3	3	1	5	5	23	
	20	环	环境	ICU当天中班患者满员，较为忙乱	5	3	5	3	5	3	5	27	
	21			中班组长与组员交替吃饭中	5	5	5	5	3	5	5	27	
	22		环节	**医护沟通不到位**	5	5	5	5	5	5	5	35	★
	23			护患沟通不到位	1	3	3	5	5	3	5	25	

评分规则：评分（弱1分，中3分，强5分），参与人数7人，算出总分后排序，按80/20法则选出5个要因

其次，根据以下 3 个问题查找根本原因。

（1）此原因不存在时，事件是否还会发生？

（2）此原因排除后，事件是否还会发生？

（3）此原因排除后，是否会有同类事件继续发生？

汇总本案例根本原因如下。

（1）护理措施落实不到位。首先，护士病情评估不到位，日班责任护士与中班护士交接班时，对患者的精神状态变化评估不到位，患者的镇静治疗结束后精神状态逐渐转为烦躁，转变的过程有一定的时间，但是没有引起足够的重视；对于使用约束用具的情况，交接双方护士未及时评估约束用具使用的有效性，约束带放松的长度过长，导致约束功能丧失。其次，当患者主诉排尿异常时，中班护士仅查看了集尿袋中是否有尿液，并未查看导尿管是否有嵌顿、反折或者滑出等情况，而排尿困难易引发患者烦躁情绪，造成安全隐患。最后，中班护士巡视观察不到位，患者深静脉置管处局部皮肤出汗多，导致敷料与局部皮肤粘贴不紧密，中班护士未及时更换敷料，右侧腹股沟深静脉外接临时起搏器处敷料有松脱现象，中班护士未及时发现导管有脱出的风险，深静脉置管极易被烦躁不安的患者拔出。

（2）缺乏对深静脉置管的规范化管理，从固定到维护均出现问题。首先，导管固定不到位。医生在深静脉置管时未使用缝线固定导管，且深静脉导管固定时没有一定的角度缓冲，牵拉时导管易脱出。深静脉外接临时起搏器导管时，未采取任何方式固定接口处。其次，深静脉导管维护的时机、方法、工具均不规范，且缺少专业的 SOP 及护理常规。

（3）医护沟通不到位。中班护士与医生沟通不到位，导致极度躁动的患者未被给予足够的镇静、镇痛治疗，虽给予肢体约束，但患者仍然烦躁不安，容易造成意外拔管事件发生。

三、改进措施

（一）规范导管维护措施

（1）重新定义监护室管路管理级别，根据导管的位置、作用及意外拔管后的后果严重程度，将监护室内常见各类导管的级别进行重新分类。应用管路标识提高护士风险意识，高危导管贴红色标签，并在床头挂好警示标识。

（2）加强交接班与日常巡视质量，交接班或者日常巡视时，均应对导管插入深度、是否固定、是否通畅、留置时间、局部情况等进行评估，当患者病情发生变化及时重新评估；对深静脉置管处渗血或渗液，局部出汗多的患者及时更换导管敷料。

（3）对于烦躁不安的患者，约束工具的使用有效并及时，同时定期评估约束功能是否在位，定时翻身，增加患者的舒适度，可有效降低意外拔管的风险。

（二）规范导管固定措施

（1）建立《管路固定SOP》，深静脉置管时使用缝针双针固定导管，使用适当大小的透明敷料进行固定，透明敷料的中心点置于穿刺点上，无张力覆盖深静脉管道后塑形管道，由中心向周围紧按敷料使其与皮肤充分紧贴，敷料内勿留空气。将外露导管从缺口处取出，再取相应的导管固定贴固定导管翼部，起到再次固定的作用，最后用透明敷料内自带的胶布标明更换日期及姓名。

（2）若深静脉置管外接临时起搏器导管，医生应在出手术室前使用敷料包扎固定接口处。

（三）及时有效的医护沟通、护患沟通

（1）对于已经停止镇静治疗的患者，注意观察患者的意识状态，对于躁动患者及时发现并向医生反馈。

（2）对于需要镇静的患者，规范镇静效果的评估，镇静目标为Ramsay镇静评分法2~4分为镇静满意。对于躁动患者遵照医嘱使用镇静剂，在使用过程中，定时进行镇静评分，评分结果及时与医生有效沟通，及时调整镇静药物的剂量，以达到最理想的镇静效果。

（3）对于患者的主诉要及时观察并处理，做好护患沟通，并及时与医生反馈，有效排除患者的不适因素。

四、点评

（一）专业视角点评

此案例为典型的"奶酪效应"事件，多个环节的不规范行为及医护间有效沟通的

缺失导致意外拔管发生。建议如下：第一，深静脉置管护理质量持续改进控制的重点应落实到重点时段、重点人群的管理，对深静脉置管护理强化过程质量控制，亦可通过信息系统获取可能存在的漏报情况，挖掘信息系统质控把关能力，这样才能提高深静脉置管护理终末质量落实率，保证患者安全。第二，深化深静脉置管护理的规范，建立 SOP，使护士在工作中有章可循，这样方可提高深静脉置管护理的专业性，避免护士由于工作责任心缺乏、未与医生及时有效沟通导致不良事件的发生。第三，强化全过程参与质量管理，及时发现导管固定、评估、维护流程中的薄弱环节，同时鼓励护理人员上报管路安全不良事件，完善管理制度，做好有效监督，分析发生原因，及时制定整改措施并逐一实施，将护理质量控制落实在细节管理中，使护理质量进入可持续发展的良性循环。

（二）法律视角点评

护理活动在疾病的治疗中是不可或缺的重要环节，对患者病情的恢复起着至关重要的作用。护理工作是自律性很高的工作，自觉规范地落实各项护理环节，遵守护理工作规范，是每一位护理工作者都要做到的。对医疗机构来说，不论是为了避免医疗纠纷，还是为了完善内部的管理制度，都应当严格遵守包括"分级护理制度"在内的十八项医疗质量安全核心制度，按照"分级护理制度"的规定，护士应当定时巡视病房、关心患者，掌握患者整体情况的动态变化；评估患者发生危险的因素并记录，做好防范指导；出现突发情况灵活处理，做到将患者的损害程度控制在最低；同时也要严格做好交接班，交班前，护士长应检查医嘱执行情况和危重患者记录，重点巡视危重患者和新患者，并安排护理工作。交班人必须将工作情况交代清楚后再下班。护士交接班时应重点报告危重患者和新患者的病情诊断及与护理有关的事项，详细阅读交班簿，了解患者动态，交接班内容应当专册记录，并由交班人员和接班人员共同签字确认。

在医疗机构中医生是最了解患者病情的人，而护士则是最了解患者情绪的人，两者相互配合才能更好地为患者服务，故护士应注意与患者的沟通，护士需要真正走近患者身边，想患者所想，急患者所急，与患者不断沟通，并科学客观地判断潜在的危险，避免因疏忽、未尽到注意义务而给患者带来二次损害。医疗机构作为提供专业医疗服务的场所，应以提高医疗质量为宗旨，从落实医疗质量安全核心制度、增强医务人员执业素养、加强医务人员法律意识等多个方面出发，尽量避免医疗纠纷的发生。仁远乎哉？吾欲仁，斯仁至矣。

第二节　鼻饲管输入途径错误

某医院于 2017 年 8 月发生 1 例鼻饲管输入途径错误事件。根据医院相关制度规定，护理部将此事件定性为Ⅲ级无后果事件，成立事件调查小组，利用根本原因分析法对事件进行追溯，并制定了改进措施。

一、事件回顾

某患儿，因先天性心脏病入院手术治疗，术后 2 周仍给予鼻饲管泵入母乳。2017 年 8 月 12 日 17：00 患儿母亲将母乳交给中班护士，因当时病区较为繁忙，中班护士未及时将母乳给予鼻饲，后在患儿母亲反复催促下吊夜班护士于 17：30 给患儿连接上母乳鼻饲。在连接过程中，患儿正在头罩吸氧，鼻饲管在头罩内部，身体全部被被子覆盖，只有左手暴露在被子外面，左手有一个外周静脉置管，吊夜班护士连接鼻饲管进行母乳泵入时直接连接在外周静脉置管上。17：40 患儿哭闹，吊夜班护士查看发现鼻饲管输入途径错误，立即停止，此时患儿外周静脉置管已完全滑出。中班护士立即通知值班医生与护士长，患儿转入 ICU 严密观察，完善各项实验室检查，3 天后患儿无殊转回病房。

二、调查分析

（一）成立调查小组

由护理部牵头成立事件调查组，包括护理部主任、护理部骨干、医务部副主任、医调办主任和事件发生科室主任、护士长、护理核心组员共 7 人。

（二）填写护理不良事件报告单

调查小组利用"三现"原则对不良事件进行现场还原（图 19-2-1）。可采取现场回顾、相关人物访谈、查阅病史与护理文书等方法，还原整个事件的起始经过及具体细节，24 小时内填写护理不良事件报告单。

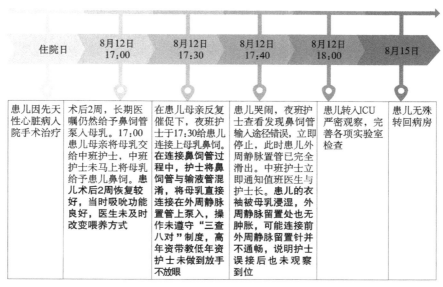

图 19-2-1　2017 年鼻饲管输入途径错误叙事时序

（三）根本原因分析

首先，利用头脑风暴法，使用鱼骨图从人、机、法、环 4 个方面分析（图 19-2-2），通过要因分析表找出要因（表 19-2-1）。

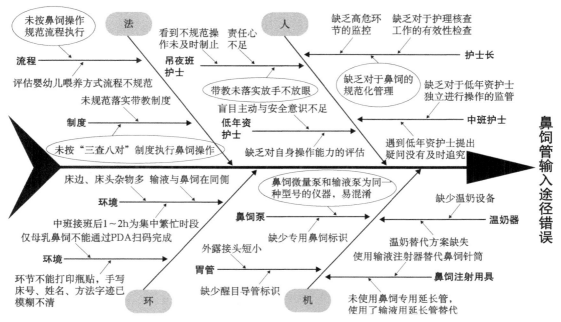

图 19-2-2　鼻饲管输入途径错误原因分析鱼骨图

表 19-2-1 鼻饲管输入途径错误要因分析评分表

不良事件	编号	要因			组员1	组员2	组员3	组员4	组员5	组员6	组员7	总分	选中
		大要因	中要因	小要因									
鼻饲管输入途径错误	1	人	护士长	缺乏高危环节的监控	3	3	3	5	3	3	3	23	
	2			缺乏对于护理核查工作的有效性检查	3	5	5	3	3	3	5	27	
	3			**缺乏对于鼻饲的规范化管理**	5	3	3	5	5	5	5	31	★
	4		中班护士	缺乏对于低年资护士独立进行操作的监管	3	3	5	3	5	5	3	27	
	5			遇到低年资护士提出疑问没有及时追究	5	3	3	5	3	5	1	25	
	6		吊夜班护士	看到不规范操作未及时制止	3	3	5	3	3	5	3	25	
	7			责任心不足	5	3	3	5	3	5	3	27	
	8			**带教未落实放手不放眼**	5	3	5	5	5	3	5	31	★
	9		低年资护士	盲目主动与安全意识不足	5	3	5	3	3	5	3	27	
	10			缺乏对自身操作能力的评估	5	5	5	3	3	3	3	27	
	11	机	鼻饲泵	**鼻饲微量泵和输液泵为同一种型号的仪器，易混淆**	5	5	3	5	5	5	3	31	★
	12			缺少专用鼻饲标识	3	1	1	3	3	1	3	15	
	13		胃管	外露接头短小	5	5	1	3	3	1	5	23	
	14			缺少醒目导管标识	5	3	3	5	3	3	5	27	
	15		温奶器	缺少温奶设备	3	3	1	3	1	3	3	17	
	16			温奶替代方案缺失	3	3	1	3	3	3	3	19	
	17		鼻饲注射用具	使用输液注射器替代鼻饲针筒	3	1	5	3	3	2	3	18	
	18			未使用鼻饲专用延长管，使用了输液用延长管替代	3	3	3	1	1	1	3	15	
	19	法	流程	**未按鼻饲操作规范流程执行**	5	5	5	5	3	5	5	33	★
	20			评估婴幼儿喂养方式流程不规范	5	3	5	5	3	3	3	27	
	21		制度	**未按"三查八对"制度执行鼻饲操作**	5	5	5	5	5	5	5	35	★
	22			未规范落实带教制度	5	5	3	3	1	5	3	23	
	23	环	环境	床边、床头杂物多	5	3	3	3	5	5	3	27	
	24			中班接班后1~2h为集中繁忙时段	5	5	5	3	3	3	3	27	
	25			输液与鼻饲在同侧	5	3	3	5	3	1	3	23	
	26		环节	仅母乳鼻饲不能通过PDA扫码完成	5	3	1	5	3	3	5	25	
	27			不能打印瓶贴，手写床号、姓名、方法字迹已模糊不清	3	3	3	5	3	3	5	25	

评分规则：评分（弱1分，中3分，强5分），参与人数7人，算出总分后排序，按80/20法则选出5个要因

其次，根据以下 3 个问题查找根本原因。

（1）此原因不存在时，事件是否还会发生？

（2）此原因排除后，事件是否还会发生？

（3）此原因排除后，是否会有同类事件继续发生？

汇总本案例根本原因如下。

（1）制度落实不到位。首先，医院《护理查对制度》中明确规定，任何操作必须严格执行"三查八对"，输入的途径就是查对内容之一，本案例中夜班低年资护士仅因患儿家属催促泵奶，在连接鼻饲管路时忽略此步骤而导致此不良事件发生。其次，对于低年资护士独立进行的操作，高年资护士未认真落实带教制度，对于低年资护士因母乳鼻饲提出疑问时未能及时回复。最后，医院内经鼻饲管路输入母乳的医嘱并未纳入 PDA 扫码，护理人员在执行该类医嘱时操作流程与其他操作不同，易发生此类操作的差错。

（2）鼻饲用具使用不规范。首先，病区内未配备鼻饲专用泵，使用输液用推注泵替代，同时也未配备鼻饲专用管路，而使用输液延长管替代，鼻饲用具与输液用具的雷同均会使护理人员产生混淆，易带来管路安全隐患。其次，病区内未配备鼻饲液的专用加温工具，此案例中患儿母亲反复催促护理人员鼻饲管泵奶皆因母乳吸出后担心时间过久、温度过低造成患儿不适。

（3）未正确评估患儿喂养方式。首先，护士与医生对于患儿的喂养方式是否需要改变，缺乏有资质的人员评估，相关的培训也较为缺失。其次，针对患儿的喂养方式是否需要评估的时间节点不清。最后，针对患儿的喂养方式如何改变，护士与医生概念不清。本案例中，通过回顾发现，患儿已手术 2 周，病情平稳，吸吮能力佳，喂养方式已经可以由鼻饲改为母乳喂养或者经口（奶瓶）喂养。

三、改进措施

（一）加强对于核心护理管理制度的落实

（1）严格落实护理查对制度，规定护理人员执行医嘱前必须认真阅读医嘱内容、核对患者及管路应用的所有信息，包括床号、姓名、药名、剂量、浓度、时间、用法，并且做到操作前、操作中、操作后查对，对有疑问的医嘱必须及时反馈，核实清楚方可执行。

（2）优化信息管理系统。结合本案例，医院通过优化移动护理系统设置，对母乳经鼻饲管途径输入的医嘱纳入 PDA 扫码，可将此操作流程进行闭环。

（3）结合案例定期对病区开展核心制度培训，警钟长鸣，加强制度执行情况的监控与跟踪。

（二）规范使用鼻饲专用用具

（1）使用鼻饲专用泵与紫色鼻饲专用管路，悬挂蓝色鼻饲标识进行警示，从根本上与输液用具进行区分。

（2）配备温奶器为间断推注的患儿加温肠内营养液提供便利，保持肠内营养液的温度在 38 ～ 40 ℃，预防患儿胃肠道不适的发生；配备鼻饲液加热器，为持续泵入的患儿加温肠内营养液提供便利。

（3）配备鼻饲重力滴注器，可有效降低鼻饲并发症发生率，对从胃管向经口喂养方式转变有很大的促进作用。

（三）改进患儿喂养方式

（1）遵循医院营养会诊制度、护理会诊制度，发起会诊，邀请有资质的营养师或护理专家对患儿的喂养方式进行正确的评估。

（2）正确界定患儿喂养方式重新评估时间节点，包括患儿转入病房时、鼻饲管路发生变更时、病情发生变化时（结合营养评估），通过医护共同培训，正确选择适用于不同患儿的喂养方式，区分限量喂养与全量喂养，针对患儿不同的情况选择不同的喂养方式：母乳喂养、经口（奶瓶）喂养、鼻饲喂养、经皮胃造瘘置管喂养。

四、点评

（一）专业视角点评

通过分析发现，此护理不良事件不仅是当事人的个人行为错误，还存在工具、环境、制度等个人无法完全掌控的因素。建议如下：第一，在管路安全管理上，成人与儿童存在较大差异，不能将针对成人鼻饲管路管理的方法完全复制在儿童身上，医院应加强患儿鼻饲管路安全的全流程监管，从患儿喂养方式的选择、重新评估的时间节点、营养会诊制度的执行、鼻饲专用工具的使用、核心制度的落实及信息的执行预警闭环，完善管理制度，做好流程的有效监督，并及时采取预防措施。第二，医院应结合临床实际情况，定期召开以管路安全质量问题为主题的专题会，了解临床护理的需求，综合评估，从系统设计、可靠性、可行性的提升角度制定解决方案，从核心制度、护理安全目标、护理操作技术风险防范、人力资源配置等多维度出发，提出风险防范策略，加深护理人员对管路安全问题的理解和掌握，使预防鼻饲管路意外事件的措施具有针对性和科学性，从而降低护理人员执业风险。

（二）法律视角点评

为了防止医疗差错，保障医疗安全，2018 年国家卫生健康委员会发布了《医疗质量安全核心制度要点》，其中查对制度要求医务人员在诊疗活动中对医疗行为和医疗器械、设施、药品等进行复核查对，查对制度应当涵盖患者身份识别、临床诊疗行为、设备设施运行和医疗环境安全等相关方面。在护理过程中，贯穿其中最重要的制度就是查对制度，本案即是护士违反查对制度导致鼻饲管输入途径错误引发的医疗损害案件。

护士执业，应当遵守法律、法规、规章和诊疗技术规范的规定，发现医嘱违反上述规定的，应当及时向开具医嘱的医师提出；必要时，应当向该医师所在科室的负责人或者医疗卫生机构负责医疗服务管理的人员报告。"执行查对制度，核实患者身份"是医疗十大安全目标的重要内容，医务人员在对患者进行具体诊疗活动的操作前、操作中、操作后都要做好查对制度，避免因疏忽大意给患者造成不应有的人身损害。依据《中华人民共和国民法典》第一千二百一十八条规定，如医务人员违反医疗质量安全制度致使患者受到损害，其所执业的医疗机构依法需承担损害赔偿责任。同时还会受到卫生行政部门的行政处罚，构成犯罪的，依法追究刑事责任。

古人云，行医"如临深渊，如履薄冰"，医务人员在工作中稍有粗心大意，就有可能致人伤残，甚至危及生命。对于医疗机构的管理者来讲，要将法律法规渗入到院内规章制度中去，并制定有效的监督机制，从医院管理层面上做好医疗法律风险的防范，避免医疗纠纷的产生。

第三节 能力提升之路 —— 管路安全

由中国医院协会发布的《患者安全目标（2019 版）》，提升管路安全第一次出现在十大安全目标里，由此可以看出近年来国家层面对于提升管路安全的重视度在日益升高。提升管路安全目标主要内容包括以下 5 点。

（1）建立管路安全的管理制度和风险评估流程。

（2）建立管路事件的监测流程，及时处置管路事件，减少对患者的伤害。

（3）建立管路事件的报告流程并鼓励主动上报，对管路事件的发生原因及时进行分析和改进，有效减少管路事件的发生。

（4）落实非计划拔管风险防范措施，建立相应防范和处置预案，并进行有效演练。

（5）加强对医务人员管路安全的培训，鼓励和教育患者及其家属主动参与管路安全管理。

由国家卫生健康委医院管理研究所于 2020 年 8 月发表的《我国医疗安全（不良）事件大数据分析及策略研究》报告来看，从 2015 年至 2017 年，导管操作原因导致的医疗护理不良事件，始终排在医疗护理不良事件前 6 位。管路安全不良事件包括任何管路的滑脱、自拔、错接、阻塞及未开启事件。国内的研究大多把焦点放在管路滑脱事件上，临床上也称之为非计划性拔管护理不良事件，即导管意外脱落或未经医护人员同意，患者将导管拔出或医护人员操作不当所致拔管，本章第一节中提到的深静脉置管意外拔管案例即为此种类型，而第二节中提到的鼻饲管输入途径错误案例则属于管路错接这种类型。国内外的研究表明，一半左右的不良事件是可以避免的，因而对于不良事件发生的规律和特点的总结，具有极大的临床参考价值，能够帮助临床人员从中吸取经验教训规避错误的发生。本章节通过案例分析的方式，向读者展示了临床上发生的管路安全不良事件，采用根因分析法明确发生管路安全不良事件的薄弱环节，重点分析了引发管路安全不良事件的多方面因素，同时探讨了针对性的改进措施，为护理人员进行管路安全护理提供了临床实践参考。

有研究证实，从管路安全不良事件中的后果上看，未造成后果或一般事件的Ⅲ类导管不良事件发生率高达 60% 以上，严重事件的Ⅰ类、Ⅱ类导管则占比不到 40%。说明护理人员大多对于中高危导管的重视度高于低危导管，反而忽视了临床上最常用的Ⅲ类导管的监管。从高危时段来看，管路安全不良事件大多发生在中夜班的时间，该时间段值班护士与医生均少，工作繁忙，常会导致巡视观察不到位，且患者大多处于熟睡的朦胧状态，发生非计划意外拔管的概率高，是发生不良事件的高风险时段。从高危人群分析，发生不良事件的当事人 3 年以下年资的护士占比较多，接近五成，与低年资护士临床工作经验不足、风险评估不到位、安全意识薄弱、制度执行力低相关。

管路安全不良事件发生的风险因素具有多样性，主要包括制度、人、材料与工具。从管理制度上分析，危险因素主要表现为对于导管风险表评估不完善，缺乏各类管路固定的标准 SOP，同时缺乏专业指导、监控、考核等管理机制，缺乏特殊管路与新管路的护理培训等。从不同人员的角度上分析，护士评估、巡视过于表面，流于形式，对风险评估的安全意识差，过度依赖患者或家属，宣教不到位，只告知管路的重要性，不指导患者及其家属如何识别管路滑脱的风险；医生在管路固定时缝合固定不牢或不当；患者年老、病程长、意识状态烦躁不清都是导致管路安全不良事件的原因。从材料和工具的角度上分析，专用管路用具使用不规范、信息闭环功能缺失也占一部分的因素。

对于如何提升管路安全，可以有以下对策。

（1）完善相关管路安全管理制度，利用信息化手段加强三级管理。重视管路安全高危监控预警系统，建立《各类导管固定、维护、工具使用标准化规范 SOP》，正确评估患者意识状态，加强对佩戴约束工具患者的有效约束，改进约束工具的功能与舒适度，确保约束有效性，以降低意外拔管风险。

（2）加强护理人员培训，提高风险评估能力，尤其是低年资护士、低学历护士、低能级护士。通过定期对医护人员开展不良事件的风险宣教与培训、沟通技巧教育与培训，能够有效增强其对于风险评估的认知度和预判能力。

（3）加强评估及安全宣教，提高患者及其家属的参与度。评估患者的依从性，识别高危患者人群，对于高危患者，告知其家属，取得家属的理解与配合，让患者及其家属参与到管路安全管理中来，但不能过于依赖患者与家属。针对不同知识水平的患者及家属采取不同的宣教方法，确保宣教到位。设置管路警示标识，护士对患者从入院到出院，做到全员评估、全程监控、全面指导，从而降低护理不良事件的风险。

（4）关注重点时段，优化人力资源配置。重点关注中／夜班、交接班、节假日这些高危时段，合理使用人力资源，根据工作量弹性排班。

（5）医院建立管路事件的报告流程并鼓励主动上报，不良事件发生后及时处理将患者危害降至最低，专管小组对管路事件的发生原因及时进行分析和改进，并进行案例分享与学习，同时制定相应防范和处置预案，定期组织预案演练，在事件还原中同步提高临床护士分析问题与解决问题的能力。

参考文献

[1] 马晶淼，杨萍. 在临床中建立护理安全等级的构想 [J]. 中华护理杂志，2010，45（4）：348-349.

[2] 郑艳，林旭波，邵文娟，等. 普外科患者非计划性拔管的临床特征分析与对策 [J]. 护理学报，2011，18（1A）：52-54.

[3] 胡明娟，毛秀英. ICU 患者深静脉置管意外拔管的持续质量改进 [J]. 护理学报，2014，21（4）：13-14.

[4] 毛丽洁，郑秀云，赵思思，等. ICU 气管插管患者非计划性拔管的临床特征分析及对策 [J]. 护理学报，2011，18（1A）：49-51.

[5] 刘娟，史广玲. 温奶器在间断推注肠内营养液加热方式中的应用 [J]. 循证护理，2018，4（11）：1032-1035.

[6] 聂丹，龚清宇，朱玲凤，等. 重力滴注营养系统应用于婴幼儿鼻饲中的效果研究 [J]. 当代护士（上旬刊），2019，26（25）：101-103.

[7] 赵俊霞. 不同喂养方式对术后先心病患儿影响的观察 [J]. 中西医结合心血管病电子杂志，2019，7（7）：19，21.

[8] 中国医院协会. 患者安全目标（2019 版）[J]. 上海护理，2019，19（7）：13.

[9] 张艳丽，麻国强，赵骥，等. 我国医疗安全（不良）事件大数据分析及策略研究 [J]. 中国医院管理，2020，40（8）：29-32.

[10] RAFTER N, HICKEY A, CONROY R M, et al.The Irish National Adverse Events Study (INAES)：the frequency and nature of adverse events in Irish hospitals—a retrospective record review study[J].BMJ Qual Saf, 2017, 26(2)：111-119.

[11] 伍红艳，徐扬，冉雪蓉，等. 影响医务人员主动上报医疗不良事件因素的因子分析 [J]. 中国卫生事业管理，2018，35（7）：496-498.

[12] 蔡宝缄，李清华，黄伟民. 管路不良事件 94 例风险因素分析与对策 [J]. 临床合理用药杂志，2019，12（35）：167-168.

[13] 王洪晶，张志茹. 护理不良事件原因分析方法的现状 [J]. 吉林医学，2014（27）：6154-6155.

[14] 胡欣然，郭玉梅，安雪梅，等.《管路固定 SOP》在护理安全管理中应用的效果评价 [J]. 甘肃科技，2019，35（23）：112-114.

附录
惊险和侥幸的一次手术经历

选择医院就诊

我在见习期间右下腹阶段性疼痛，半年前已知晓自己患有慢性阑尾炎，吃药过后也就没太在意。回家后疼痛感减轻，但家人还是不放心，便决定前往离家最近的 YA 医院就诊。

为什么选择 YA 医院呢？

从小到大去医院看病的次数屈指可数，但探望患者的次数不少，身边大多家人是在 YA 医院看病，因此 YA 医院是我身边有人生病时首先想到的医院。这医院有人康复也有人逝世，虽然也会担心，但我依旧对 YA 医院有极强的信任感，心想不过就是个阑尾微创手术，根本不在怕的。我没有把它与其他医院进行对比，离家近、医院流程熟悉、医院现实情况熟悉等让我选择了 YA 医院。

第一天检查

疫情期间，大多数企业还未复工，医院对于疫情防控比较重视：出入分开、必须戴口罩进入、量体温、扫绿码、填写就诊信息单等。这些措施在提高了疫情防控的同时也增加了就诊时间。以上所述流程是在 YA 医院的大厅门口进行的。就诊人群大部分为老年人，很多方面是无法满足医院疫情防控所需条件的，单单智能手机使用问题和就诊单不会填写问题就让医院大厅门口人满为患，场面拥挤混乱，使疫情防控效率大大降低。但我看到了改善，几个月后，我进行就诊时，拥挤的人群开始分散于各个就诊地点，患者能够有序排队并进行安全承诺书的填写。

第一天，我与父亲进入医院直接排队挂号就诊。星期天，医院人不是很多，拿号就诊时却还是有等不及插队的人，好像叫号于他而言只是一阵微风拂过脸颊不痛不痒。待我可就诊时，门诊医生询问我是否还在疼痛，我说没有，他未进行触诊便给我开了三项检查：血常规、尿检、腹部 B 超。检查做得很快，结果出来得也很快，这让我感受到星期天去医院是多么的愉快。

拿着结果单找医生一问，医生很老练地开了头孢，我与父亲相视一眼，默默拿着药单回到家楼下药房买了药。回到家，清甜的水伴着可爱的胶囊下了肚，我拖着重重的躯体躺回了温馨的小床，疼痛明显减轻了些。

第二日决定手术

疼痛只是暂时缓解了，下午疼痛继续。我们全家一致决定把阑尾割了比较好，于是打电话询问了朋友关于微创手术的一些利弊。我们网上预约了第二天早上 9 点左右的专家号，第二天星期一（工作日）陪同我去的只能是退休后的外公外婆。到了医院大家都很有序地等待叫号，等待就诊的人很多，时间越久，徘徊于各门诊室的人就越多。

我们三人坐在门诊室外，我排在第四个，等待中越来越多的人开始往门诊室里聚集，门诊室时不时被堵得水泄不通。站在等待看病的患者角度其实很能理解他们的焦急。一个患荨麻疹的小姐姐和我一起排队，但她挂的是普外一科，荨麻疹本身就是非常难忍受的痒，她所暴露在外的皮肤几乎都有大片的风团状红斑。她在等待期间的烦躁焦急是可以理解的，大多数的人在面对疾病所给予自己的不良反应时会将心中的怒火放大并且找到宣泄点发泄出来。于是在等待的近两个小时中，那小姐姐不停地在嘟囔抱怨医生看病怎么那么慢、大医院人怎么那么多之类的话，这还能找到同伴一起聊。渐渐我的内心也有了这样的想法，因为我等待的时间还在不断延长，这样漫长的等待真的只能是退休后的老年人才会有耐心，但是你病了得治啊，还能怎么办，等着呗！

上午 11：30 左右，终于排到我了，与医生对话不到 20 分钟便结束了就诊。这期间医助问专家，像我这样短期内并未出现疼痛的患者该不该切除阑尾，专家说吃药吧，但我其实最终目的就是切除它！这是实行"保大又保小"原则？最终我手里握着的住院证证明了我是最终获胜者。"我喜欢旅行，要是哪天在深山老林里突然阑尾炎穿孔怎么办，会死人的吧。"这句话让医助陷入了沉思的同时也让我拿到了住院等待手术的机会。

住院过程

我还是开心得过早了，在办理入院处我真正明白了等待的含义。我排了两次队，第一次因为他们到中午休息了，这很正常。我不知道还有没有检查要做，所以选择了空腹。饿到下午三四点终于办理了入院，来到住院部普外科。

我发誓，我做好了心理准备的，但在现实面前显然我过于年轻了。当我还在担心病房里男女分不分开住的问题时，我看到整个楼道都是患者，证明病房里已经是满员的，我根本无须担心性别问题，我应该担心我什么时候可以有床位。我去到护士站，白衣天使们都很忙，我在排队，等待让我渐渐不太渴望的病床床位。我在这期间观察了四周，过道的每张床位旁都摆放着一个挂针水的杆子还有一个铁柜子，床位与床位之间距离只留出两间挨着的病房的进出口。来往都是步履如飞的医护人员或步履蹒跚的患者，狭小的空间里还有时不时拎着大包小包来探病的家属和排队等候安排入院的新面孔，过道也就留出不到80厘米的距离来给白衣天使进行医疗操作，她们有不同作用的推车，来往一不小心就会擦带些许物品。我正准备为自己担忧时，"小姑娘！美女！"哦，有人在叫我！我转头看向那个非常有眼光的小哥哥，进入眼帘的是穿白大褂、留寸头、戴眼镜、有双大眼睛，就是皮肤黑了点的一位医生。"咳，什么事啊？"我很温柔地看着我面前的这位外科医生，"没床位了，你先回家等待通知好吧……"接下来的话我没怎么听清也不记得了，我只知道我温柔的眼神肯定是变成了伽马射线了。我忙活一天啥也没吃，水都没喝一口，这位男士却穿着散发出饭香味的白大褂来和我谈没床位，我没饿得饥不择食把他吃了是最后的理智。

好在第二天他给我安排了床位。很荣幸，我的主治医生就是昨天被我用伽马射线眼神全身穿透的男医生，但渐渐地我开始后悔没有理解他。一开始，他很负责任地在我高中毕业后的第四年邀请了我的家长，理由是手术同意书必须由直系亲属签字。后来很有耐心地和我说着手术内容，原来他是实习的学长，很细致地解答了我询问的信息，告知的事项明确清晰，因为我的主治医师又在忙碌中。但好在我的父母与他进行了终极会谈，结果是进行腹腔镜下阑尾切除术。

第三天，我早早来到住院楼层，普外一科进行抽血，因为我从昨天下午已经是住院部患者的一员，而这只是住院流程里的第一项。我还需要再做两个检查，因为当天就需手术所以没有排队。禁食禁水等待手术期间也在等待我所在床位的上一位患者办理出院，于是我搬着椅子坐在床旁边打针水，我好担心我的针水杆子被绊倒。身后就是病房的门口，时不时一句冷漠的话语穿透你的耳朵抵达你的内心："让一让嘛，都出不来了！"我委屈了，"抱歉啊，这不是没办法嘛。"简单的对话中渐渐蹭起了些许火花。还好白衣天使来了，给我重新铺床换干净的被套，笑着对我说"躺好了，乖乖等着手术啊！"三分温柔四分宠溺，剩下的三分是视死如归。我是真的害怕了，住院手术对于一个连小针都不打的我简直是把"胆小"二字放大百倍了。好在看着术后被推出的患者都安然无恙，我放心了些。

夜里两点多，我被一位身着蓝色手术服的小姐姐带着往手术室走去，家人还给我打气呢！我看到了负责我的术者，一位年轻貌美的小姐姐还有几名医助，还好都是女性，也心疼熬着夜还在做手术的她们。美女姐姐们依然很精神，和我聊天让我放松，麻醉药物进入身体的同时我的耳边只有滴滴滴心电监护的声音，哦！原来这就是手术啊。闭眼前一秒有个小姐姐拍了拍我的手"没事，睡会儿就不怕了！"我本是想哭的，却只忙着闭眼睡觉了。

凌晨四点，再醒来时我还是在手术台上，护士拍了拍我的手，"醒醒，我们要把你送到病房啦。"声音很温柔但还是透露出些许疲惫。

手术大小不一难度不等，但在同一时段有两台在同时进行，这意味着有 5～8 位医生在凌晨两到三点还在手术台上工作着，四点时他们还未下班，麻醉师和其他医护人员也还没下班。

我被移到了病床上，吸着氧，心电监护也用上了。默默在心里笑了一下"我还活着，伤口也不痛。"

我还是开心得太早了，不停有针水往我身体里输送，两天我增重了 7 公斤；我的针水杆子被健步如飞的过路人撞倒了两三次，导致回血、针头移位，我手上的留置针只能拔走，换着手一天戳一次。因为在过道住，所以厕所得步行至病房内，很不方便，但我坚强地拖着躯体一步一步地走了进去。过道有厕所，可那厕所离我太远，人太拥挤；期间一些自己可以做的事情就尽可能自己做，现实情况可以的话就自己动手吧。还有来探望的亲朋好友大包小包拎着东西，说实话你把它举到天花板上都还占位置，毕竟你可以安装个滑道在天花板上吊挂针水的杆子，可以大大减少针水倒下或者绊倒人的情况。

护士们也非常辛苦，在人满为患的住院部，整个楼层同时按铃呼叫是常事，配针水、换针水、测血压、抽血化验等事情，我看着她们真的想质问那些无理取闹的患者及家属，伤害护士的行为到底怎么出现的！两班制，患者多，等待住院的患者多，每天不停有电话通知患者住院，每个患者都要录入护理信息，我在病床上看着她们奔波于各个病床。期间还遇到一个紧急抢救的患者，我的家人没看出什么名堂，可能是实习的护士，慌张地叫了医生去救治，过道上的大多数人都望向了同一个地方，但后续没有人去跟进，因为很多人都无法在看着别人的病痛时不联想到自己。

终于出院了

我在术后第三天被允许出院，开心地收拾完东西却不知何时换药或者需不需要换药，我太向往安逸的家也就忘了问，回家待了几天就继续见习，在见习点拆线换药很方便，和带我们的老师很友好地确定了拆线和换药时间是两天一换。待我去办理出院时，我非常友好地询问了我的主治医生："你要不要给我看看伤口的恢复情况，再拆个线呢？"我的主治医生愣了："这么多天应该拆了吧？等有时间我给你看一下吧！"于是，我站在换药间进行了换药，有三个创口，一个愈合得不好，还伴有渗出液，我和主治医生说明了情况，后续将会在实习点进行，不必担心。办理出院后长时间内我不是很想再进入医院了，此次体验良好吧。

目前我的伤口已愈合，内部恢复正在进行，时不时加之运动，健康快乐！

9月6日 初次前往YA医院进行检查，初步诊断慢性阑尾炎，开药后回家	9月8日凌晨1点 进入手术室开始进行腹腔镜下阑尾切除手术，家人在外等待	手术大概用时2小时期间医将摘除的阑尾给家属看过后送检	
9月7日 早晨8:30到达YA医院等待就诊（9月6日晚进行网上专家号预约挂号，挂号时间9:00）	9月8日10:00 通知手术时间为下午4点后，期间禁食禁水	9月9日 术后第一天进行输液，过道床位，针水因人太多被带倒一次，绊倒人一次（因此回血，留置针取出）	伤口拆线及换药并未在YA医院，而是就近选择了见习医院。目前恢复良好
（期间等待时间为3小时左右）中午11:40就诊完毕开始排队进行住院手续办理	9月8日7:30 回到住院部进行血液抽取化验，手术时间等待（暂无床位）	9月10日 术后第二天，我手指开始轻微水肿，术后开始到9月10日早晨共输液15瓶	医生告知可出院，我们选择9月14日办理出院手续，11日中午11时离开医院
下午2点左右办理完住院手续，进入住院部普外一科，排队等待床位及手术时间安排	下午4点半左右通知床位无空缺，手术延后。回家等待，此时我已经被收入住院部	9月10日 晚7:30，大小便正常，开始可以吃少量粥，脸部浮肿加手部浮肿致无法弯曲。此时输液总数大概在20瓶以上	9月11日早7:30 我的颈部两侧淋巴开始疼痛，医生查房时我提出停止针水，医生下达医嘱同意我的要求。并告知可以出院

（本附录由医学生供稿）

跋　语

是夜，孩子熟睡，终得些许闲暇。一杯普洱，半柱檀香，茶香与檀香交融，身心舒畅，得解白日劳烦，怡情悦性，是为新书题跋。蓦然回首，光阴荏苒，一不留神，岁末瞬至，春去秋来，寒来暑往，疫情还在肆虐。回望两年，新冠肆虐人间，压力翻倍，工作翻倍，疫情防控常态化，加班亦常态化，回家戴月披星，再管两孩，收拾停当，已是夤夜。

说到书稿，两年酝酿，几经修改，终是完成。曾与清华大学钱庆文教授合著《医疗质量与患者安全》，是在《医疗质量管理办法》发布之后，对医疗质量管理所做思考，是为理论基础。曾做设想，如令读者通晓，尚需实践案例，中国尤缺。医疗质量，医院基石，患者安全，管理目标，相辅相成。等级医院评审，质量安全是为核心，质量瑕疵，等级休矣。绩效考核，质量安全指标过半，高质量必然高绩效。各级各类质控中心，履行职能，发挥作用，区域质控渐显效果。各类评选，质量安全，皆为关键指标。多年以来，质量安全大幅提升，医院发展，群众受益，医改成效，逐渐凸显。然质量安全无尽头，患者安全永在路上。今年以来，顶层发力，再出重拳，首推公立医院高质量发展，这是旗帜，也是方向，现代医院管理，要向质量要效益，要蜕变为高可靠性组织。

十年《医院管理学》教学，尤为关注质量安全，时刻思考，医院高质量发展的道路漫长，这要如何系统绘就？偶有所思，虽不成熟，但喜分享，多有拙见，发于"漫谈医管"，自娱自乐，也做交流，经年累月，些许沉淀，也是成长轨迹。患者安全是为永恒话题，从理论到实践，其间颇多曲折，皆知安全之重，问及如何去做，又成茫然。知行合一，需要前车之鉴，身边案例，最是发人深醒，前事不忘后事之师，深度剖析，查找根因，倘再遇见，少走弯路。是为本书出版初衷。理论不牢，不知其所以然，没有参考，无从下手，尤是新人，更须思考。患者安全，先从内心，确实认可，每次诊疗，均需谨记，慎独始终，人命关天，坚守主线，不触底线，不踩红线，防患未然，关口前移。

《患者安全：从理论到实践》，其能成书：首谢各位编委，奉献案例，科学梳理，深度解剖，还原真相，让读者可身临其境，谨记经验。再谢吴映晖老师，大学伊始，谆谆教诲，他年风采，时常萦绕，更是榜样，激励前行，此番合作，实属幸运。再谢亲友，多不必言。最后致谢，所有读者，感谢翻阅。成书匆忙，难免疏漏，定有不足，还望赐教，必虚心接受，是为将来完善修改。如有所需，必鼎力相助，以书会友，以友同行，同为现代医管，愿尽绵薄之力，成木桃琼瑶之谊。所求皆为早日得见医院管理职业化，前路漫漫，尤需努力。

是以本书，与诸同道共勉。

邹新春

辛丑岁末，于芳华